Chapter 1 ● 細胞

Chapter 2 ● 神経と筋

Chapter 3 ● 中枢神経系

Chapter 4 ● 自律神経系

Chapter 5 ● 感覚器

Chapter 6 ● 血液

Chapter 7 ● 消化器

Chapter 8 ● 呼吸器

Chapter 9 ● 循環器

Chapter 10 ● 腎・泌尿器

Chapter 11 ● 内分泌

Chapter 12 ● 生殖

索引

生理学

トレーニングノート

元・常葉大学教授 ● 竹内 修二 監修

医学教育出版社

本書の内容の一部あるいは全部を無断で
（複写機等いかなる方法によっても）複写
複製すると，著作権および出版権侵害と
なることがありますのでご注意ください。

はじめに

　今、皆さんは生きている。両親の細胞より新しい生命をもらい、親の親、そのまた親の親、そのまた……よりの綿々と連なる遺伝子を受け継ぎ、毎日毎日からだを使って生きている。

　からだを使ってとは、例えば、地球上に命を受け生存活動を行うために呼吸をしている。呼吸には外呼吸と内呼吸があるが、外呼吸を行うためにからだの一部である外鼻孔、鼻腔から始まる気道と、毛細血管が網目状に取り巻く肺胞が最小単位となる肺という器官があり、それらを使って活動している。

　体外より外鼻孔から空気を取り入れ、肺胞にてまわりの毛細血管内の血液中に酸素を送る。血液中の酸素は全身色々な組織の細胞との間のガス交換、内呼吸を行っている。

　血液は血管内を心臓の鼓動によって流れている。歩いていた状態から走り出すと、ハアハアハアと呼吸が荒くなり、心臓の鼓動も速くなる。この2つの生理的変化は使用している下肢の筋肉の活動が増したことにより、より多くの酸素が必要となり、単位時間当たりの酸素摂取を多くするために肺という器官を使った呼吸運動が激しくなり、取り入れた酸素を足の筋肉に多く運ぶために心臓という器官の働きを増し鼓動が速くなったのだ。

　これら器官、器官系は形をもち、働きに即した構造をもっている。構造は、それに適した働き、機能を行うために出来あがっている。

　構造（解剖学）と機能（生理学）は、表裏一体のもので、表裏一体といってもどちらが表でどちらが裏かというわけでもなく、車の両輪となるものであろう。

　その片方の輪、解剖学の参考書として医学教育出版社から『解剖トレーニングノート』が出版されており、2012年には第5版となっている。医学の基礎の両輪となるために、欠けていた方の輪である生理学版の刊行を望む声があった。その声に答えるべく、この度、医学生を中心に副教材として使用できる『解剖トレーニングノート』の姉妹本として、『生理学トレーニングノート』を発刊した。

　この、『生理学トレーニングノート』は、医学生はもちろんであるが、姉妹本の『解剖トレーニングノート』同様に、医師・看護師をはじめ医療職を目指す全ての人々に、副教材として利用して頂ければと思っている。

2013年6月吉日

竹内　修二

本書の特長

『生理学トレーニングノート』は
ひと目でわかるビジュアルイラスト
&
書いて覚える楽しい穴埋め式

だから、生理学の理解に最適です！

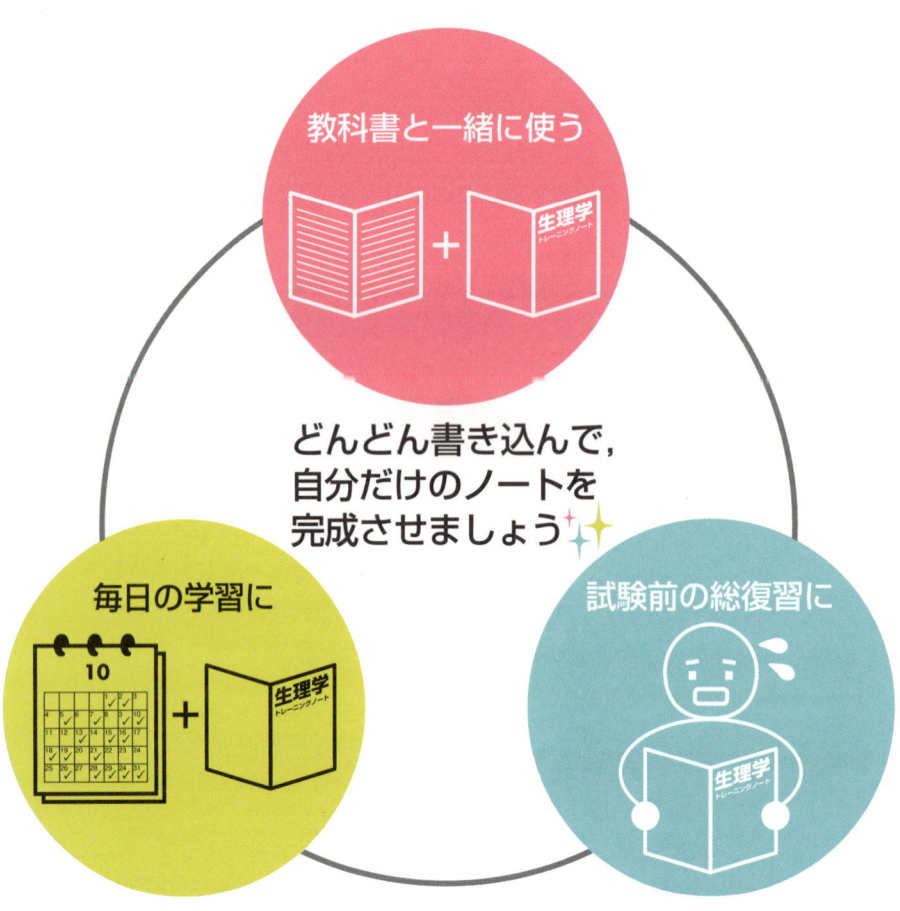

本書の使い方

まずは穴埋めにチャレンジ！自分のわかるところ、わからないところがみえてきます

→ わからなかったところを教科書などで調べ、書き込みながら覚えましょう

→ 解き終えたら、さらにメモなどを書き込んでオリジナルノートの完成です！授業の予習・復習や試験前に役立ちます

消化器

脂質の消化と吸収

Q・14

1 イラスト全体をよく見る

2 問題をよく読んで答えを書き込む

■食物中の脂質は、大部分が [A] （中性脂肪）である。
■脂質は小腸で [B] により乳化され、表面積が増大するので、膵液に含まれる [C] が作用しやすくなる。[C] は脂質を [D] と [E] 、わずかな [F] に分解する。
■[G] は、疎水性部分と親水性部分からできており、疎水性部分を内側に、親水性部分を外側にして、中に消化した [H] や [I] などを取り込み、[J] を形成する。[J] は小腸吸収上皮細胞表面に速やかに拡散し、中の脂質消化産物のみ微絨毛膜を介して細胞内に取り込まれる。取り込まれた脂質を材料として、ゴルジ装置で [K] が形成される。[K] は、吸収上皮細胞の基底側に開口分泌され、リンパ管の内皮細胞の隙間からリンパ管内に入り、[L] を経て静脈内に流入する。

3 空欄が埋まったら、Tipsで一歩すすんだ知識をチェック

Tips
グリセロールに3つの脂肪酸が結合したものをトリグリセリド、1つだけ脂肪酸が結合したものをモノグリセリドという。

4 解答はページの下部に掲載

Answer
Ⓐ トリグリセリド Ⓑ 胆汁酸 Ⓒ リパーゼ Ⓓ 脂肪酸 Ⓔ モノグリセリド Ⓕ グリセロール Ⓖ 胆汁酸 Ⓗ 脂肪酸 Ⓘ モノグリセリド Ⓙ ミセル Ⓚ カイロミクロン Ⓛ 胸管

Comprehension Question
脂質の消化と吸収について説明しなさい。

5 学んだ内容を説明することで理解度確認

CONTENTS

はじめに ─── iii
本書の特長 ─── iv
本書の使い方 ─── v

Chapter 1　細胞 ─── 1
細胞／細胞内小器官／転写と翻訳／細胞膜の構造と機能／浸透圧1／浸透圧2／静止膜電位／能動輸送・受動輸送／細胞膜を介する分泌・吸収／細胞接着／細胞内代謝／シグナル伝達1／シグナル伝達2／シグナル伝達3

Chapter 2　神経と筋 ─── 17
神経細胞の構造と機能／活動電位の発生と膜興奮／イオンチャネル／有髄神経と無髄神経の伝導／シナプスにおける情報伝達1／シナプスにおける情報伝達2／中枢神経系・末梢神経系／筋組織／筋線維／筋収縮のしくみ／骨格筋の収縮／反射・反射弓／脊髄反射

Chapter 3　中枢神経系 ─── 31
中枢神経系と末梢神経系／ニューロンとグリア／軸索輸送／脳幹運動系の特徴／小脳の構造と機能／小脳の神経回路／小脳による運動制御／脊髄の構造と機能／錐体路と錐体外路／大脳基底核の構成／大脳基底核の神経回路／大脳基底核の機能障害／大脳皮質の構造と機能／大脳皮質の機能局在1／大脳皮質の機能局在2／大脳皮質の機能局在3

Chapter 4　自律神経系 ─── 49
末梢自律神経系／自律神経の特徴／自律神経の走行／化学伝達物質・受容体1／化学伝達物質・受容体2／自律神経と内分泌系・免疫系／自律神経の中枢／自律機能の反射性調節

Chapter 5　感覚器 ─── 59
感覚総論／体性感覚1／体性感覚2／体性感覚の伝導路／大脳皮質の体性感覚野／痛みの受容／聴覚総論と伝音機構／内耳の構造と音受容のメカニズム／平衡感覚1／平衡感覚2／視覚総論と眼球の構造／網膜の光受容／視覚の伝達経路／味覚／嗅覚

Chapter 6　血液 ─── 75
血液の組成／血漿中の電解質／血漿蛋白質の組成と機能／造血／赤血球1／赤血球2／赤血球3／脾臓／白血球1／白血球2／白血球3／白血球4／リンパ球1／リンパ球2／血小板1／血小板2／血小板3／血液型と輸血

Chapter 7　消化器 ───────── 95
消化器の基本構造／咀嚼と嚥下／唾液／胃液の成分と分泌／胃酸の分泌／消化管（腸）の運動／小腸の機能／大腸の機能／肝臓の機能／胆汁の分泌／膵液の分泌／糖質の消化と吸収／蛋白質の消化と吸収／脂質の消化と吸収／水・電解質・ビタミンの吸収

Chapter 8　呼吸器 ───────── 111
呼吸器の構造と機能1／呼吸器の構造と機能2／呼吸器の構造と機能3／呼吸反射／横隔膜・肋間筋の運動／肺・胸郭の弾性／肺気量／肺循環とガス交換1／肺循環とガス交換2／血液ガス1／血液ガス2／血液ガス3／組織呼吸／呼吸の化学調節

Chapter 9　循環器 ───────── 127
循環系の基本構造／心臓の構造／心筋線維と電気活動／心臓の自動性と活動電位／心電図／心臓の周期的活動／心臓の内因性機構／心臓の外因性機構／冠状循環／末梢循環／循環調節機構1／循環調節機構2／循環調節機構3／リンパ循環／胎児の血液循環

Chapter 10　腎・泌尿器 ───────── 143
水・電解質／腎臓の構造と機能／糸球体濾過装置／糸球体濾過量（GFR）／腎クリアランス／各部位での再吸収／有機物の再吸収と排泄／Na^+の輸送機構／K^+・Ca^{2+}・リン酸の調節／Cl^-濃度とGFRの調節／水の移動／レニン-アンギオテンシン-アルドステロン系／H^+の分泌とHCO_3^-の再吸収／酸塩基平衡（アシドーシス・アルカローシス）／アニオンギャップ

Chapter 11　内分泌 ───────── 159
ホルモンの種類／ホルモン血中濃度の調節／ホルモン感受性の調節／ホルモン伝達の概観／視床下部ホルモン・下垂体ホルモン／末梢ホルモン1／末梢ホルモン2／末梢ホルモン3／末梢ホルモン4／末梢ホルモン5／消化管ホルモン

Chapter 12　生殖 ───────── 171
性の決定／減数分裂／遺伝／性分化／男性の生殖機能／女性の生殖機能／妊娠1／妊娠2／妊娠3

索引 ───────── 181

Chapter 1 ● 細胞

Chapter 2 ● 神経と筋

Chapter 3 ● 中枢神経系

Chapter 4 ● 自律神経系

Chapter 5 ● 感覚器

Chapter 6 ● 血液

Chapter 7 ● 消化器

Chapter 8 ● 呼吸器

Chapter 9 ● 循環器

Chapter 10 ● 腎・泌尿器

Chapter 11 ● 内分泌

Chapter 12 ● 生殖

- Q·1 細胞 ———————— 2
- Q·2 細胞内小器官 ———————— 3
- Q·3 転写と翻訳 ———————— 4
- Q·4 細胞膜の構造と機能 ———————— 5
- Q·5 浸透圧1 ———————— 6
- Q·6 浸透圧2 ———————— 7
- Q·7 静止膜電位 ———————— 8
- Q·8 能動輸送・受動輸送 ———————— 9
- Q·9 細胞膜を介する分泌・吸収 ———————— 10
- Q·10 細胞接着 ———————— 11
- Q·11 細胞内代謝 ———————— 12
- Q·12 シグナル伝達1 ———————— 13
- Q·13 シグナル伝達2 ———————— 14
- Q·14 シグナル伝達3 ———————— 15

細 胞

Chapter 1

細 胞

Q・1

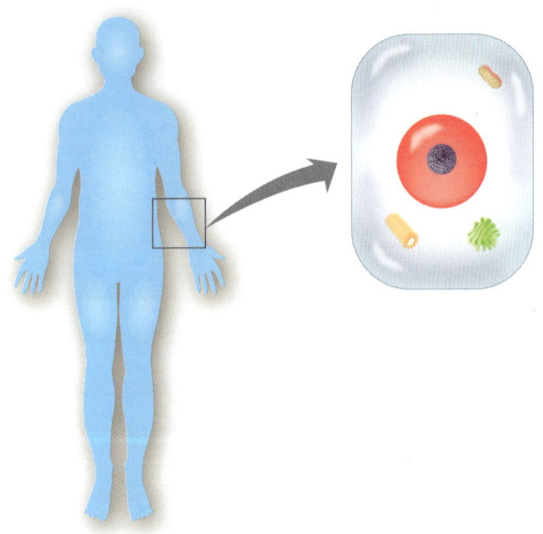

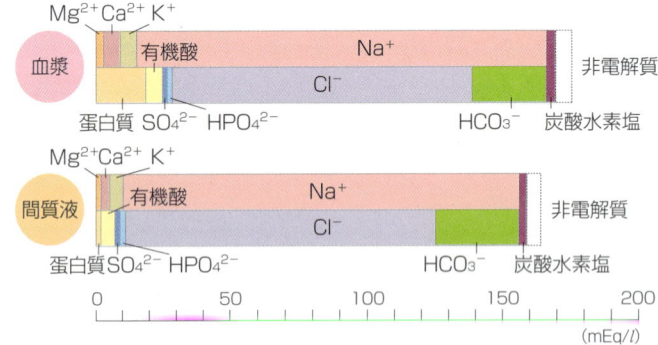

体液の組成

■細胞は生物の最小単位であり、[A]によって内界と外界を隔てることで内部環境を維持している。

■細胞は[A]に包まれた[B]と[C]からなる。

■細胞の外（外的環境）は絶えず変化するが、細胞内（内的環境）は常に同じ環境になるように[D]というメカニズムが働いている。

Answer
Ⓐ 細胞膜　Ⓑ 細胞質　Ⓒ 核　Ⓓ ホメオスタシス

Comprehension Question

細胞について説明しなさい。

細胞内小器官

Q・2

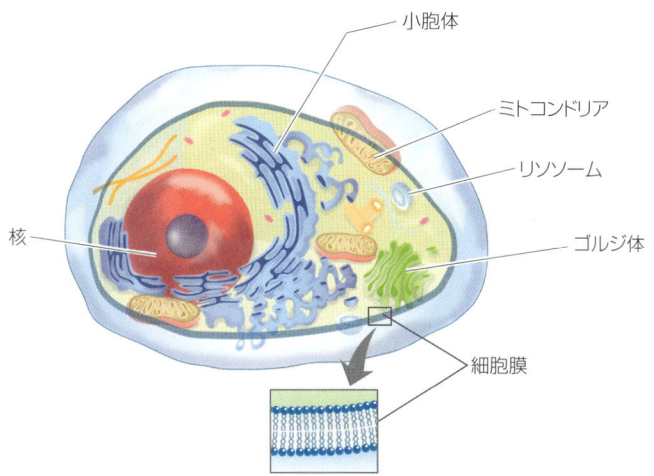

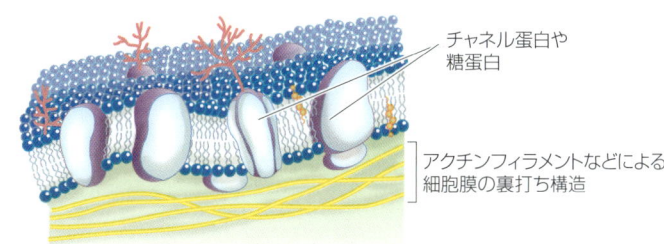

細胞膜の構造

■細胞内小器官（オルガネラ）は細胞内で特殊な機能をもつ構造体である。
■ A は遺伝情報を保存し、 B は A から転写された C を翻訳して蛋白質の合成を行う。
■ D は蛋白質の修飾を司り、 E は糖の修飾と蛋白質の分泌を司る。
■ F は蛋白質の分解を司り、不要な物質の分解とリサイクルを司る。
■ G は細胞のエネルギー代謝を司り、 H の場として働いている。
■その他、細胞骨格として I 、 J 、 K などが細胞の形、移動、細胞内物質輸送を司っている。

Answer
Ⓐ 核　Ⓑ リボソーム　Ⓒ mRNA　Ⓓ 小胞体　Ⓔ ゴルジ体　Ⓕ リソソーム　Ⓖ ミトコンドリア
Ⓗ 好気呼吸　Ⓘ アクチンフィラメント　Ⓙ 中間径フィラメント　Ⓚ 微小管

Comprehension Question

細胞内小器官について説明しなさい。

Chapter 1

転写と翻訳

Q・3

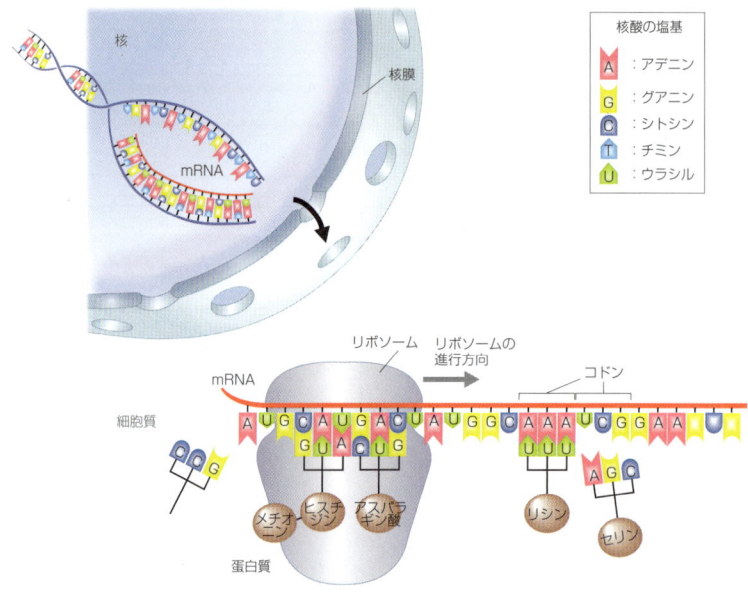

- 細胞の遺伝情報は核内の [A] がもつ。[A] は五炭糖デオキシリボースとリン酸、および4種の塩基（アデニン、グアニン、チミン、シトシン）から構成され、これらヌクレオチドが連なって [B] 構造を取る。
- [A] のもつ遺伝情報から蛋白質を合成するには、まず遺伝情報を [C] へ転写する過程が必要である。転写は [D] という酵素によって触媒され、[E] で行われる。
- 転写ののち、プロセシングを経て細胞質へ移送された成熟 [C] から蛋白を合成する過程を翻訳という。翻訳は細胞質の [F] で行われ、[C] の塩基配列がつくる [G] に対応するアミノ酸が配列されてポリペプチド鎖が合成される。アミノ酸の供給を行うのは [H] である。
- 生体の機能蛋白質はまず大きな蛋白質として合成され、成熟過程でペプチド鎖を切断されて最終的な機能分子となる。例えばホルモン合成では、長いポリペプチド鎖のプレプロホルモンやプロホルモンが形成され、それが切断されて小分子のホルモンができる。

Answer
Ⓐ DNA（デオキシリボ核酸） Ⓑ 二重らせん Ⓒ mRNA
Ⓓ RNAポリメラーゼ Ⓔ 核内 Ⓕ リボソーム Ⓖ コドン Ⓗ tRNA

Comprehension Question

細胞における遺伝情報の転写と翻訳について説明しなさい。

細胞膜の構造と機能

Q・4

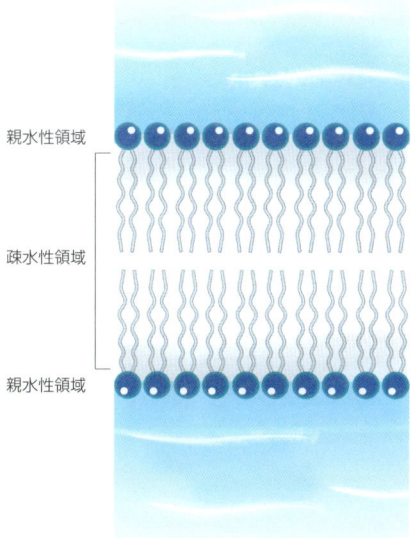

細胞膜の脂質二重層

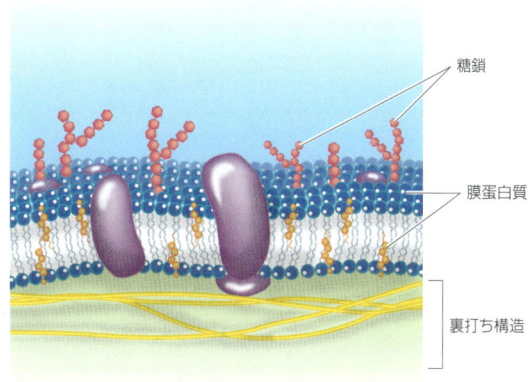

- 細胞膜は主に [A] からなる脂質二重層をなしており、その間に浮遊する膜蛋白がさまざまな機能を担っている。ガス分子や小さな疎水性分子は脂質二重層を通過できるが、親水性物質は基本的に脂質二重層に弾かれて膜を通過できないため、細胞膜は細胞内外を分ける [B] として働く。また、細胞膜にはチャネルやトランスポーターなどの [C] をもつ蛋白質があり、本来膜を通過できないイオンや分子の輸送を制御している。
- 細胞膜には受容体蛋白があり、細胞外の情報を感知し細胞内に伝達する役割を担っている。蛋白質やペプチドからなる水溶性シグナル物質は直接細胞膜を通過できないため、それらに特異的な細胞膜上の [D] を必要とする。受容体蛋白にはG蛋白共役型受容体、イオンチャネル型受容体、チロシンキナーゼ受容体などがある。

Answer
Ⓐ リン脂質　Ⓑ 半透膜
Ⓒ 選択的透過性　Ⓓ 受容体

Comprehension Question

細胞膜の構造と機能について説明しなさい。

Chapter 1

浸透圧1

Q・5

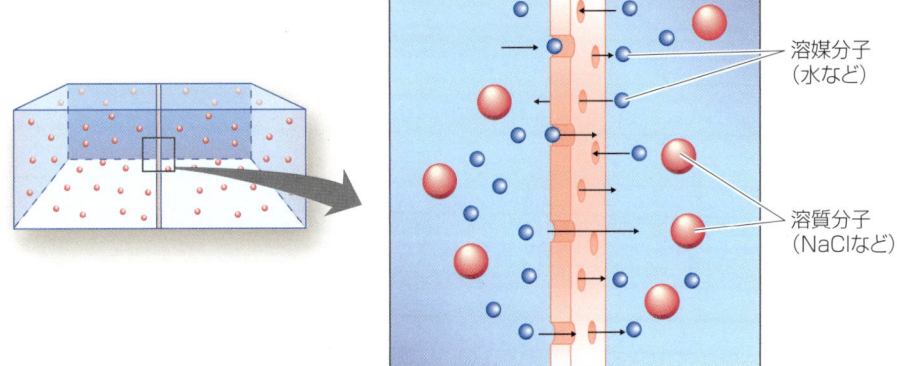

溶媒分子（水など）
溶質分子（NaClなど）

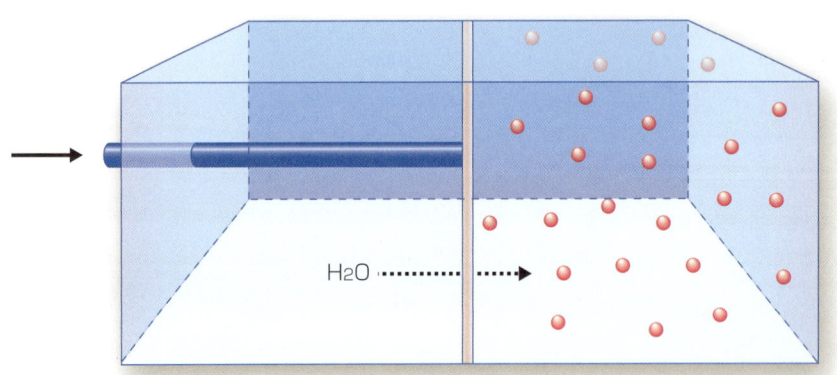

H₂O

- ■ <u>A</u>（水など）に <u>B</u>（塩、アミノ酸など）が溶けたものを <u>C</u> とよぶ。溶液内で物質はランダムに拡散するため、溶液内の溶質の濃度は常に一定に保たれるように力が働く。

- ■ 濃度の違う溶液が膜を介して接触した場合、その膜が溶質も溶媒も通さない <u>D</u> である場合、何も通過できない。その膜が溶質のみを通す場合、2つの溶液の間で溶質は拡散して濃度は等しくなる。膜が溶媒のみ通す場合、溶質は溶液の外に出ることはできないので、溶媒がランダムに膜を行き来する間に、いずれ溶液の濃度は等しくなるが、その結果として溶液の体積も変化する。この体積変化を抑えるために必要な圧力を <u>E</u> とよぶ。またこのとき、溶媒のみ通す膜のことを <u>F</u> とよぶ。

- ■ 生体において、細胞膜はこのような <u>F</u> の性質をもつ。

Answer
Ⓐ 溶媒　Ⓑ 溶質　Ⓒ 溶液　Ⓓ 不透膜
Ⓔ 浸透圧　Ⓕ 半透膜

Comprehension Question

浸透圧が生じるしくみについて説明しなさい。

浸透圧2

Q・6

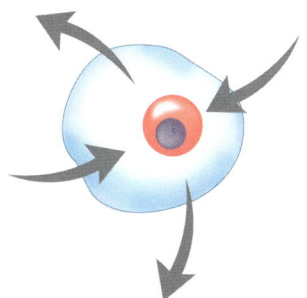
〈等張液〉
細胞内外の浸透圧はつり合い、細胞の形態は保たれる。

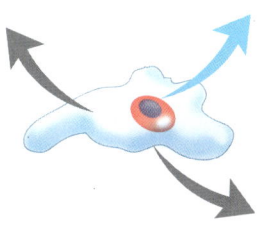
〈高張液〉
細胞内から細胞外へ水の移動が起こり、細胞はしぼんで小さくなる。

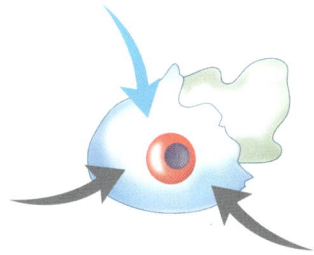
〈低張液〉
細胞外液から細胞内へ水の移動が起こり、細胞が膨張、破裂する（溶血）。

■細胞内液などの溶液に対して、同じ濃度の溶液を [A] 液、より低い濃度のものを [B] 液、より高い濃度のものを [C] 液とよぶ。特に体液（血液、組織液）と浸透圧の等しい生理食塩水（[D] %NaCl）を基準に、[E] 、低張、高張などの言葉が用いられる。

■赤血球のように半透膜（すなわち細胞膜）で区切られた物質が高張液、あるいは低張液にさらされたとき、濃度が等しくなるように水が移動するため、赤血球の形態は次のように変化する。

■高張液：浸透圧は [F] から [G] の方向へかかる。水は [H] へ移動し、細胞の形態は [I] 。

■低張液：浸透圧は [J] から [K] へかかる。水は [L] へ移動し、細胞は [M] 。赤血球の場合、この圧に耐えられず損傷すると、[N] が起こる。

Answer
Ⓐ 等張 Ⓑ 低張 Ⓒ 高張 Ⓓ 0.9 Ⓔ 等張 Ⓕ 細胞内 Ⓖ 細胞外 Ⓗ 細胞外
Ⓘ 小さくなる Ⓙ 細胞外 Ⓚ 細胞内 Ⓛ 細胞内 Ⓜ 膨張する Ⓝ 溶血

Comprehension Question

浸透圧と、細胞内外の溶液の濃度について説明しなさい。

Chapter 1

1 静止膜電位

Q・7

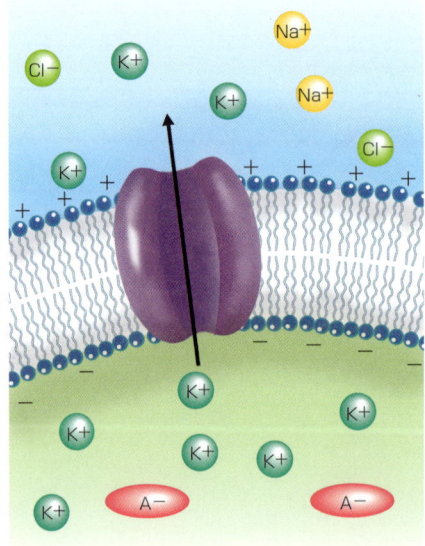

＋に帯電したK⁺が濃度勾配に従い、細胞内から細胞外へとチャネルを通過する。そのため外向きの電流が発生し、細胞膜に電位差（静止膜電位）が発生する。

■細胞膜は脂質二重層からなる絶縁体として働くため、膜の内外で電荷が異なればそこには [A] が発生する。細胞の内外ではイオン組成が異なるため、どのような細胞にも [B] は存在している。

■細胞外の主な陽イオンである [C] は細胞膜を自由に行き来できないが、細胞内の主なイオンである [D] は濃度勾配に沿ってある程度外に漏出することができる。このため細胞内から細胞外へ外向き電流が常に発生しており、この結果として細胞内は細胞外に対して [E] に帯電する。静止膜電位は細胞外を基準として測定されるので、一般的な細胞では [F] mV付近である。

Answer
Ⓐ 電位　Ⓑ 静止膜電位　Ⓒ Na⁺　Ⓓ K⁺　Ⓔ 負
Ⓕ －70

Comprehension Question

静止膜電位について説明しなさい。

能動輸送・受動輸送

Q・8

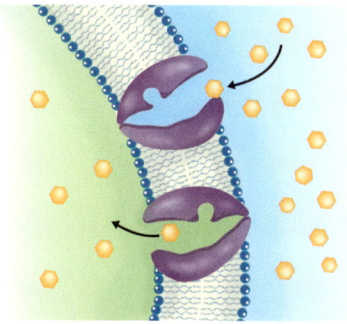

トランスポーター
（濃度勾配に従ってキャリア蛋白の構造を変化させながら物質を輸送する）

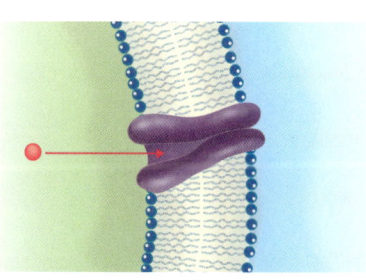

ポンプ
（ATPを消費することで濃度勾配に逆らって物質を輸送する）

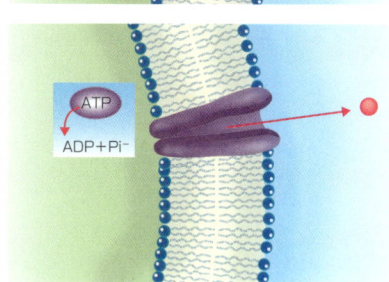

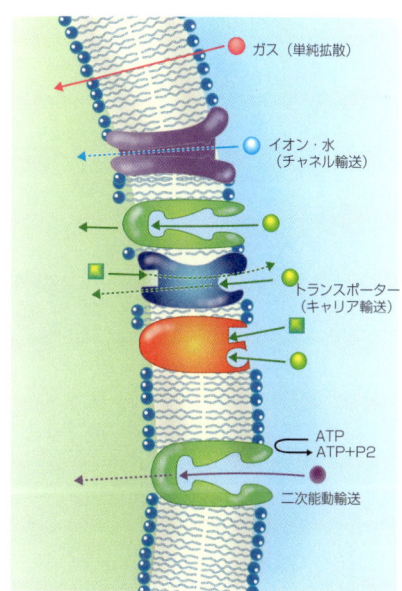

■ 物質が細胞膜を越えて行き来するとき、電気化学的勾配に沿った移動を [A] 輸送、逆らった移動を [B] 輸送とよぶ。輸送には3種類の形態がある。ガス分子などの小さな物質が濃度勾配に沿って [C] する場合、無機イオンなど特定の物質が [D] という門を通る場合、また通過する際にその門の形態が変化する [E] を通る場合である。

■ ATPのエネルギーを消費して能動輸送を行う [F] によってナトリウムなどの濃度勾配をつくると、これと [G] させて別の分子を濃度勾配に逆らって動かすことができる。これを [H] 輸送とよぶ。

Answer
Ⓐ 受動　Ⓑ 能動　Ⓒ 拡散　Ⓓ チャネル
Ⓔ トランスポーター　Ⓕ ポンプ　Ⓖ 共役　Ⓗ 二次能動

Comprehension Question

能動輸送・受動輸送について説明しなさい。

Chapter 1

1　細胞膜を介する分泌・吸収

Q・9

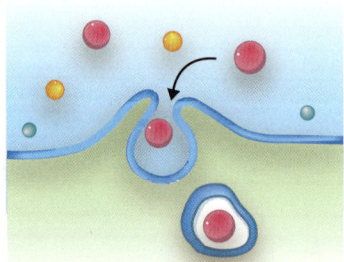
エンドサイトーシス

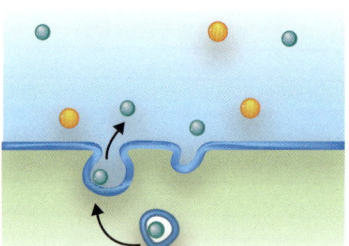
エキソサイトーシス

■細胞膜を用いて細胞外の物質を取り込むことを ^A_____、吐き出すことを ^B_____ とよぶ。^A_____ には大きな物質を取り込む ^C_____ と、溶液や小分子を取り込む ^D_____ の二種類がある。

■また、取り込んだ小胞が集まる小器官を総称して ^E_____ とよぶ。^E_____ は再び細胞膜に向かい分泌に用いられる場合と、^F_____ とよばれる蛋白質分解酵素を含む細胞内小器官に運ばれる場合がある。

Answer
Ⓐ エンドサイトーシス　Ⓑ エキソサイトーシス　Ⓒ ファゴサイトーシス
Ⓓ ピノサイトーシス　Ⓔ エンドソーム　Ⓕ リソソーム

Comprehension Question

細胞膜を介して行われる分泌・吸収について説明しなさい。

細胞接着

Q・10

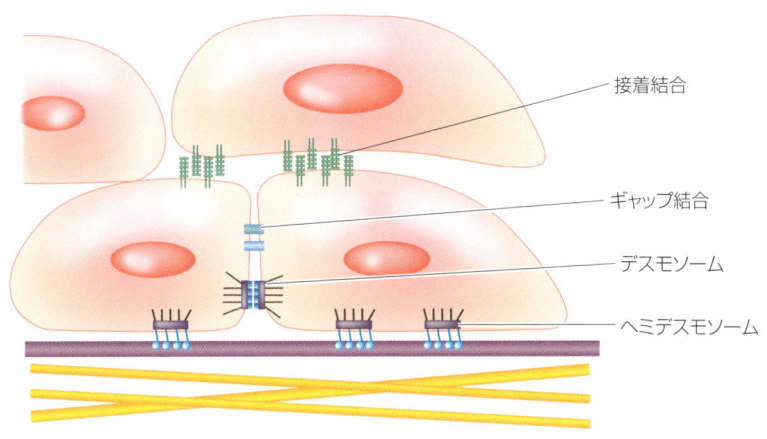

- 接着結合
- ギャップ結合
- デスモソーム
- ヘミデスモソーム

■細胞が集まり組織としての形態を維持するためには、細胞間や細胞−[A]間をつなげる装置が必要である。細胞−細胞間の接着形態としては、カドヘリンを用いた[B]ジャンクション（[C]結合）、細胞上皮同士を強固につなげる[D]ジャンクション（[E]結合）、デスモグレインを用いた[F]、上皮細胞間での小イオンのやり取りを可能にする[G]結合などが挙げられる。

■細胞−細胞外の接着形態としては同じくデスモグレインを用いて基底膜と結合する[H]のほか、[I]などの分子が細胞外マトリックスと結合して細胞を固定している。

Answer
Ⓐ 細胞外マトリックス　Ⓑ アドヘレンス　Ⓒ 接着　Ⓓ タイト　Ⓔ 密着
Ⓕ デスモソーム　Ⓖ ギャップ　Ⓗ ヘミデスモソーム　Ⓘ インテグリン

Comprehension Question

細胞の接着の仕方について説明しなさい。

Chapter 1

細胞内代謝

Q・11

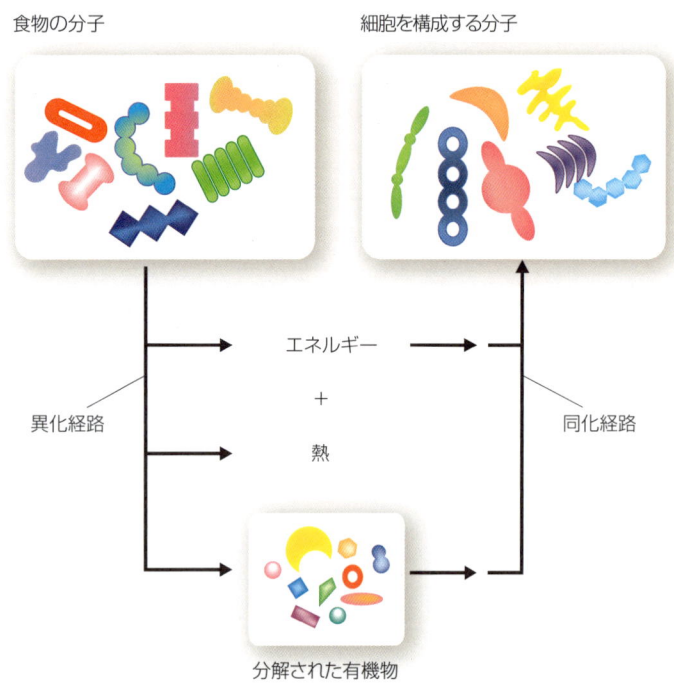

■ 代謝とは、生体内で生じる一連の化学反応を指す。代謝は大きく [A] と [B] の2つに区分され、[A] は複雑に組み立てられた有機物質を分解することによってエネルギー（すなわち [C]）を得る過程であり、[B] はこの逆で、エネルギーを使って有機物質を合成する過程である。

■ 異化の例としては [D] や脂肪酸の [E] などが、同化の例としては [F] やアミノ酸からの [G] などがある。

Answer
Ⓐ 異化　Ⓑ 同化　Ⓒ ATP　Ⓓ 解糖系
Ⓔ β酸化　Ⓕ 糖新生　Ⓖ 蛋白質合成

Comprehension Question

細胞内代謝について説明しなさい。

シグナル伝達1

Q・12

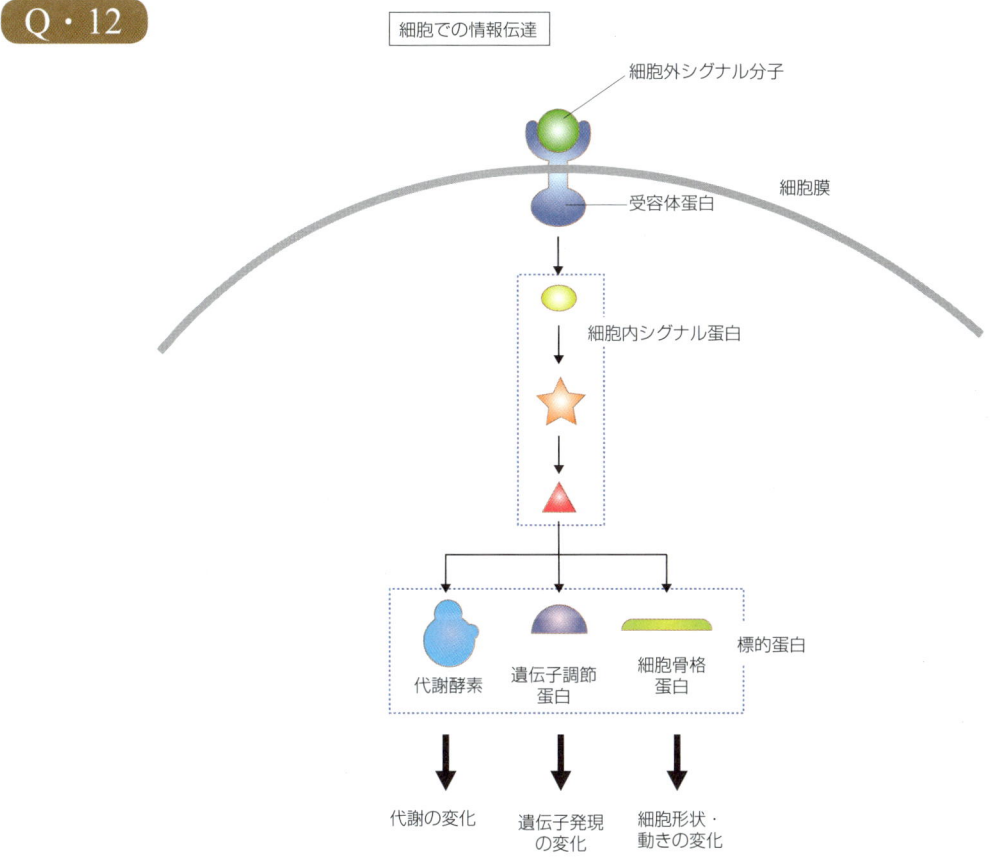

■細胞が細胞外から情報を受容し、その応答に至るまでの情報伝達機構をシグナル伝達という。

■一般に [A] や神経伝達物質といった細胞外からのシグナル分子（[B]）は、[C] 上の受容体に結合する。この情報は次いでセカンドメッセンジャーや酵素など種々の細胞内シグナル分子を介し、最終的に機能蛋白質の発現による細胞の応答を引き起こす。このような情報伝達の連鎖を [D] 機構という。

■[C] 上の受容体には、以下のようなものがある。

[E] 連結型受容体：細胞内へイオン（Ca^{2+}やNa^+など）を流入させる。

[F] 共役型受容体：セカンドメッセンジャー（cAMPなど）を介したシグナル伝達を行う。

酵素連結型受容体：[G] 型、セリン・スレオニンキナーゼ型、チロシンホスファターゼ型などがある。

■ステロイドホルモンなど脂溶性 [B] は細胞膜を透過し、細胞質や [H] 内に受容体を有する。また、一酸化窒素（NO）は細胞膜を透過し、受容体を介さずに細胞内の酵素を直接活性化する。

Answer
Ⓐ ホルモン　Ⓑ リガンド　Ⓒ 細胞膜　Ⓓ カスケード　Ⓔ イオンチャネル
Ⓕ G蛋白（GTP結合蛋白）　Ⓖ チロシンキナーゼ　Ⓗ 核

Comprehension Question

シグナル伝達の機構について説明しなさい。

Chapter 1

シグナル伝達2

Q・13

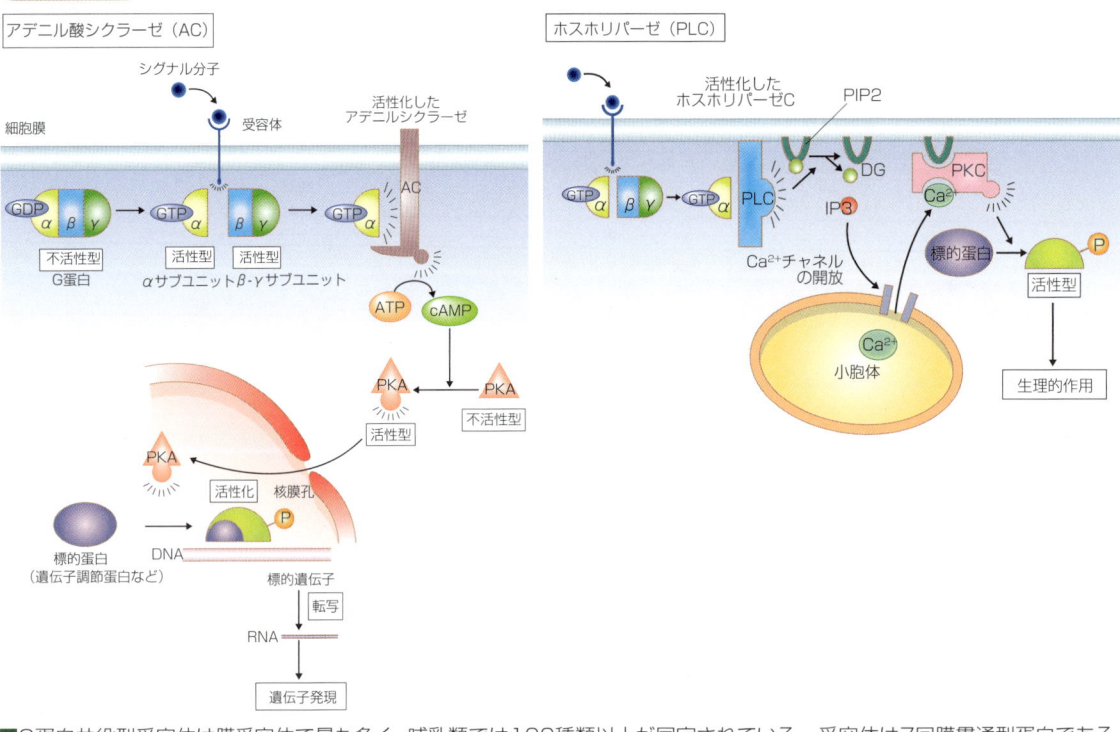

- G蛋白共役型受容体は膜受容体で最も多く、哺乳類では100種類以上が同定されている。受容体は7回膜貫通型蛋白である。
- G蛋白（GTP結合蛋白）の多くは、α、β、およびγサブユニットの三量体からなる。[A]サブユニットはGTP-GDP結合能、およびGTPをGDPに分解するGTPアーゼ活性をもつ。G蛋白は受容体へのリガンドの結合による刺激を効果器へと伝える[B]の役割を担う。G蛋白の効果器にはイオンチャネルと、アデニル酸シクラーゼやホスホリパーゼCなどの酵素がある。これらの酵素はさらに[C]を介して[D]を活性化し、機能蛋白質を[E]することで生理的作用を引き起こす。
- アデニル酸シクラーゼを介するカスケードでは、[C]の役割をもつのは[F]であり、それが[G]を活性化させる。ホスホリパーゼCを介するカスケードでは膜リン脂質であるイノシトールリン脂質（PIP2）の加水分解が起こり、[H]と[I]が産生される。[H]は直接的に[D]である[J]に働きかけ、一方[I]は小胞体上の受容体に結合して、[K]を放出させる。放出された[K]は[J]を活性化させるほか、他の[K]結合蛋白質へも働きかけ、生理作用を引き起こす。
- G蛋白には単量体で働くものもあり、これには細胞増殖や細胞分化を誘導するRas、細胞骨格の制御や平滑筋の収縮を行うRhoなどが挙げられる。

Answer
Ⓐ α　Ⓑ トランスデューサー（転換器）　Ⓒ セカンドメッセンジャー　Ⓓ 蛋白質リン酸化酵素　Ⓔ リン酸化　Ⓕ cAMP　Ⓖ Aキナーゼ（PKA）　Ⓗ ジアシルグリセロール（DG）　Ⓘ イノシトール三リン酸（IP3）　Ⓙ Cキナーゼ（PKC）　Ⓚ Ca^{2+}

Comprehension Question
G蛋白シグナル伝達について説明しなさい。

シグナル伝達3

Q・14

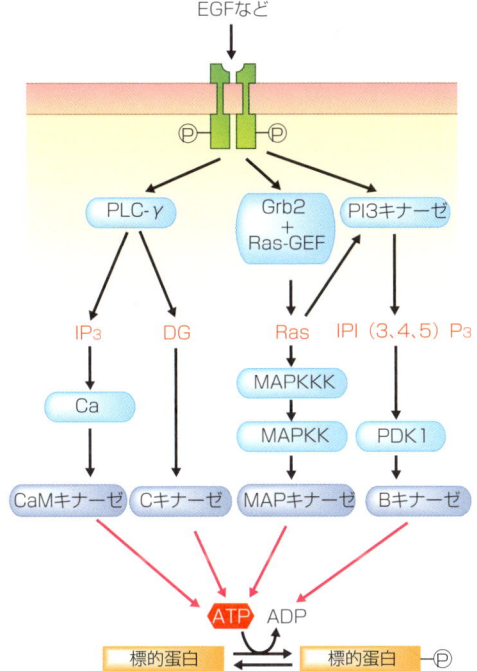

出典：岡田泰伸「細胞の微細構造と機能」『標準生理学』第7版、p.18、2009年、医学書院

■ チロシンキナーゼ型の酵素連結型受容体は、G蛋白共役型受容体と同様に膜貫通型蛋白であり、細胞質側にチロシンキナーゼを内在性に有するか、細胞質チロシンキナーゼと結合して作用する。活性化されたチロシンキナーゼは、蛋白のチロシン部位をリン酸化してカスケード下流にシグナルを伝達する。

■ この受容体に働く因子として、[A]、エリスロポエチン、成長ホルモンなどのホルモンや種々の増殖因子（[B]、線維芽細胞成長因子（FGF）、血小板由来成長因子（PDGF）、神経成長因子（NGF））、インターロイキンやインターフェロンといった[C]などが挙げられる。

Answer
Ⓐ インスリン　Ⓑ 上皮成長因子（EGF）　Ⓒ サイトカイン

Comprehension Question

チロシンキナーゼ型シグナル伝達について説明しなさい。

Chapter 1 ● 細胞

Chapter 2 ● 神経と筋

Chapter 3 ● 中枢神経系

Chapter 4 ● 自律神経系

Chapter 5 ● 感覚器

Chapter 6 ● 血液

Chapter 7 ● 消化器

Chapter 8 ● 呼吸器

Chapter 9 ● 循環器

Chapter 10 ● 腎・泌尿器

Chapter 11 ● 内分泌

Chapter 12 ● 生殖

- Q・1 神経細胞の構造と機能────18
- Q・2 活動電位の発生と膜興奮────19
- Q・3 イオンチャネル────20
- Q・4 有髄神経と無髄神経の伝導────21
- Q・5 シナプスにおける情報伝達1────22
- Q・6 シナプスにおける情報伝達2────23
- Q・7 中枢神経系・末梢神経系────24
- Q・8 筋組織────25
- Q・9 筋線維────26
- Q・10 筋収縮のしくみ────27
- Q・11 骨格筋の収縮────28
- Q・12 反射・反射弓────29
- Q・13 脊髄反射────30

神経と筋

Chapter 2

神経細胞の構造と機能

Q・1

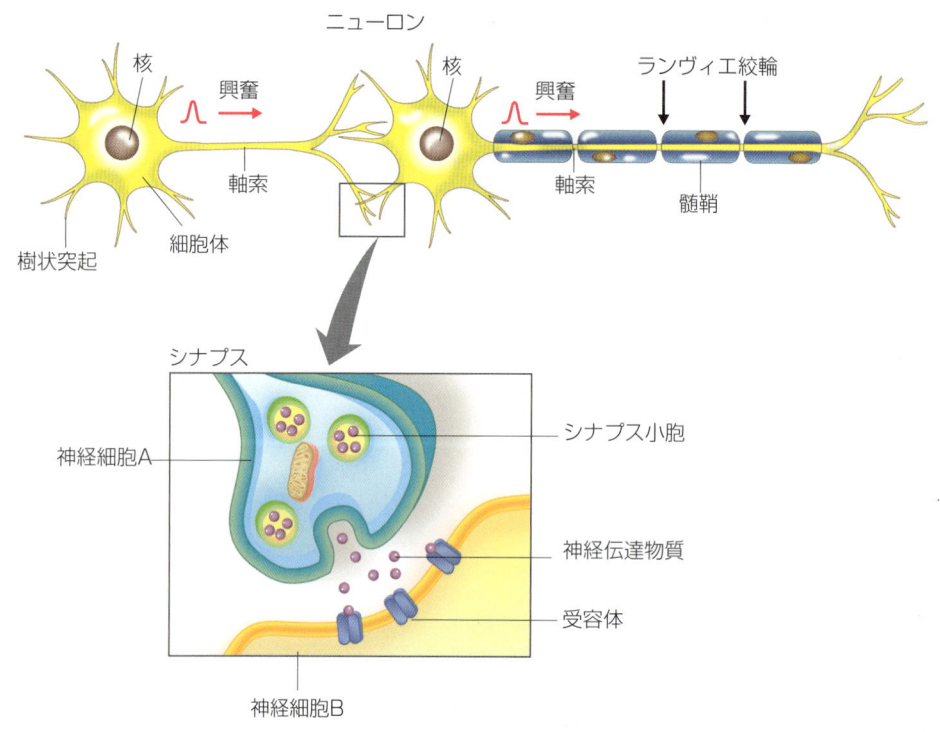

- 神経細胞（ニューロン）は [A] と、そこから1本長く伸びた神経線維（ [B] ）と複数の [C] からなる。[B] の末端には、隣接する神経細胞に情報を伝達するための [D] といわれる特殊な構造がある。
- この情報をシナプスを介して受け取るのが [C] である。ここで受け取った情報は細胞体に伝えられる。
- 1個のニューロンが複数のニューロンとシナプス結合することを [E] といい、複数のニューロンの軸索が1個のニューロンとシナプス結合することを [F] という。
- 神経細胞はたくさんの [G] に取り囲まれており、神経細胞どうしがシナプスの部位でのみ接触するようにしている。また、[G] は栄養・排泄といった神経細胞の生命維持、イオン環境の調節に携わっている。
- 中枢神経系の [G] には、血液との物質交換の仲介・過剰な [H] の取り込み・発生における軸索誘導などを担う [I]、髄鞘を形成する [J]、神経細胞を貪食する [K] がある。
- 末梢神経系には、髄鞘を形成する [L] が存在する。

Answer
Ⓐ 細胞体　Ⓑ 軸索　Ⓒ 樹状突起　Ⓓ シナプス　Ⓔ 発散　Ⓕ 収束　Ⓖ 神経膠細胞（グリア）
Ⓗ 神経伝達物質　Ⓘ 星状膠細胞　Ⓙ 希突起膠細胞　Ⓚ 小膠細胞　Ⓛ シュワン細胞

Comprehension Question

神経細胞の構造と機能について説明しなさい。

神経と筋

活動電位の発生と膜興奮

Q・2

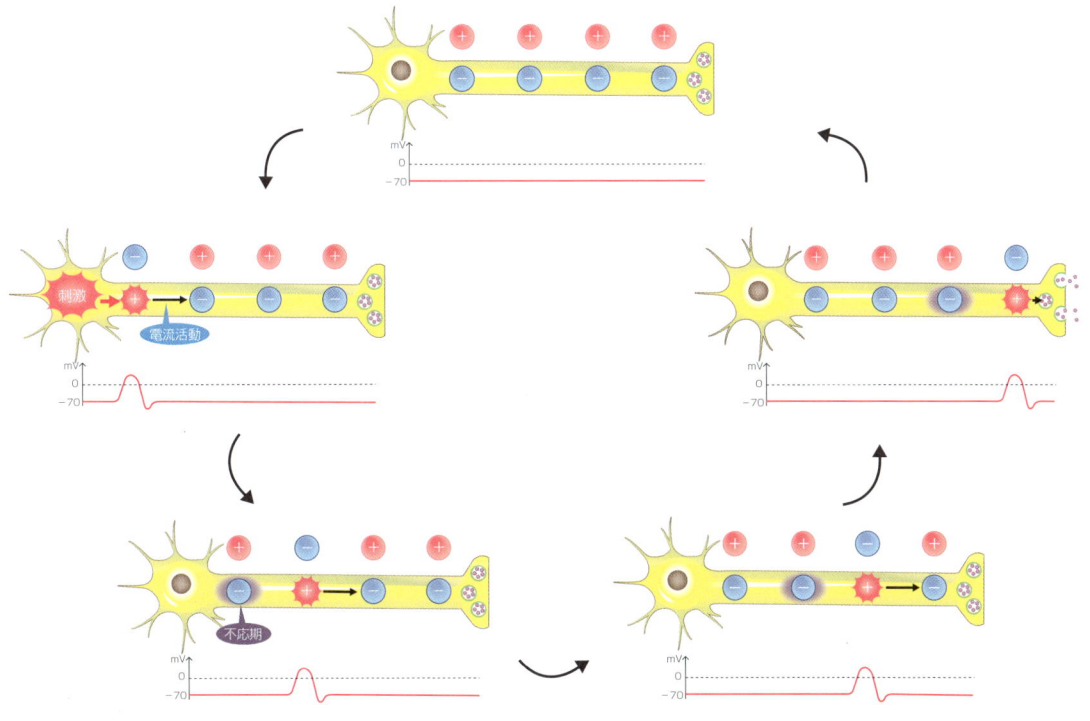

- 静止時の神経細胞は、細胞膜に存在するNa⁺-K⁺ポンプなどにより、細胞内は細胞外に対して相対的に [A_____] の状態（[B_____]）に保たれている。
- 細胞体から閾値を超えた刺激が軸索に伝わると、細胞膜上のNa⁺チャネルが開き、神経細胞内に多量の [C_____] が流入する。すると膜電位が逆転し、活動電位が隣接する部位に次々に伝播することで、興奮が伝導される。
- 一方、興奮後のNa⁺チャネルは不活性化するため、活動電位が発生した後の細胞膜は、[D_____] に入る。そのため刺激は一方向にしか伝達されない。

Tips
電位依存型Na⁺チャネルは、刺激による開放の後、再び静止膜電位が形成されるまで開かなくなる性質があり、チャネルが閉じている期間が不応期に当たる。

Answer
Ⓐ −（負）　Ⓑ 静止膜電位
Ⓒ Na⁺　Ⓓ 不応期

Comprehension Question

活動電位の発生について説明しなさい。

Chapter 2

イオンチャネル

Q・3

| 静止膜電位 | 活動電位 |

■ 安静時の神経細胞膜に存在するNa⁺ K⁺ポンプは、細胞膜内が [A] に、細胞外が [B] になるように能動輸送を行っている。

■ しかし、閾値以上の刺激が加わると、電位依存性 [C] が開口し、細胞内にNa⁺が流入（[D]）する。少し遅れてから [E] が開口し、K⁺が流出（[F]）する。

> **Tips**
> 脱分極と再分極の速さには著しい差があり、最大で50倍速くNa⁺が流入する。細胞内はマイナスからプラスに脱分極した後再分極し、静止膜電位に戻る。

Answer
Ⓐ −（負） Ⓑ ＋（正） Ⓒ Na⁺チャネル
Ⓓ 脱分極 Ⓔ K⁺チャネル Ⓕ 再分極

Comprehension Question

イオンチャネルによる活動電位の発生について説明しなさい。

神経と筋

有髄神経と無髄神経の伝導

Q・4

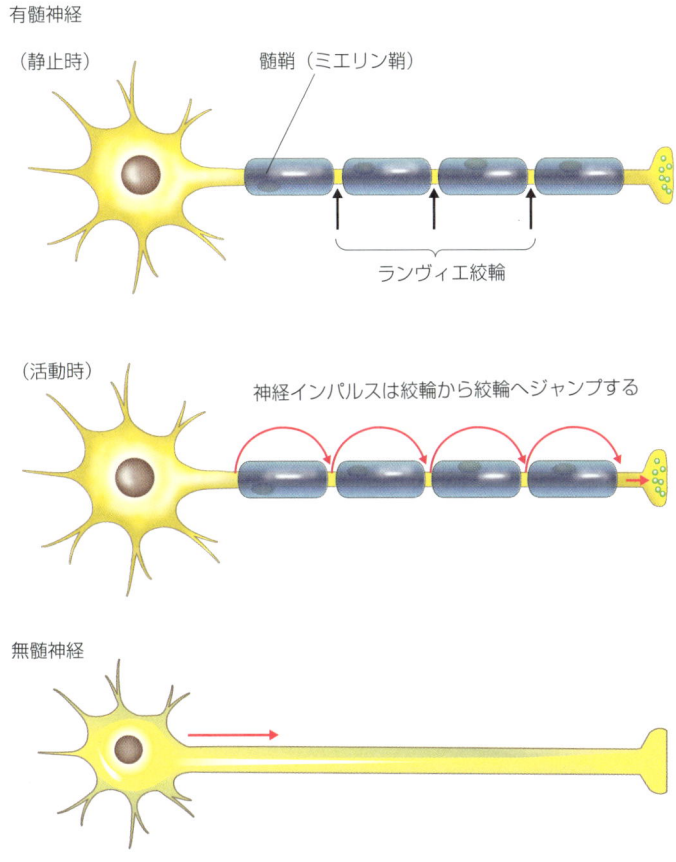

- 神経には髄鞘（ミエリン鞘）をもつ ^A〔　　　　　〕 と髄鞘をもたない ^B〔　　　　　〕 がある。
- 有髄神経は、髄鞘が軸索に巻き付いており、電流が細胞外へ漏れるのを防ぐ絶縁体として働いている。また、髄鞘と髄鞘の間を ^C〔　　　　　〕 といい、ここにしかNa^+チャネルはない。
- 有髄神経における伝導様式を ^D〔　　　　　〕 という。ランヴィエ絞輪からランヴィエ絞輪へと、跳躍するようにすばやく伝導する。

Answer
Ⓐ 有髄神経　Ⓑ 無髄神経
Ⓒ ランヴィエ絞輪　Ⓓ 跳躍伝導

Comprehension Question

神経の伝導機構について説明しなさい。

Chapter 2

シナプスにおける情報伝達 1

Q・5

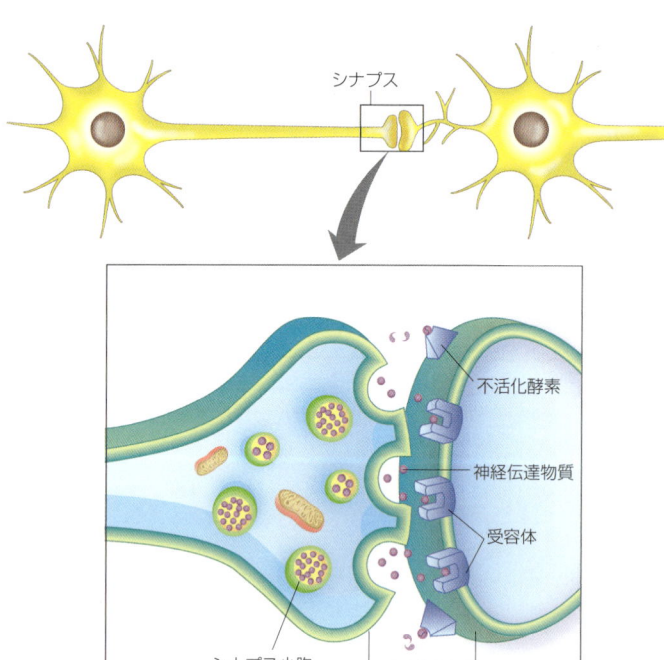

■ ニューロン間の情報伝達は、シナプスを介して行われる。ニューロンを伝わってきた [A] は、シナプスにおいて神経伝達物質により [B] へと変換される。

■ 主な神経伝達物質は、運動ニューロンや交感神経、副交感神経を興奮させる [C] 、交感神経系を刺激する [D] 、そのほかにもセロトニン、GABA、ドパミンなどがあり、ニューロンの種類や存在部位によって異なる機能をもつ。

■ 神経伝達物質は前シナプス細胞内で [E] 中に存在する。神経終末が神経インパルスにより興奮すると、電位依存性 [F] チャネルが開口し、 [F] 濃度が上昇する。すると [E] が細胞膜と融合し、神経伝達物質を [G] に放出する。これが後シナプス細胞膜上の受容体に結合すると後シナプス細胞におけるイオンの流入または流出が起こり、神経インパルスが伝達される。

■ 過剰になった神経伝達物質は [H] によって分解される。

Answer
Ⓐ 電気的情報　Ⓑ 化学的信号　Ⓒ アセチルコリン　Ⓓ ノルアドレナリン
Ⓔ シナプス小胞　Ⓕ Ca^{2+}　Ⓖ シナプス間隙　Ⓗ 不活化酵素

Comprehension Question

シナプスにおける情報伝達について説明しなさい。

神経と筋

シナプスにおける情報伝達2

Q・6 多様なニューロン結合様式

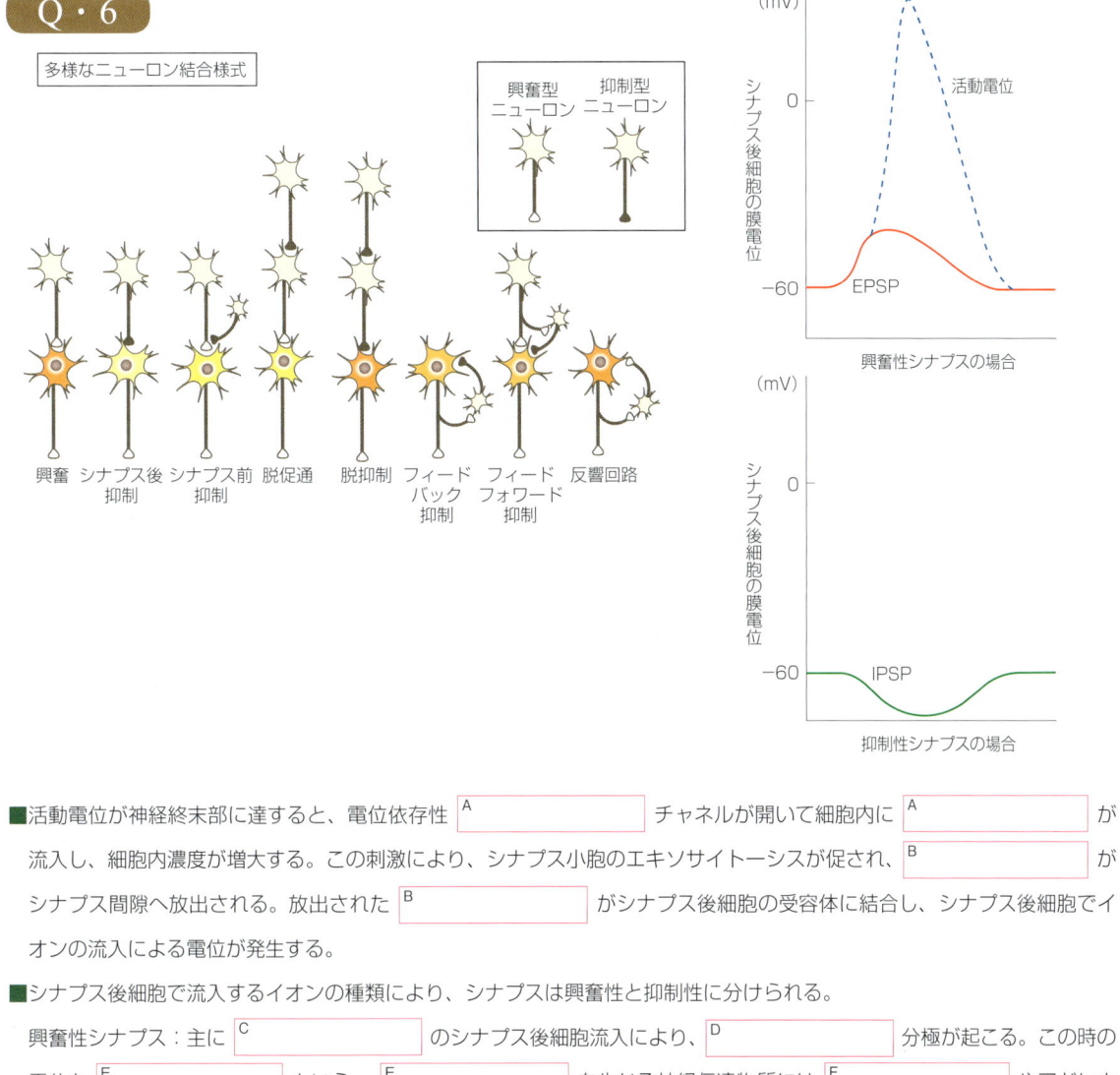

- 活動電位が神経終末部に達すると、電位依存性 [A] チャネルが開いて細胞内に [A] が流入し、細胞内濃度が増大する。この刺激により、シナプス小胞のエキソサイトーシスが促され、[B] がシナプス間隙へ放出される。放出された [B] がシナプス後細胞の受容体に結合し、シナプス後細胞でイオンの流入による電位が発生する。
- シナプス後細胞で流入するイオンの種類により、シナプスは興奮性と抑制性に分けられる。
  興奮性シナプス：主に [C] のシナプス後細胞流入により、[D] 分極が起こる。この時の電位を [E] という。[E] を生じる神経伝達物質には [F] やアドレナリン、グルタミン酸などが挙げられる。
  抑制性シナプス：[G] が細胞内に流入し、[H] 分極をもたらす。この時の電位を [I] といい、[J] やグリシンなどの神経伝達物質により引き起こされる。
- [E] は単独で活動電位を生じるものではなく、複数の [E] の [K] 的・[L] 的加重が加わった時に細胞全体が興奮し、活動電位を生じる。
- 興奮性・抑制性ニューロンの結合の様式により、生体では多様なニューロン回路が形成されている。

Answer
Ⓐ Ca^{2+} Ⓑ 神経伝達物質 Ⓒ Na^+ Ⓓ 脱 Ⓔ 興奮性シナプス後電位（EPSP） Ⓕ アセチルコリン Ⓖ Cl^- Ⓗ 過 Ⓘ 抑制性シナプス後電位（IPSP） Ⓙ GABA（γアミノ酪酸） Ⓚ 時間 Ⓛ 空間

Comprehension Question
興奮性シナプスと抑制性シナプスの働きについて説明しなさい。

Chapter 2

中枢神経系・末梢神経系

Q・7

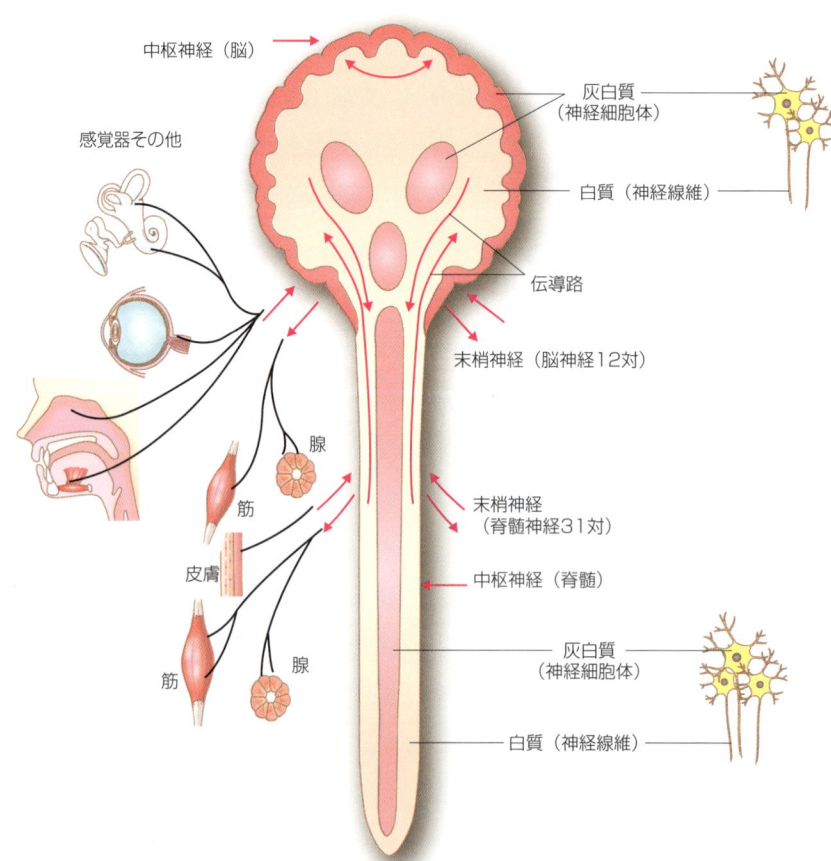

- ■神経系は解剖的・機能的に中枢系と末梢系に分けられる。
- ■中枢神経系は [A] と [B] からなる。中枢神経系の組織では、神経細胞体が多く集まる [C] と、神経線維が多く集まる [D] に区別できる。
- ■末梢神経系は脳から出る [E] と、脊髄から出る [F] とに分けられる。また、機能的に知覚情報や運動指令など動物性機能に携わるものを [G] 、対して植物性機能（生命活動の恒常性、呼吸や内分泌などの調節）に携わるものを [H] と区分する。

Answer
Ⓐ 脳　Ⓑ 脊髄　Ⓒ 灰白質　Ⓓ 白質　Ⓔ 脳神経
Ⓕ 脊髄神経　Ⓖ 体性神経　Ⓗ 自律神経

Comprehension Question

中枢神経と末梢神経の構成について説明しなさい。

筋組織

Q・8

骨格筋

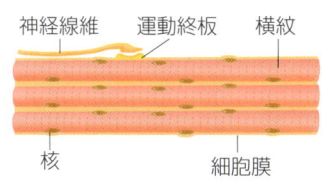

心筋

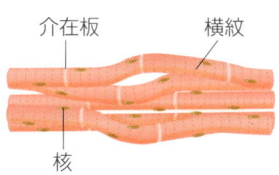

平滑筋

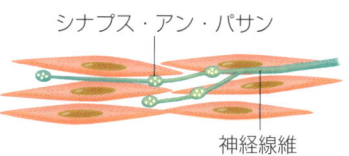

■筋組織には、骨格を動かす [A] と、内臓や血管の壁をつくる [B] がある。また、特別に、心臓を動かす筋肉を [C] という。

■骨格筋と心筋は、筋線維の中に縞模様がみえるので [D] とよぶ。

■骨格筋は意識的に動かせるので [E] であるが、平滑筋と心筋は [F] である。

Answer
Ⓐ 骨格筋　Ⓑ 平滑筋　Ⓒ 心筋
Ⓓ 横紋筋　Ⓔ 随意筋　Ⓕ 不随意筋

Comprehension Question

筋の分類について説明しなさい。

Chapter 2

筋線維

Q・9

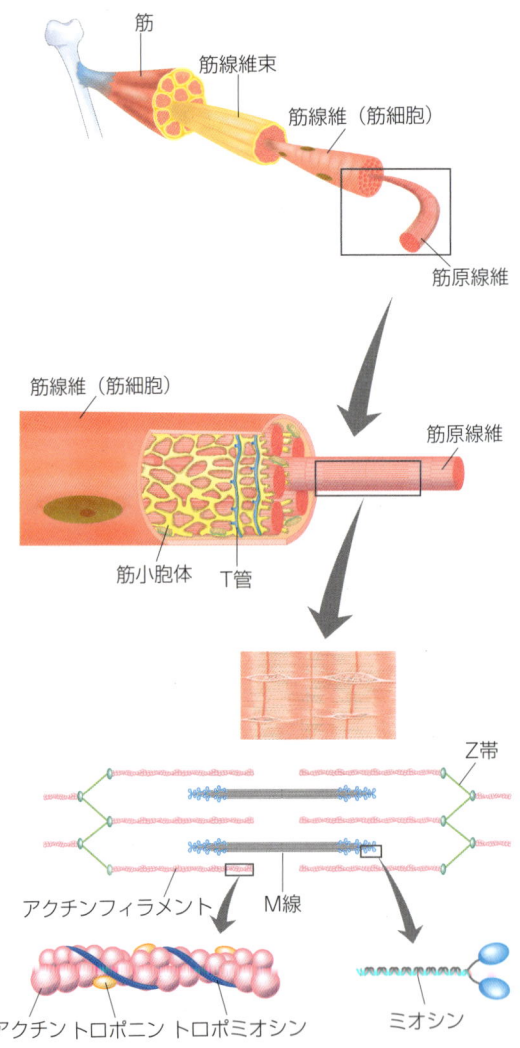

■骨格筋の構造は、〈筋─筋線維束─筋原線維〉という段階状の構造からなっている。

■筋原線維は、蛋白質を主体とした細い [A_____] フィラメントと太い [B_____] フィラメントからなる。

■筋線維内では、網目状に筋原線維を取り囲む [C_____] が発達し、筋収縮を引き起こすのに必要な [D_____] を貯蔵したり放出したりしている。

■[A_____] の構造は、球状の蛋白質が数珠状につながっており、トロポニン、トロポミオシンが一定の間隔で付着している。

Answer
Ⓐ アクチン　Ⓑ ミオシン　Ⓒ 筋小胞体　Ⓓ Ca^{2+}

Comprehension Question

筋線維の構造について説明しなさい。

神経と筋

筋収縮のしくみ

Q・10

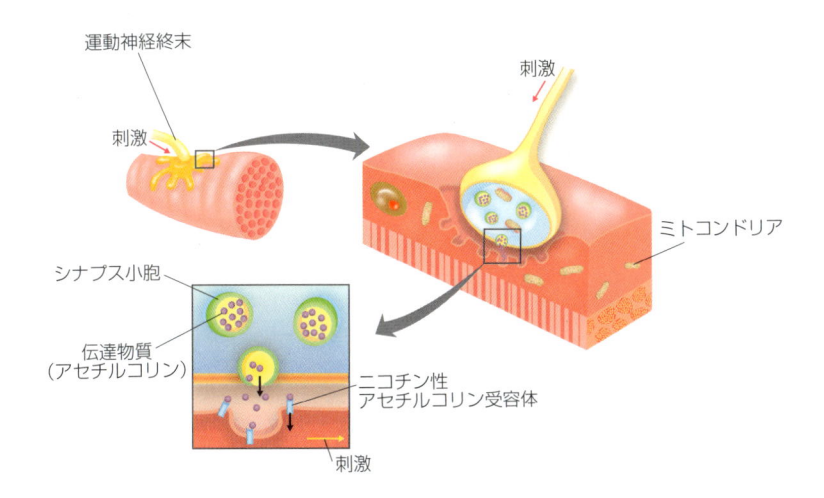

- ■ 脳からの指令は神経を通って筋肉に伝えられる。
- ■ 神経からの刺激は、まず筋線維を包む [A] に達し、さらに筋原線維を取り囲む筋小胞体に達する。この興奮が筋小胞体の [B] チャネルを開口させて、貯蔵Ca²⁺を放出させる。すると放出されたCa²⁺がアクチンフィラメント上にあるトロポニンと結合する。
- ■ これが引き金となってアクチンフィラメントがミオシンフィラメントにたぐり寄せられ、全体として筋は収縮する。
- ■ 骨格筋は [C] 神経に支配されている。神経・筋接合部の神経終末は筋肉側の [D] とシナプスを形成する。終板は [A] がひだ状になったものである。
- ■ 活動電位により [E] が放出され終板表面の受容体と結合すると陽イオンの透過性が亢進し [F] を起こす。このとき発生する電位を [G] という。
- ■ 平滑筋は [H] 神経に支配されている。神経線維にはシナプス前末端として働く [I] がたくさん連なっている。[I] はシナプス小胞を含み、神経線維が興奮すると多数の [I] から複数の筋細胞に対して [J] が放出される。
- ■ 心筋も [H] 神経に支配されているが、心筋は自動能をもつため自律神経の作用は調節が主体である。[K] 神経からの [L] は促進的に、[M] 神経からの [N] は抑制的に作用する。例として、アセチルコリンは [O] を減少させ、ノルアドレナリンは心拍数、[O] を増大させる。

Answer
Ⓐ 筋線維膜　Ⓑ Ca²⁺　Ⓒ 運動　Ⓓ 終板　Ⓔ アセチルコリン　Ⓕ 脱分極
Ⓖ 終板電位（EPP）　Ⓗ 自律　Ⓘ 膨隆（膨大部）　Ⓙ 神経伝達物質　Ⓚ 交感
Ⓛ ノルアドレナリン　Ⓜ 副交感　Ⓝ アセチルコリン　Ⓞ 心収縮力

Comprehension Question

筋収縮のしくみについて説明しなさい。

Chapter 2

骨格筋の収縮

Q・11

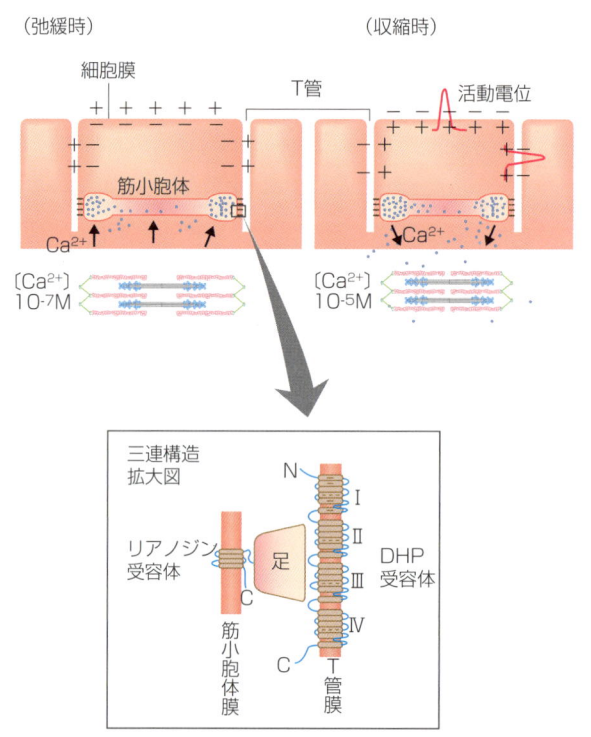

(弛緩時) (収縮時)

細胞膜　T管　活動電位
筋小胞体
Ca^{2+}
$[Ca^{2+}]$ $10^{-7}M$　　$[Ca^{2+}]$ $10^{-5}M$

三連構造拡大図
リアノジン受容体　足　DHP受容体
筋小胞体膜　T管膜

出典：『生理学テキスト 第7版』大地陸男 著、文光堂

■筋細胞における活動電位から収縮に至る過程を A とよぶ。

■骨格筋細胞に活動電位が発生すると、 B を通じて細胞内に伝達される。

■ B を挟むように存在する C から D が放出される。

■T管と筋小胞体の接合部はT管膜上の E 受容体と筋小胞膜上の F 受容体が後者の足構造を介して接している。Ca^{2+} は G に結合することでトロポニンの H と I に対する抑制作用を解除する。するとアクチンとミオシンが滑り合い、筋収縮を起こす。これを J という。

■収縮後は速やかに K が Ca^{2+} を取り込むため筋肉は弛緩する。

Answer
Ⓐ 興奮収縮連関　Ⓑ 横行小管（T管）　Ⓒ 筋小胞体　Ⓓ Ca^{2+}
Ⓔ ジヒドロピリジン（DHP）　Ⓕ リアノジン　Ⓖ トロポニンC
Ⓗ アクチン　Ⓘ ミオシン　Ⓙ 滑り説　Ⓚ 筋小胞体

Comprehension Question

骨格筋の収縮について説明しなさい。

反射・反射弓

Q・12

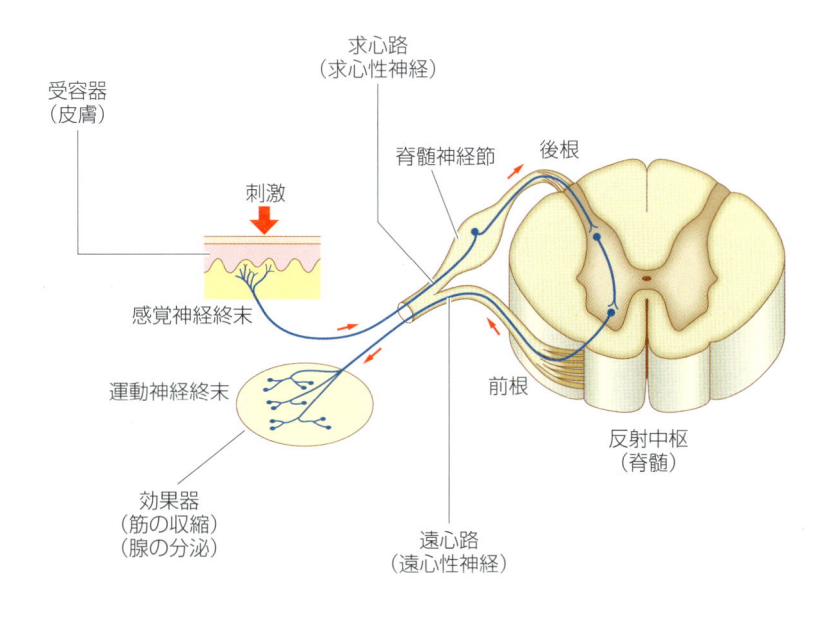

受容器（皮膚）
刺激
感覚神経終末
求心路（求心性神経）
脊髄神経節
後根
前根
反射中枢（脊髄）
運動神経終末
効果器（筋の収縮）（腺の分泌）
遠心路（遠心性神経）

■ 反射とは刺激によって引き起こされる不随意の筋収縮のことである。

■ 反射経路は〈受容器—求心路—反射中枢—遠心路—効果器〉であり、これを A[　　　] という。

■ 反射中枢が脊髄にある場合を B[　　　] 反射、また、脊髄より上位に反射中枢がある場合を C[　　　] 反射という。

Answer
Ⓐ 反射弓　Ⓑ 脊髄　Ⓒ 脳幹

Comprehension Question

反射・反射弓について説明しなさい。

Chapter 2

脊髄反射

Q・13

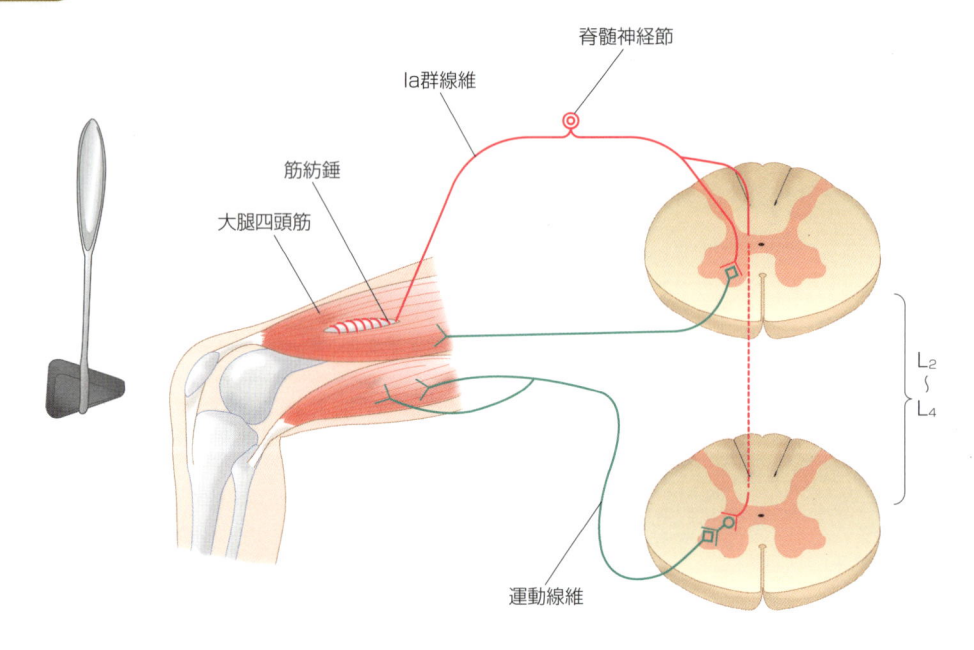

図中ラベル:
- 脊髄神経節
- Ia群線維
- 筋紡錘
- 大腿四頭筋
- 運動線維
- L₂〜L₄

■脊髄反射には、筋が引き伸ばされたときのその筋が収縮する [A] 反射、皮膚や筋に有害刺激を受けたときに危害から逃れるのに役立つ [B] 反射がある。また、内臓の自律機能や不随意筋に関する [C] 反射などがある。

■膝蓋腱反射（上図）は伸張反射の代表例である。膝蓋骨の下をハンマーで叩くと、[D] が引き伸ばされ、反射的に収縮する。すると、下腿が跳ね上がるというものである。脊髄中枢は [E] である。

■交叉伸展反射は、皮膚や筋への有害刺激が強い場合、屈曲反射と同時に [F] の肢は [G] し体重を支えることをいう。

Answer
Ⓐ 伸張　Ⓑ 屈曲　Ⓒ 内臓　Ⓓ 大腿四頭筋
Ⓔ L2〜L4　Ⓕ 反対側　Ⓖ 伸展

Comprehension Question

脊髄反射の種類とその例について説明しなさい。

Chapter 1 ● 細胞

Chapter 2 ● 神経と筋

Chapter 3 ● 中枢神経系

Chapter 4 ● 自律神経系

Chapter 5 ● 感覚器

Chapter 6 ● 血液

Chapter 7 ● 消化器

Chapter 8 ● 呼吸器

Chapter 9 ● 循環器

Chapter 10 ● 腎・泌尿器

Chapter 11 ● 内分泌

Chapter 12 ● 生殖

Q·1	中枢神経系と末梢神経系	32
Q·2	ニューロンとグリア	33
Q·3	軸索輸送	34
Q·4	脳幹運動系の特徴	35
Q·5	小脳の構造と機能	36
Q·6	小脳の神経回路	37
Q·7	小脳による運動制御	38
Q·8	脊髄の構造と機能	39
Q·9	錐体路と錐体外路	40
Q·10	大脳基底核の構成	41
Q·11	大脳基底核の神経回路	42
Q·12	大脳基底核の機能障害	43
Q·13	大脳皮質の構造と機能	44
Q·14	大脳皮質の機能局在1	45
Q·15	大脳皮質の機能局在2	46
Q·16	大脳皮質の機能局在3	47

中枢神経系

Chapter 3

中枢神経系と末梢神経系

Q・1

脳の下面脳神経の起始

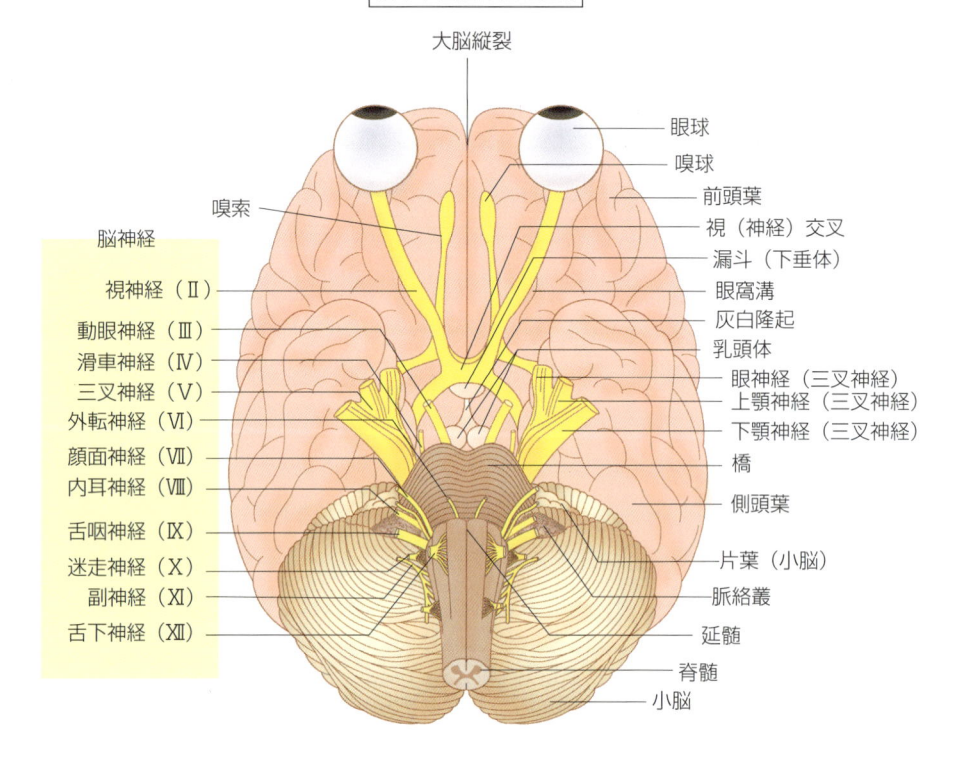

- 大脳縦裂
- 眼球
- 嗅球
- 前頭葉
- 視（神経）交叉
- 漏斗（下垂体）
- 眼窩溝
- 灰白隆起
- 乳頭体
- 眼神経（三叉神経）
- 上顎神経（三叉神経）
- 下顎神経（三叉神経）
- 橋
- 側頭葉
- 片葉（小脳）
- 脈絡叢
- 延髄
- 脊髄
- 小脳

嗅索

脳神経
- 視神経（Ⅱ）
- 動眼神経（Ⅲ）
- 滑車神経（Ⅳ）
- 三叉神経（Ⅴ）
- 外転神経（Ⅵ）
- 顔面神経（Ⅶ）
- 内耳神経（Ⅷ）
- 舌咽神経（Ⅸ）
- 迷走神経（Ⅹ）
- 副神経（Ⅺ）
- 舌下神経（Ⅻ）

■神経系は、脳と脊髄からなる [A] と、そこから発して全身へと分布する [B] とから構成される。脳から出る末梢神経を [C] といい、脊髄から出る末梢神経を [D] という。脳神経は [E] 対あり、脊髄神経は [F] 対ある。

■末梢神経は、機能的には骨格筋の運動や体性感覚に関わる [G] と、内臓や心筋・平滑筋、腺などの分泌や運動に関わる [H] に分類される。

■中枢神経のうち、脳は大脳、間脳、脳幹、小脳に分類される。

■大脳はさらに外套（新皮質、辺縁皮質）と大脳基底核に分けられ、さまざまな機能がある。間脳は [I] 、[J] 、[K] に分けられ、特に内分泌系や自律神経系の中枢である視床下部が重要である。

■脳幹は [L] 、[M] 、[N] に分けられ、大脳、脊髄、小脳とさまざまな線維で連絡している。

■小脳は主に [O] に関わっている。

Answer
Ⓐ 中枢神経系　Ⓑ 末梢神経系　Ⓒ 脳神経　Ⓓ 脊髄神経　Ⓔ 12　Ⓕ 31　Ⓖ 体性神経　Ⓗ 自律神経　Ⓘ 視床上部　Ⓙ 視床　Ⓚ 視床下部　Ⓛ 中脳　Ⓜ 橋　Ⓝ 延髄　Ⓞ 運動の調節

Comprehension Question

中枢神経系・末梢神経系の分類について説明しなさい。

中枢神経系

ニューロンとグリア

Q・2

中枢神経

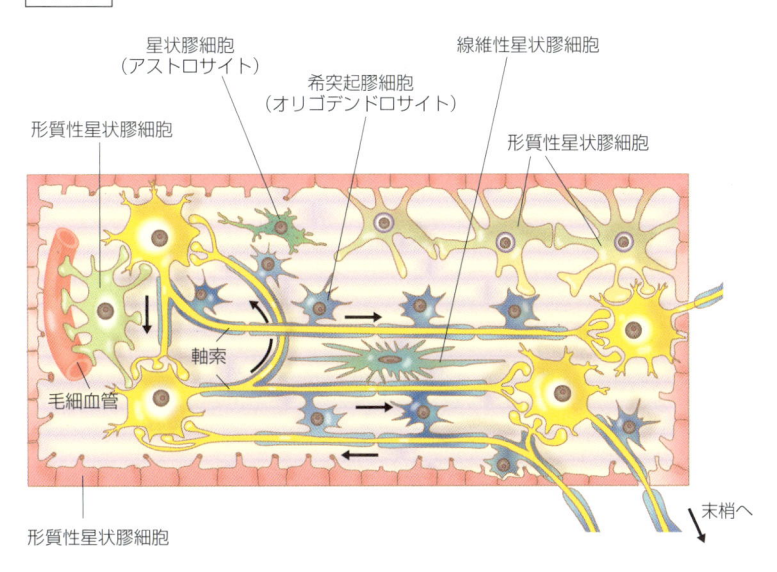

形質性星状膠細胞／星状膠細胞（アストロサイト）／希突起膠細胞（オリゴデンドロサイト）／線維性星状膠細胞／形質性星状膠細胞／毛細血管／軸索／形質性星状膠細胞／末梢へ

■神経系を構成する細胞は、2つに分類される。つまり、情報伝達や情報の処理を行う [A] と、それを支持し、保護する [B] である。

■ニューロンはその特徴的な構造から、各部位に名前がついている。[C] では、物質代謝による情報伝達に必要なエネルギーの産生や、[D] の生成が行われる。[E] ではほかのニューロンから受けた情報を [C] へと伝える。軸索は本来 [E] の一部であるが、その役割が異なり、情報を [C] から [F] へと伝える。[F] はほかのニューロンの細胞体や筋肉などに接続し、情報を伝える。

■中枢神経系におけるグリア細胞は星状膠細胞（アストロサイト）、希突起膠細胞（オリゴデンドロサイト）、小膠細胞（ミクログリア）に分けられる。神経細胞が細胞分裂能を失っているのに対し、グリア細胞は細胞分裂能を生涯失わない。

■星状膠細胞は多数の突起をもち、[G] を物理的に支えている。また、神経細胞と血液の間の [H] を仲介したり、過剰な [I] を回収している。

■希突起膠細胞は、複数の突起を [J] に巻き付け、絶縁体として働く [K] を形成しており、[L] を可能にしている。なお、末梢神経では同じ働きを [M] が担っている。

■小膠細胞（ミクログリア）は [N] をもっており、変性、死滅した神経細胞を処理する。ほかにも [O] を分泌するなど、中枢神経系の免疫担当細胞といえる。

Tips
神経系の細胞は原則外胚葉由来であり、グリア細胞もそれに従うが、ミクログリアだけは例外で、中胚葉由来の細胞である。

Answer
Ⓐ 神経細胞（ニューロン） Ⓑ グリア細胞 Ⓒ 細胞体 Ⓓ 神経伝達物質 Ⓔ 樹状突起 Ⓕ 神経終末 Ⓖ 神経細胞 Ⓗ 物質交換 Ⓘ 神経伝達物質 Ⓙ 軸索 Ⓚ 髄鞘 Ⓛ 跳躍伝導 Ⓜ シュワン細胞 Ⓝ 貪食作用 Ⓞ サイトカイン

Comprehension Question
ニューロンとグリアの働きについて説明しなさい。

Chapter 3

軸索輸送

Q・3

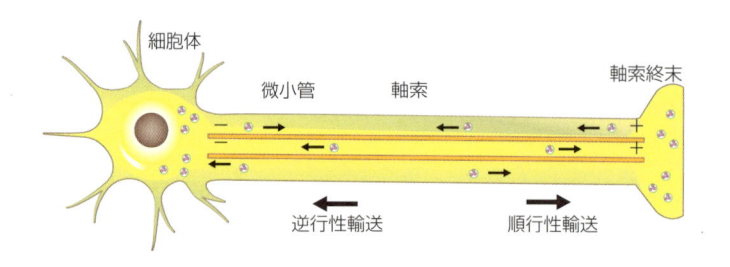

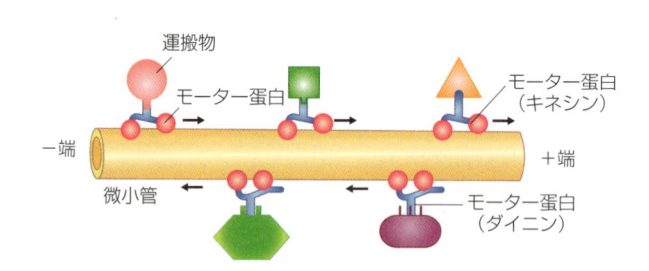

- 軸索では絶えず両方向性に細胞質が移動しており、これを [A] という。
- 軸索や神経終末には [B] を合成する細胞小器官が存在しないため、神経終末で必要な [C] や [D] は全て細胞体で合成される。これらが [A] により神経終末へと運ばれ、これを特に [E] という。
- また、神経終末で取り込まれた物質、再利用される蛋白質などは逆に細胞体へと送られ、これを特に [F] という。
- それぞれに関与する [G] も異なり、順向性輸送には [H] 、逆行性輸送には [I] が関与している。

Answer
Ⓐ 軸索輸送　Ⓑ 蛋白質　Ⓒ 酵素　Ⓓ 神経伝達物質　Ⓔ 順行性輸送
Ⓕ 逆行性輸送　Ⓖ モーター蛋白　Ⓗ キネシン　Ⓘ ダイニン

Comprehension Question

軸索輸送のしくみについて説明しなさい。

脳幹運動系の特徴

Q・4

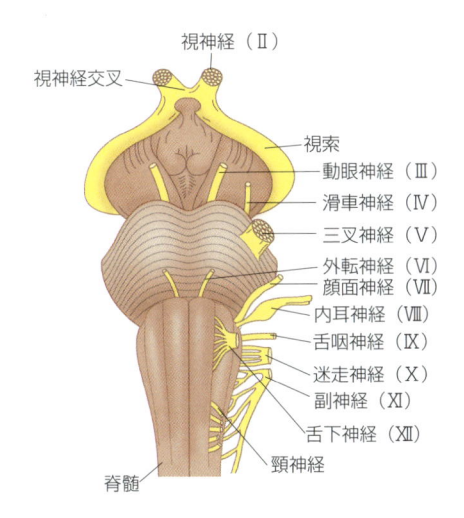

[図：脳幹の腹側面。視神経（Ⅱ）、視神経交叉、視索、動眼神経（Ⅲ）、滑車神経（Ⅳ）、三叉神経（Ⅴ）、外転神経（Ⅵ）、顔面神経（Ⅶ）、内耳神経（Ⅷ）、舌咽神経（Ⅸ）、迷走神経（Ⅹ）、副神経（Ⅺ）、舌下神経（Ⅻ）、頸神経、脊髄]

- 脳幹は A_____ 、B_____ 、C_____ からなり、さまざまな D_____ から構成されており、その機能も多様である。
- E_____ は呼吸や循環の中枢であり、生命維持に不可欠な機能を司る。
- 脳幹が関与する運動には大きく分けて以下の3種類があり、それぞれ感覚情報と密接に関わっている。

頭部・顔面の運動
- 脳幹から発する第Ⅲ〜Ⅶ、Ⅸ〜Ⅻ脳神経によるものである。
- 顔面筋（Ⅶ）や舌（Ⅻ）などの随意運動も脳神経が司るが、これらは厳密には大脳が支配しているため、脳幹運動系で重要なものは大脳を介さないさまざまな反射である。例には、嚥下反射、瞬目反射、瞳孔反射などがある。

姿勢反射
- F_____ などが身体の傾きを知覚すると、頭部や頸部を正常に立て直し、姿勢を維持しようとする反射が起こる。

眼球運動
- 頭が動いたときに、その方向とは逆に眼球を運動させ、網膜に写る像がぶれないようにする。これを前庭動眼反射という。

Answer
Ⓐ 中脳　Ⓑ 橋　Ⓒ 延髄　Ⓓ 神経核　Ⓔ 網様体　Ⓕ 半規官系

Comprehension Question
脳幹運動系の特徴について説明しなさい。

Chapter 3

小脳の構造と機能

Q・5

- 小脳は左右の [A] と正中部の [B] からなる。
- 小脳には表面を走る数多くの溝があり、そのうち特に深い溝により、[C] 、[D] 、[E] の3葉に分けられる。
- 系統的発生では次の3つに分けられ、それぞれ機能が異なる。

  新小脳（大脳小脳）：四肢の協調運動など

  旧小脳（脊髄小脳）：姿勢の維持、歩行など

  古小脳（前庭小脳）：身体の平衡感覚など

  それぞれ、半球、虫部、片葉小節葉にほぼ対応している。

- 小脳は脳幹と3つの大きな線維束で連絡しており、それぞれ

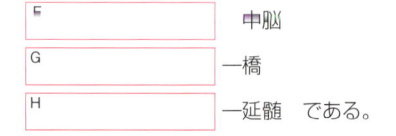

  [F] ─ 中脳

  [G] ─ 橋

  [H] ─ 延髄　である。

- 小脳皮質の組織構造は小脳の全領域で同じであり、[I] 構造をもつ。表面から順に

  分子層：神経線維に富む

  プルキンエ細胞層：プルキンエ細胞が一列に並ぶ

  顆粒層：多くの顆粒細胞を含む

- 小脳皮質からの線維は4つの小脳核（歯状核・球状核・栓状核・室頂核）に投射され、脳幹と視床へ連絡する。

Answer
Ⓐ 半球　Ⓑ 虫部　Ⓒ 前葉　Ⓓ 後葉　Ⓔ 片葉小節葉
Ⓕ 上小脳脚　Ⓖ 中小脳脚　Ⓗ 下小脳脚　Ⓘ 3層

Comprehension Question

小脳の構造と機能について説明しなさい。

中枢神経系

小脳の神経回路

Q・6

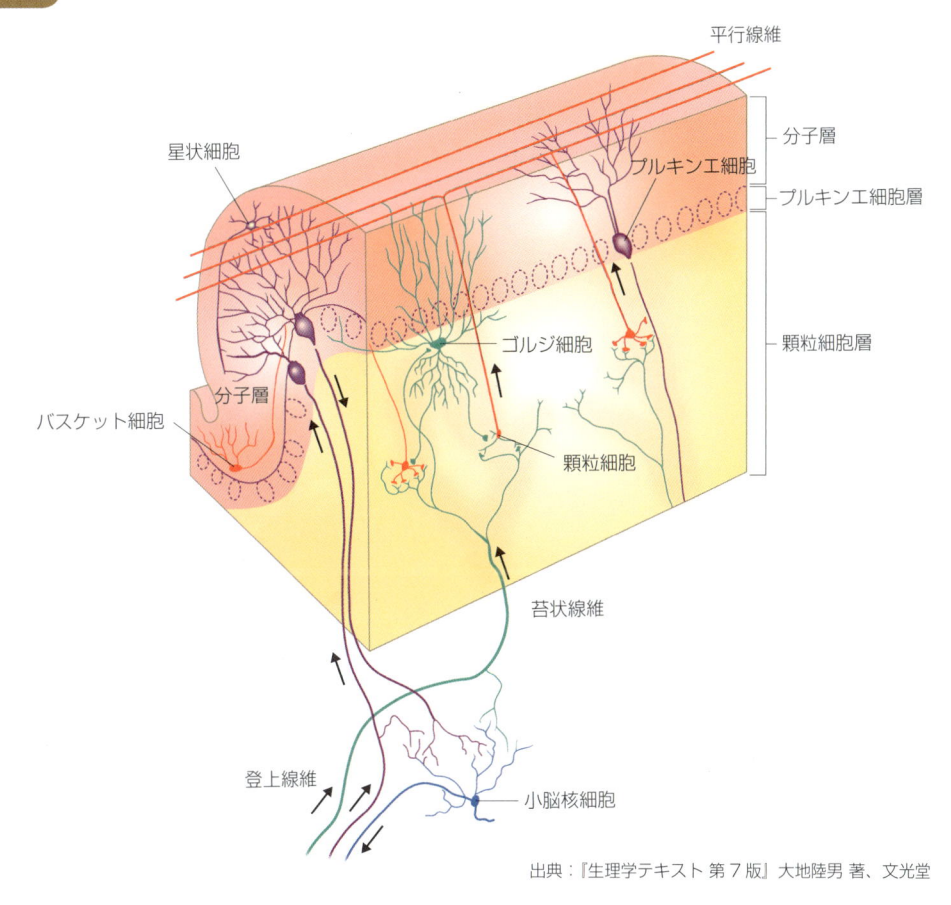

- 小脳への入力線維はさまざまな種類があるが、その組織像から A_____ と B_____ に分類される。
- A_____ は下オリーブ核ニューロンの軸索であり、プルキンエ細胞の軸索を登上するような形で終止する。
- 一方、1本の B_____ は分枝していくつかの顆粒細胞とシナプスをつくる。顆粒細胞の軸索は表層に向かって走り、分子層においてT字状に分枝する。これは小脳回の長軸方向と並行に走るため、並行線維とよばれる。
- 並行線維は、プルキンエ細胞とシナプスをつくり、興奮性入力を行う。
- 小脳からの出力線維は全てプルキンエ細胞の軸索である。プルキンエ細胞からの軸索は前述の4つの小脳核や前庭神経核へと連絡し、小脳核や前庭神経核からはほかの運動中枢へと情報が送られる。
- プルキンエ細胞からの出力は全て C_____ であり、伝達物質は D_____ である。

Answer
Ⓐ 登上線維　Ⓑ 苔状線維　Ⓒ 抑制性　Ⓓ GABA（γアミノ酪酸）

Comprehension Question

小脳の神経回路について説明しなさい。

Chapter 3

小脳による運動制御

Q・7

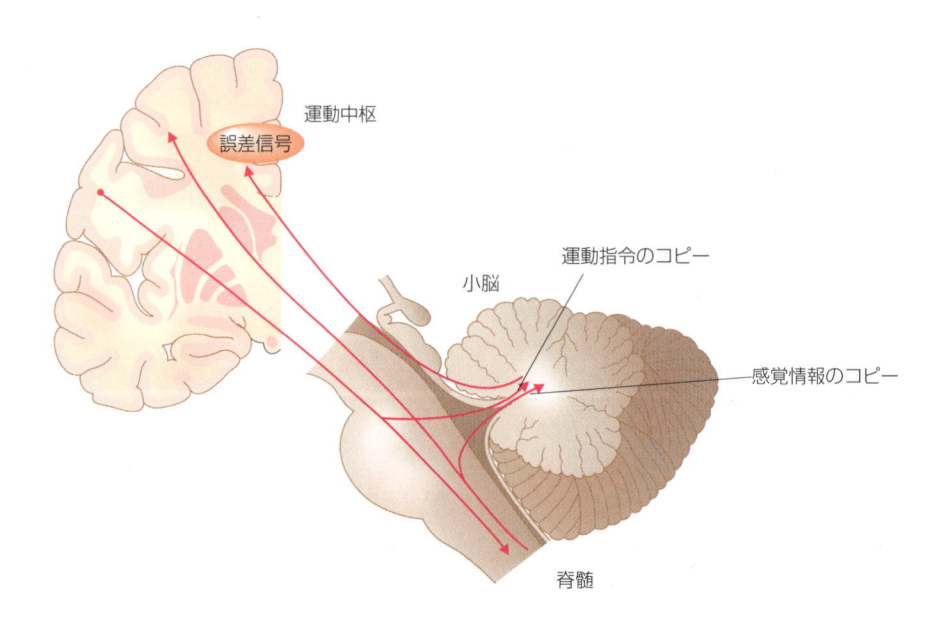

■小脳は [A   ] を補助する形で [B   ] を行っている。

■感覚器で受容し、脊髄を介して大脳皮質へと送られる感覚情報は小脳にも送られる。

■大脳皮質から脊髄を経由して運動器へと送られる運動指令は小脳にも送られる。

■小脳は受け取った感覚情報と運動指令を比較・統合し、誤差信号を算出し、それを大脳皮質運動野（運動中枢）へと送る。

■このようなしくみにより、小脳は運動の進行中に随時運動の補正をしており、[C   ] に深く貢献している。

Answer
Ⓐ 大脳　Ⓑ 運動の調節　Ⓒ 運動学習

Comprehension Question

小脳の神経回路のうち、出力線維について説明しなさい。

中枢神経系

脊髄の構造と機能

Q・8

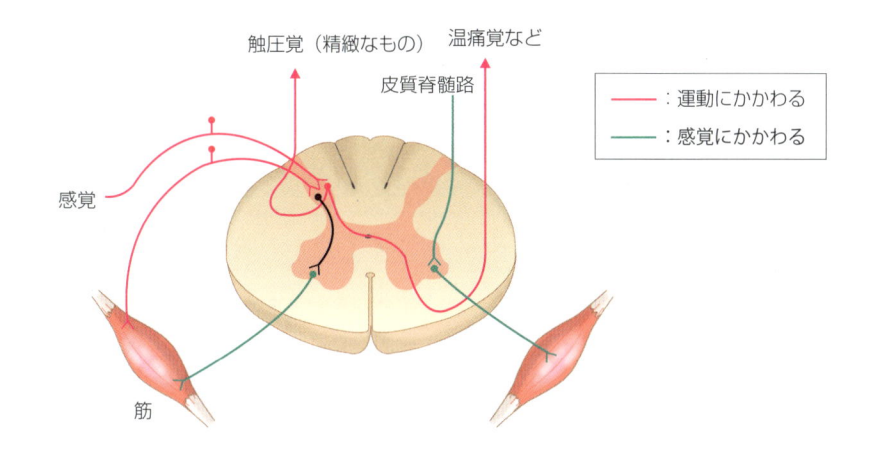

触圧覚（精緻なもの）／温痛覚など／皮質脊髄路／感覚／筋
──：運動にかかわる
──：感覚にかかわる

■ 脊髄は全身の [A] から感覚入力を受けて脳へ送るとともに、[B] 中枢や [C] 中枢としても働き、感覚入力と脳からの指令を統合し、筋や内臓といった器官に出力する。

■ 脊髄は [D]、[E]、[F]、[G]、尾髄からなり、それぞれ [D'] ・ [E'] ・ [F'] ・ [G'] ・1個の脊髄分節に分けられている。

■ 脊髄には膨大部が2ヵ所あり、[H] の高さで最大部となるものを [I]、[J] の高さで最大部となるものを [K] とよぶ。

■ 脊髄の横断面を見ると、中央にH型をした [L] があり、その周囲は [M] とよばれる。灰白質には [N] が、白質には [O] がある。

■ 白質は腹側から [P]、[Q]、[R] に分けられ、さまざまな伝導路を形成している。

■ 灰白質は腹側から [S]、[T]、[U] に分けられる。前角には [V] が、中間質には [W] が存在し、後角には脊髄へ入る線維が [X] を通って入る。

■ 前角から出た運動線維は [Y] を形成し、後根と合体して左右一対の [Z] を形成し、椎間孔から出て行く。

Answer
Ⓐ 受容器　Ⓑ 運動　Ⓒ 反射　Ⓓ 頸髄　Ⓓ' 8　Ⓔ 胸髄　Ⓔ' 12　Ⓕ 腰髄　Ⓕ' 5　Ⓖ 仙髄　Ⓖ' 5　Ⓗ C6　Ⓘ 頸膨大　Ⓙ L4　Ⓚ 腰膨大　Ⓛ 灰白質　Ⓜ 白質　Ⓝ ニューロン　Ⓞ 神経線維　Ⓟ 前索　Ⓠ 側索　Ⓡ 後索　Ⓢ 前角　Ⓣ 中間質　Ⓤ 後角　Ⓥ α運動ニューロン　Ⓦ 介在ニューロン　Ⓧ 後根　Ⓨ 前根　Ⓩ 脊髄神経

Comprehension Question

脊髄の構造と機能について説明しなさい。

Chapter 3

錐体路と錐体外路

Q・9

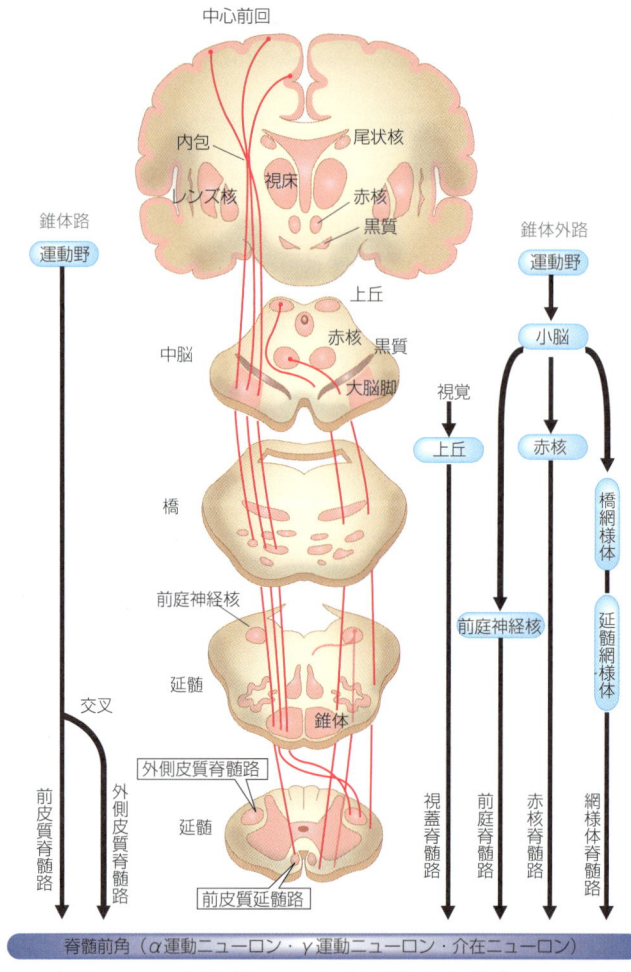

（図：錐体路と錐体外路の神経経路図）

出典：『Qシリーズ　新生理学』竹内昭博 著、日本医事新報社

■随意運動の運動指令は大脳皮質の [A] でプログラムされ、脊髄を下行して最終的に運動器へと伝えられる。脊髄を下行する際に、どこを通るかによって名称が異なる。

■すなわち、延髄腹側に存在する [B] という部位を通り下行する神経路を [C] とよび、それ以外の下行路を全て [D] とよぶ。錐体路は別名 [E] ともいう。

■錐体路を通る神経群の8割が延髄の錐体で対側へ交叉し、[F] を下行する。残りの2割は [G] を下行し、脊髄レベルで対側へ交叉する。

■錐体外路には赤核脊髄路、橋・網様体脊髄路、延髄網様体脊髄路、外側前庭脊髄路、視蓋脊髄路があり、それぞれ異なる働きをしながら運動、姿勢、筋緊張の調節を行う。

■脊髄の外側路は四肢遠位部の運動を制御し、脊髄の内側路は体幹や四肢近位部の運動を制御する。

Answer
Ⓐ 運動野　Ⓑ 錐体　Ⓒ 錐体路　Ⓓ 錐体外路
Ⓔ 皮質脊髄路　Ⓕ 外側皮質脊髄路　Ⓖ 前皮質脊髄路

Comprehension Question

錐体路と錐体外路について説明しなさい。

中枢神経系

大脳基底核の構成

Q・10

【大脳半球の水平断】
レンズ核（被殻・淡蒼球）、尾状核、透明中隔板、側脳室、透明中隔腔、脳弓脚、内包、第3脳室、前障、視床

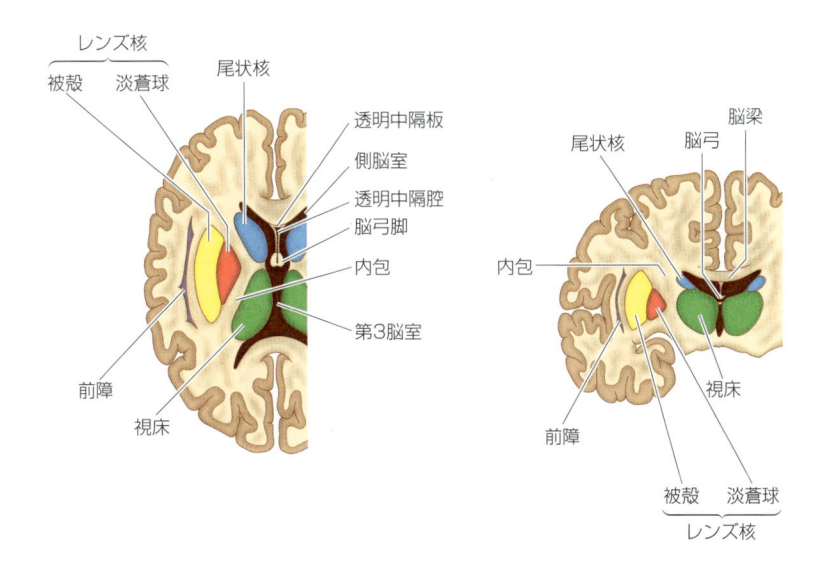

【大脳半球の前頭断】
尾状核、脳弓、脳梁、内包、被殻・淡蒼球（レンズ核）、視床、前障

- 大脳基底核は、大脳皮質下の基底部に存在する終脳の神経核群で、A ____、B ____、C ____、D ____、E ____ からなる。
- 尾状核と被殻をあわせて F ____ とよぶ。
- 被殻と淡蒼球をあわせて G ____ とよぶ。
- 大脳基底核は大脳皮質の広い範囲から入力を受け、その情報を処理している。それを H ____ を介して再び大脳皮質の運動野へと送り、運動の計画やなめらかな運動の遂行を制御している。
- この大脳皮質→大脳基底核→大脳皮質……の情報のやり取りを、大脳皮質-大脳基底核ループ回路という。
- 大脳基底核は機能上、4つに分類することができる。
  入力部：I ____（J ____ と K ____）からなる。大脳からの入力を受ける。
  介在部：淡蒼球外節と視床下核からなる。入力部と出力部をつなぐ。
  出力部：L ____ と黒質網様体からなる。ここから視床に投射する。
  修飾部：黒質緻密部からなる。大脳基底核全体を調節する。
- 大脳皮質から線条体への入力は興奮性であり、伝達物質は M ____ である。
- 黒質-線条体間の神経伝達物質はドーパミンである。

Answer
Ⓐ 尾状核 Ⓑ 被殻 Ⓒ 淡蒼球 Ⓓ 視床下核 Ⓔ 黒質 Ⓕ 線条体 Ⓖ レンズ核
Ⓗ 視床 Ⓘ 線条体 Ⓙ 尾状核 Ⓚ 被殻 Ⓛ 淡蒼球内節 Ⓜ グルタミン酸

Comprehension Question
大脳基底核の構造と情報伝達について説明しなさい。

Chapter 3

大脳基底核の神経回路

Q・11

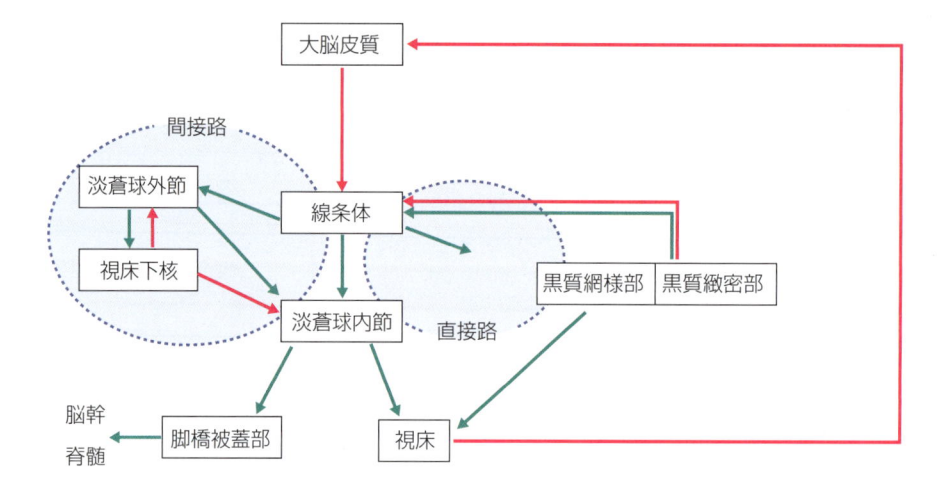

```
                    大脳皮質
                       ↓
         間接路
    ┌─────────────┐
    │ 淡蒼球外節 ←── 線条体 ←──── 黒質網様部 │ 黒質緻密部
    │    ↓↑                              │
    │ 視床下核                            │
    │    ↓                               │
    │    └→ 淡蒼球内節                    │
    └─────────────┘
              直接路
         ↓         ↓
    脳幹  脚橋被蓋部  視床
    脊髄
```

→：興奮性
→：抑制性

■大脳皮質から線条体の入力をはじめ→は興奮性の入力であり、神経伝達物質は [A] である。

■そのほか多くの→は抑制性の入力であり、神経伝達物質は [B] である。

■黒質緻密部-線条体間は興奮性・抑制性の入力のどちらもあり、いずれも神経伝達物質は [C] である。これは [D] の違いであり、アデニル酸シクラーゼを活性化するD_1群とその活性を抑制するD_2群に分けられる。

■直接路：(GABAを中心とした神経伝達物質を含む) [E] ニューロンが [F] 、[G] に単シナプス性に投射する経路。

■間接路：GABAを中心とした神経伝達物質を含む [E] ニューロンから、介在部である [H] と [I] を順に経由して多シナプス性に [J] 、[K] に至る経路。

> **Answer**
> Ⓐ グルタミン酸　Ⓑ γアミノ酪酸（GABA）　Ⓒ ドパミン　Ⓓ 受容体
> Ⓔ 線条体　Ⓕ 淡蒼球内節　Ⓖ 黒質網様部　Ⓗ 淡蒼球外節　Ⓘ 視床下核
> Ⓙ 淡蒼球内節　Ⓚ 黒質網様部

Comprehension Question

大脳基底核の神経経路について説明しなさい。

中枢神経系

大脳基底核の機能障害

Q・12

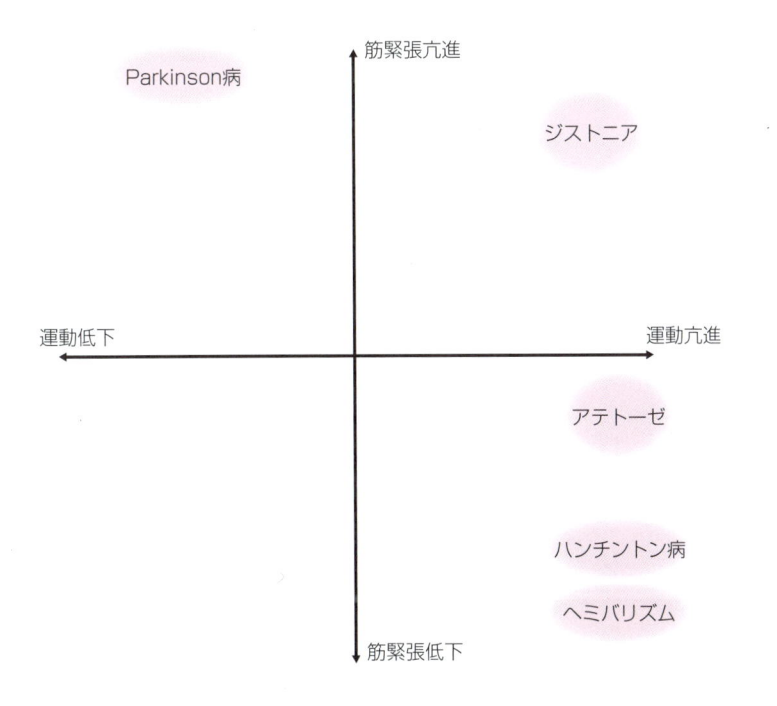

```
              筋緊張亢進
                 ↑
   Parkinson病
                        ジストニア

運動低下 ←─────────┼─────────→ 運動亢進

                        アテトーゼ

                        ハンチントン病
                        ヘミバリズム
                 ↓
              筋緊張低下
```

- ■大脳基底核が障害されると、特徴的な運動異常が認められ、大きく運動亢進型と運動抑制型に分けられる。
- ■ [A] 型とは、運動が過剰で異常なものであり、[B]、[C]、[D] などが含まれる。
  - [B]：速い不随意運動で、文字通り「踊り」のような動きが出現する
  - [C]：連続的でゆっくりとした、体をくねらせるような動きが出現する
  - [D]：竿を叩き付けるような、強く激しい不随意運動が出現する
- ■ [E] 型とは、無動や動作緩慢などを示すものである。
  - 無動：[F] が困難になり、自発運動が低下する
  - 動作緩慢：動作が遅くなる

Parkinson病：大脳基底核疾患で最も代表的なものであり、[G] のドパミン作動性ニューロンの変性が病態の本質である。運動減少症と運動亢進症の両方を起こし、前者は無動や緩慢な動作、極端に小刻みな歩行などとして現れる。後者は安静時振戦や歯車様固縮などである。

Answer
Ⓐ 運動亢進　Ⓑ 舞踏病　Ⓒ アテトーゼ　Ⓓ バリズム
Ⓔ 運動抑制　Ⓕ 運動の開始　Ⓖ 黒質緻密部

Comprehension Question

大脳基底核の機能障害について説明しなさい。

Chapter 3

大脳皮質の構造と機能

Q・13

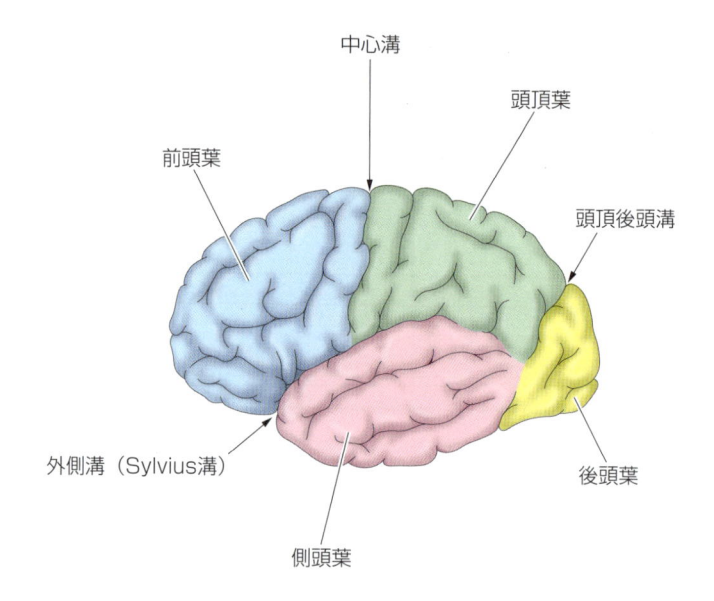

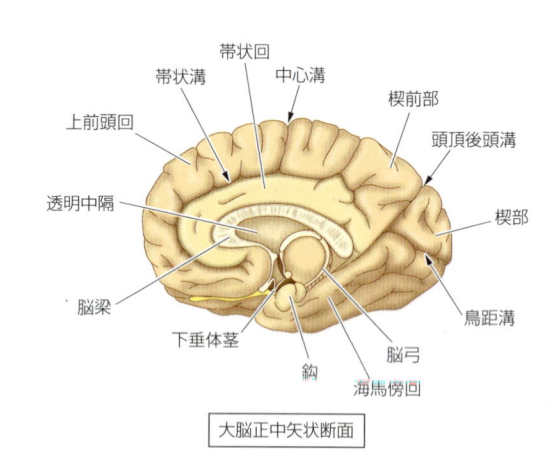

中心溝
頭頂葉
前頭葉
頭頂後頭溝
外側溝（Sylvius溝）
後頭葉
側頭葉

帯状回
帯状溝　中心溝
上前頭回　　　楔前部
　　　　　　　　　頭頂後頭溝
透明中隔
　　　　　　　　　楔部
脳梁
　　　　　　　　　鳥距溝
下垂体茎　鈎　脳弓
　　　　海馬傍回

大脳正中矢状断面

■外套は以下の機能を司る。

新皮質：運動、感覚、知覚、認知、記憶、学習などの [A　　　] の中枢

辺縁皮質：情動、本能行動、記憶に関わる

■それぞれの細胞の構築が異なる多くの領域に分けられている。それぞれの領域は異なる機能をもっており、それを [B　　　] という。

■新皮質と辺縁皮質はそれぞれ独立して働いているわけではなく、お互いに密接な関係をもっている。

Answer
Ⓐ 高次神経機能　Ⓑ 機能局在

Comprehension Question

大脳皮質の構造と機能について説明しなさい。

中枢神経系

大脳皮質の機能局在1

Q・14

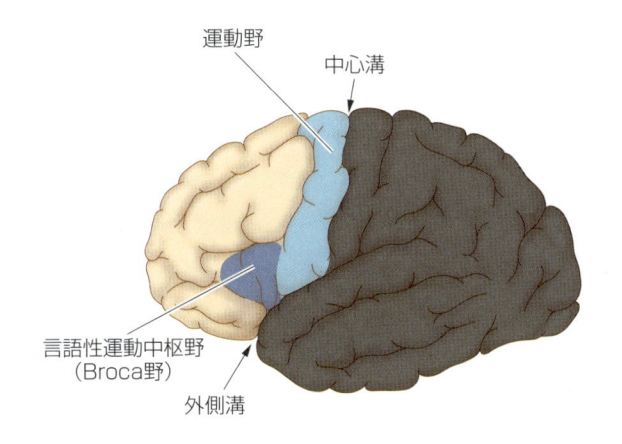

運動野／中心溝／言語性運動中枢野（Broca野）／外側溝

- ■ 大脳における機能局在は以下のとおりである。
- ■ 前頭葉は中心溝より前方の部分であり、A ＿＿＿＿、B ＿＿＿＿、C ＿＿＿＿ に分けられる。
- ■ 大脳皮質の D ＿＿ ％を占める E ＿＿＿＿ は判断、思考、計画、想像、注意、抑制をはじめ、コミュニケーションや非常に高度な分析などの「人間らしさ」を象徴する行動を司る。また、F ＿＿＿＿ という発語や書字に関わる運動性言語中枢野が存在する。
- ■ 高次運動野はさらに G ＿＿＿＿ と H ＿＿＿＿ に分けられる。G ＿＿＿＿ は感覚情報を基に一連の運動がプログラムされると考えられており、H ＿＿＿＿ は複雑な運動を行う際に一連の動作順序やその計画に主に関与していると考えられている。
- ■ I ＿＿＿＿ は、高次運動野でプログラムされた運動を実際に行うための指令を体に送る。この際の神経路が J ＿＿＿＿ である。I ＿＿＿＿ では、体の各部位と運動に対応関係がみられる。それぞれの体の部位の再現は、その部位が細かい随意運動を行う際の精巧さに比例した大きさで再現される。K ＿＿＿＿ や L ＿＿＿＿ に関係する部位はとりわけ大きな領域として再現されている。
- ■ 連合野とは、大脳皮質運動野と感覚野の間に介在し、高次の精神機能を営む部分のことである。定義としては「第一次感覚野と運動野を除いた大脳新皮質」である。

Answer
Ⓐ 前頭連合野　Ⓑ 高次運動野　Ⓒ 一次運動野　Ⓓ 30　Ⓔ 前頭連合野　Ⓕ Broca野
Ⓖ 運動前野　Ⓗ 補足運動野　Ⓘ 一次運動野　Ⓙ 錐体路　Ⓚ 発話　Ⓛ 手の動き

Comprehension Question

前頭葉の構造と機能について説明しなさい。

Chapter 3

大脳皮質の機能局在2

Q・15

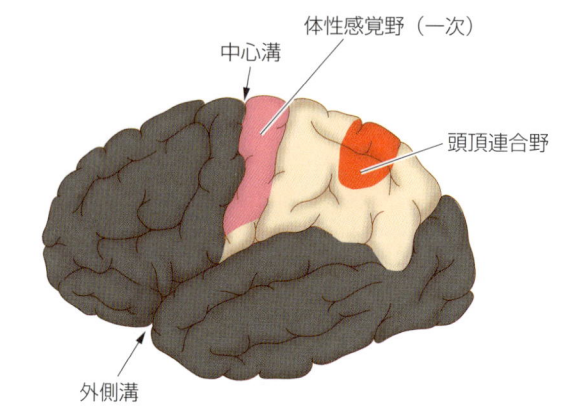

(図：大脳側面図に「中心溝」「体性感覚野（一次）」「頭頂連合野」「外側溝」のラベル)

■頭頂葉は大きく <u>A</u> と <u>B</u> に分けられる。

■<u>A</u> はさらに <u>C</u> と <u>D</u> に分けられる。前者は対側の身体感覚に関わり、後者は、前者や視床からの感覚情報が投射される。

■一次体性感覚野は、一次運動野同様、体部位が再現された形になっている。

■<u>E</u> は大脳皮質のほかの領域で受容したさまざまな感覚情報を統合・認識する。これにより物体の識別や空間認知に関与する。

Answer
Ⓐ 体性感覚野　Ⓑ 頭頂連合野　Ⓒ 一次体性感覚野
Ⓓ 二次体性感覚野　Ⓔ 頭頂連合野

Comprehension Question

頭頂葉の分類と機能について説明しなさい。

中枢神経系

大脳皮質の機能局在3

Q・16

中心溝
外側溝
聴覚野
聴覚性言語中枢野（Wernicke野）
視覚野

■後頭葉は側頭葉の後方、頭頂葉の後下方に存在するが、その境界は明瞭ではない。視覚に関するさまざまな情報の中枢であり、動き、奥行き、位置などは [A] に投射される。色、形などは [B] に投射される。

■側頭葉は大脳の側面で、Sylvius溝より下方に存在し、[C]、[D]、[E] に分けられる。

[C] ：耳から聴いた音を音として認識する。
[D] ：色、形などの視覚的な形態認識や高次の聴覚情報処理を行う。
[E] ：言語の理解に大きく関わり、Broca野が [F] であるのに対して [G] といわれる。

Answer
Ⓐ 頭頂連合野　Ⓑ 側頭連合野　Ⓒ 一次聴覚野　Ⓓ 側頭連合野
Ⓔ Wernicke野　Ⓕ 運動性言語中枢　Ⓖ 感覚性言語中枢

Comprehension Question

後頭葉・側頭葉の構造と機能について説明しなさい。

Chapter 1●細胞

Chapter 2●神経と筋

Chapter 3●中枢神経系

Chapter 4●自律神経系

Chapter 5●感覚器

Chapter 6●血液

Chapter 7●消化器

Chapter 8●呼吸器

Chapter 9●循環器

Chapter 10●腎・泌尿器

Chapter 11●内分泌

Chapter 12●生殖

Q・1	末梢自律神経系	50
Q・2	自律神経の特徴	51
Q・3	自律神経の走行	52
Q・4	化学伝達物質・受容体1	53
Q・5	化学伝達物質・受容体2	54
Q・6	自律神経と内分泌系・免疫系	55
Q・7	自律神経の中枢	56
Q・8	自律機能の反射性調節	57

自律神経系

Chapter 4

末梢自律神経系

Q・1

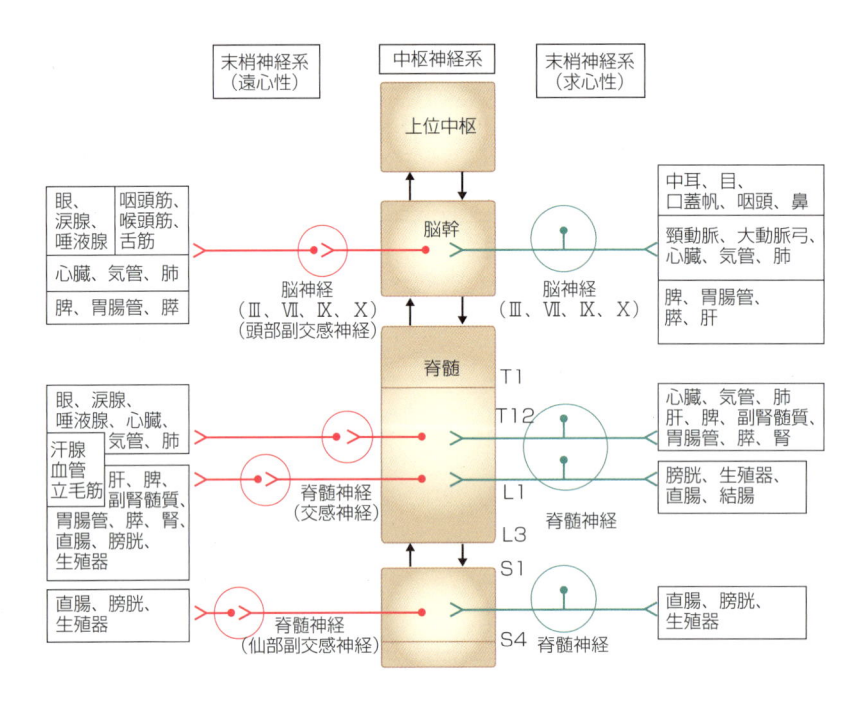

```
                    末梢神経系        中枢神経系    末梢神経系
                    （遠心性）                    （求心性）

                                    上位中枢

    眼、    咽頭筋、                                        中耳、目、
    涙腺、  喉頭筋、                   脳幹                  口蓋帆、咽頭、鼻
    唾液腺  舌筋                                            頸動脈、大動脈弓、
    心臓、気管、肺                                          心臓、気管、肺
    脾、胃腸管、膵       脳神経            脳神経             脾、胃腸管、
                    （Ⅲ、Ⅶ、Ⅸ、Ⅹ）  （Ⅲ、Ⅶ、Ⅸ、Ⅹ）    膵、肝
                    （頭部副交感神経）
                                    脊髄
                                        T1
    眼、涙腺、                                              心臓、気管、肺
    唾液腺、心臓、                        T12                肝、脾、副腎髄質、
    汗腺  気管、肺                                          胃腸管、膵、腎
    血管  肝、脾、                        L1
    立毛筋 副腎髄質、     脊髄神経                            膀胱、生殖器、
        胃腸管、膵、腎  （交感神経）                         直腸、結腸
        直腸、膀胱、                      L3
        生殖器
                                        S1
    直腸、膀胱、         脊髄神経                            直腸、膀胱、
    生殖器           （仙部副交感神経）                      生殖器
                                        S4   脊髄神経
```

■自律神経系は心筋、A_____、B_____ を支配し、循環・呼吸・消化・代謝・分泌・排泄などの生体にとって最も重要な機能を維持している。

■末梢自律神経の遠心路は、C_____ 神経と D_____ 神経に分けられる。

■求心路は E_____ とよばれ、内臓からの情報を中枢神経系に伝える。

Answer
Ⓐ 平滑筋　Ⓑ 腺　Ⓒ 交感　Ⓓ 副交感
Ⓔ 内臓求心性線維

Comprehension Question

末梢自律神経系について説明しなさい。

自律神経系

自律神経の特徴

Q・2

効果器	交感神経	副交感神経
瞳孔	散瞳	縮瞳
唾液腺	(高粘度)分泌	(低粘度)分泌
心臓	心拍数増加 収縮力増加	心拍数減少 収縮力減少
血管	収縮	なし
気道・肺	拡張	収縮
腸管	蠕動運動抑制	蠕動運動促進
副腎髄質	分泌	なし
汗腺	分泌	なし

トーヌス

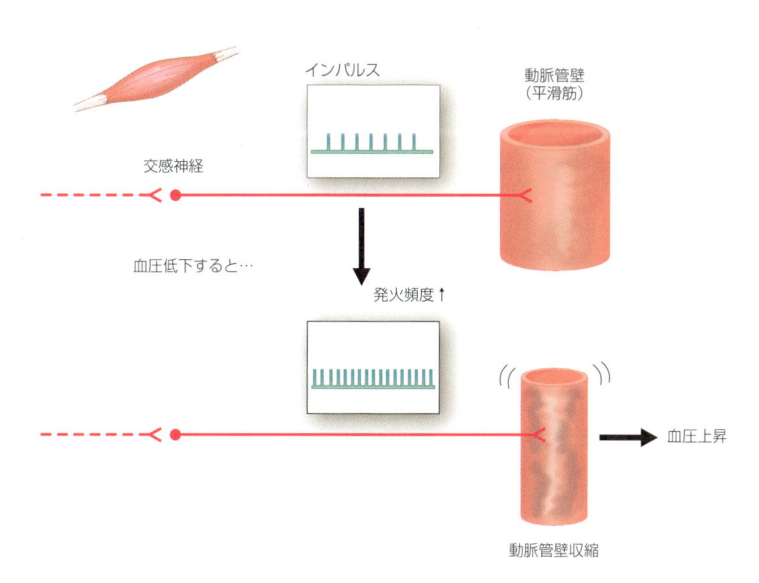

■自律神経遠心性線維による臓器支配には、以下のような特徴がある。

A 支配:反射によって調節され、意志によって制御できない。
B 支配:大部分の臓器が交感神経と副交感神経の両方に支配される。
C 支配:交感神経と副交感神経は、通常逆の効果をもつ。
D 支配:運動神経や感覚神経とは異なり、常にインパルスを出している。この活動は E とよばれる。

■自律神経中枢の刺激によって E は増減し、それによって効果器の機能は調節されている。

Answer
Ⓐ 自律性　Ⓑ 二重神経　Ⓒ 拮抗神経
Ⓓ 緊張性(持続)　Ⓔ トーヌス

Comprehension Question

自律神経の特徴について説明しなさい。

Chapter 4

自律神経の走行

Q・3

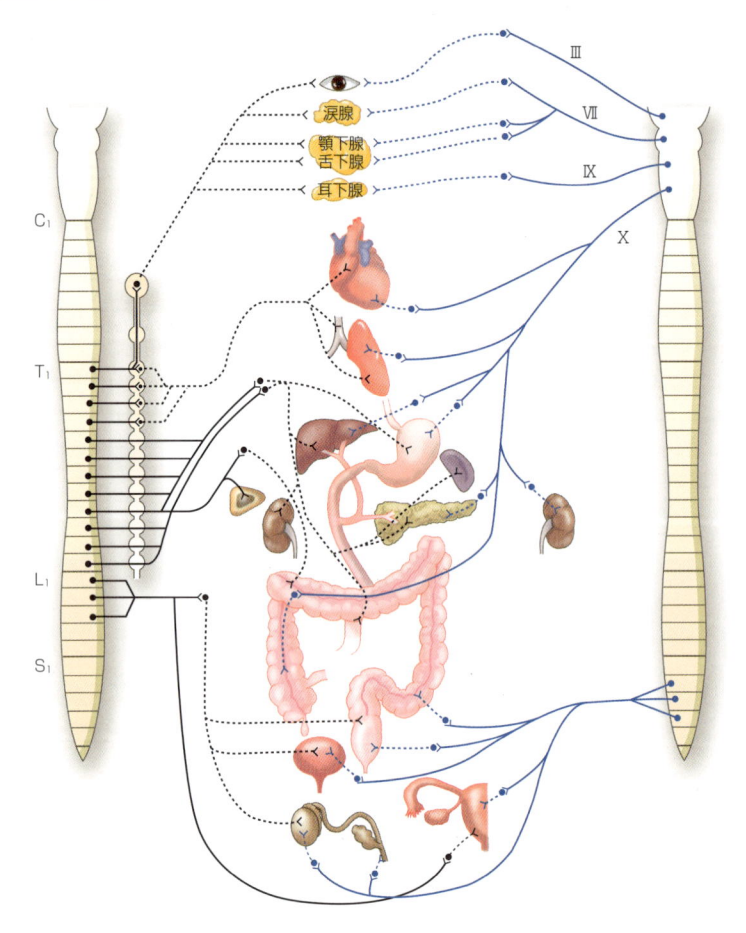

- ■自律神経遠心性線維は、脳・脊髄といった中枢神経を出た後、[A]でニューロンを変え、各臓器を支配する。[A]までを[B]、[A]から臓器までを[C]という。
- ■交感神経は[D]、[E]の前根から出て、[F]または[G]神経節（腹腔、上腸間膜、下腸間膜神経節）でシナプスを形成し、全身の各臓器へ至る。ただし、[H]は例外で、[B]から[A]を介さず直接支配される。
- ■副交感神経は、脳神経である[I]神経（[J]）、[K]神経（[L]）、[M]神経（[N]）、[O]神経（[P]）、[Q]の前根から出る脊髄神経からなる。副交感神経は、[R]に存在する神経節でシナプスを形成し、全身の各臓器へ至る。

Answer
Ⓐ 神経節　Ⓑ 節前ニューロン　Ⓒ 節後ニューロン　Ⓓ 胸髄　Ⓔ 腰髄
Ⓕ 交感神経幹　Ⓖ 椎前　Ⓗ 副腎髄質　Ⓘ 動眼　Ⓙ Ⅲ　Ⓚ 顔面
Ⓛ Ⅶ　Ⓜ 舌咽　Ⓝ Ⅸ　Ⓞ 迷走　Ⓟ Ⅹ　Ⓠ 仙髄　Ⓡ 臓器の近く

Comprehension Question

自律神経の走行について説明しなさい。

自律神経系

化学伝達物質・受容体1

Q・4

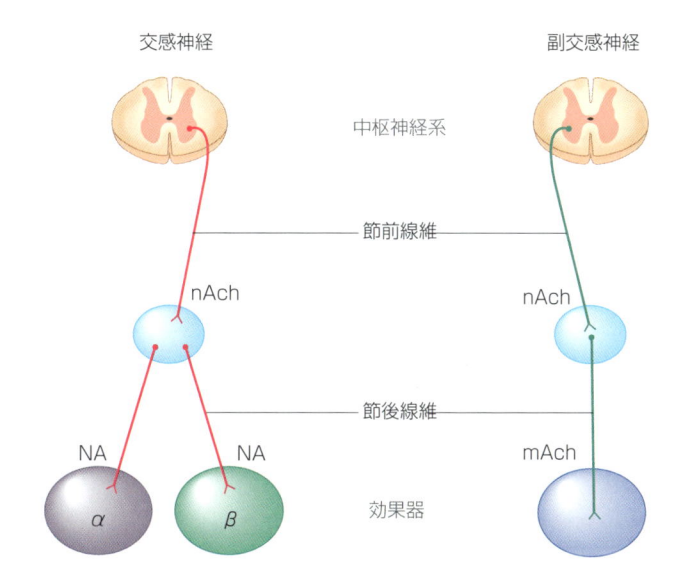

nAch：ニコチン型アセチルコリン受容体
mAch：ムスカリン型アセチルコリン受容体
NA：ノルアドレナリン

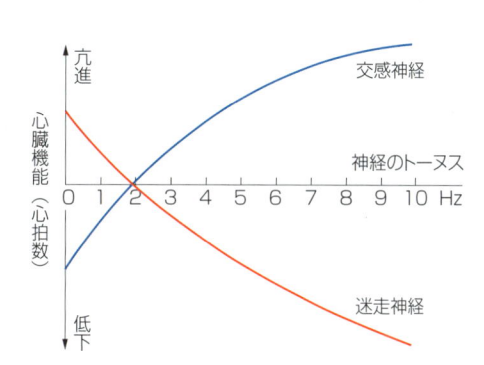

■交感神経 [A] ニューロン、副交感神経 [B] ・ [C] ニューロンは [D] を放出し、[E] 作動性ニューロンとよばれる。

■交感神経 [F] ニューロンは [G] を放出し、[H] 作動性ニューロンとよばれる。副腎髄質のクロム親和性細胞は交感神経節後ニューロンと類似した働きをもち、[G] や [H] を分泌する。

Answer

Ⓐ 節前　Ⓑ 節前　Ⓒ 節後　Ⓓ アセチルコリン　Ⓔ コリン　Ⓕ 節後
Ⓖ ノルアドレナリン　Ⓗ アドレナリン

Comprehension Question

交感神経・副交感神経における伝達について説明しなさい。

Chapter 4

化学伝達物質・受容体2

Q・5

	α受容体	β受容体
作用強度	α_1　Ad ≧ NA ≫ ISO α_2　Ad ≧ NA ≫ ISO	β_1　ISO ≧ Ad = NA β_2　ISO > Ad ≫ NA
作用	血管平滑筋収縮（α_1、α_2） 内臓平滑筋弛緩（α_1） 消化管括約筋収縮（α_1） 膀胱括約筋収縮（α_1） 肝グリコーゲン分解（α_1）	心機能亢進（β_1） 肝グリコーゲン分解（β_2） 脂肪分解（β_1） 血管平滑筋弛緩（β_2） 内臓平滑筋弛緩（β_2） 気管支平滑筋弛緩（β_2）

Ad：アドレナリン
NA：ノルアドレナリン
ISO：イソプロテレノール

出典：『生理学テキスト 第7版』大地陸男 著、文光堂

■ [A] や [B] が作用する [C] 受容体は [D] 受容体と [E] 受容体に分類される。さらに [D] 受容体は [F] 受容体、[G] 受容体に分類され、[E] 受容体は [H] 受容体、[I] 受容体、[J] 受容体に分類される。

■ アセチルコリン受容体は分泌腺や平滑筋にある [K] 受容体と [L] にある [M] 受容体に分類される。

Answer
Ⓐ ノルアドレナリン　Ⓑ アドレナリン　Ⓒ カテコールアミン　Ⓓ α　Ⓔ β
Ⓕ α_1　Ⓖ α_2　Ⓗ β_1　Ⓘ β_2　Ⓙ β_3　Ⓚ ムスカリン　Ⓛ 神経節　Ⓜ ニコチン

Comprehension Question

化学伝達物質と受容体の分類について説明しなさい。

自律神経系

自律神経と内分泌系・免疫系

Q・6

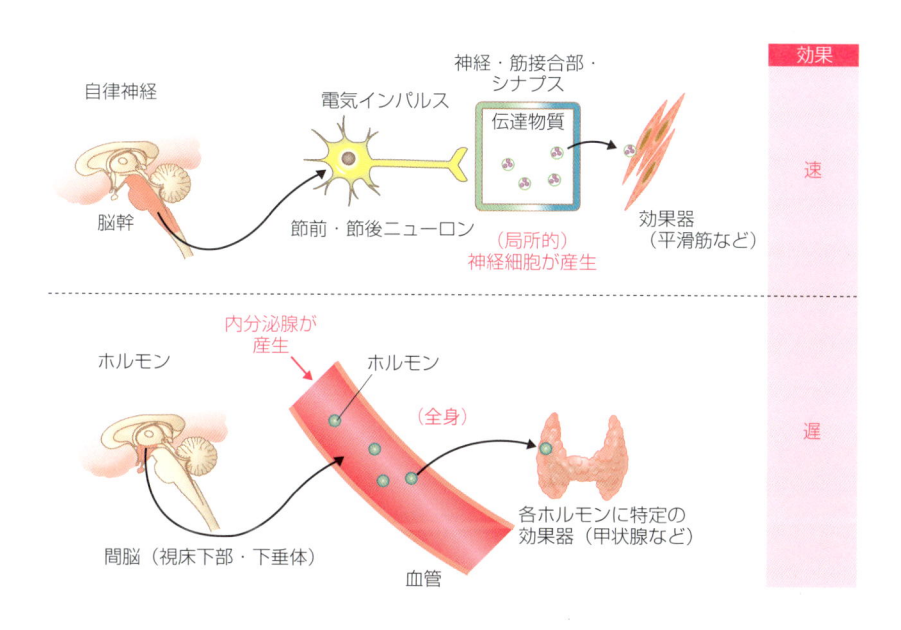

			効果
自律神経	電気インパルス	神経・筋接合部・シナプス	
脳幹	節前・節後ニューロン	伝達物質 （局所的）神経細胞が産生	速
		効果器（平滑筋など）	
ホルモン	内分泌腺が産生	ホルモン	
		（全身）	遅
間脳（視床下部・下垂体）	血管	各ホルモンに特定の効果器（甲状腺など）	

■自律神経系の他に、循環・呼吸・消化などの自律機能を調節するものに [A] がある。自律神経系が秒・分単位の短期間の調節を行うのに対し、[A] は、数時間以上の長期的な調節を行う。

■自律神経系と [A] は、互いに協調して自律機能を調節する。

■自律神経系と [A] のほかに、[B] も自律機能の調節に携わっている。また、[C] 機能の調節に自律神経系が関わっている。

Answer
Ⓐ ホルモン　Ⓑ 免疫系　Ⓒ 免疫

Comprehension Question

自律神経と内分泌系・免疫系の関係や働きについて説明しなさい。

Chapter 4

自律神経系の中枢

Q・7

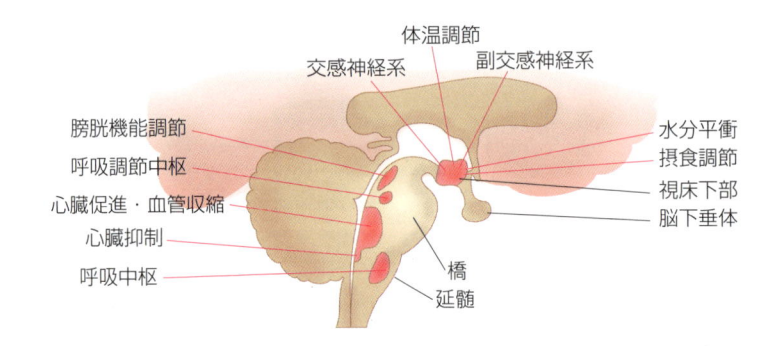

体温調節
交感神経系　副交感神経系
膀胱機能調節
呼吸調節中枢　　　　　　　水分平衡
心臓促進・血管収縮　　　　　摂食調節
心臓抑制　　　　　　　　　視床下部
呼吸中枢　　　　　　　　　脳下垂体
　　　　　　　橋
　　　　　　　延髄

■ 脳幹には [A] 中枢、[B] 中枢、[C] 中枢、[D] 中枢、[E] 中枢などの自律機能の中枢が存在する。これらの中枢は、末梢からの求心性の情報と、大脳皮質などからの下行性の情報を統合し、自律機能を調節している。

■ 特に、[F] の [G] には多くの中枢が存在する。

■ 視床下部は間脳の一部であり、生体の [H] 維持に必要である。[I] 中枢、[J] 中枢、[K] 中枢、[L] 中枢、[M] 中枢としての働きをもち、自律機能の調節に働いている。

Answer
Ⓐ 循環　Ⓑ 呼吸　Ⓒ 嘔吐　Ⓓ 嚥下　Ⓔ 排尿　Ⓕ 延髄　Ⓖ 網様体　Ⓗ 恒常性
Ⓘ 体温調節　Ⓙ 血糖調節　Ⓚ 水分調節　Ⓛ 下垂体ホルモンの分泌　Ⓜ 日内周期の調節

Comprehension Question

自律神経系の中枢での働きについて説明しなさい。

自律神経系

自律機能の反射性調節

Q・8

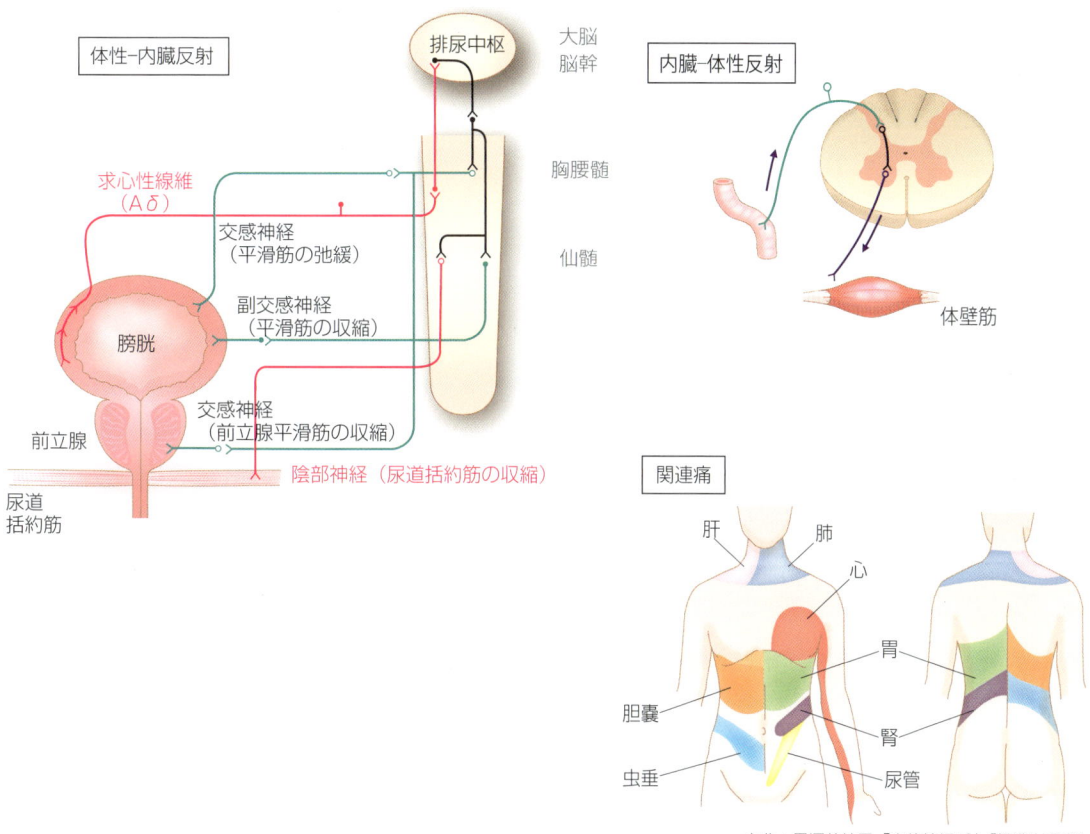

- 自律機能は、中枢神経系を介した [A] によって調節されている。
- 内臓-内臓反射は [B] が求心路であり、[C] が遠心路である。
  例に、[D] が挙げられる。
- 体性-内臓反射は [E] が求心路であり、[F] が遠心路である。
  例に、[G] 、[H] 、[I] が挙げられる。
- 内臓-体性（運動）反射は [J] が求心路であり、[K] が遠心路である。
  例に、[L] が挙げられる。
- 内臓に障害があるとき、体表面の特定部位に痛みが感じられることがあり、これを [M] という。[M] は、内臓と皮膚からの侵害性求心性線維が同一ニューロンとシナプスを形成するために生じるとされている。

Answer
Ⓐ 反射　Ⓑ 内臓求心性線維　Ⓒ 自律神経遠心性線維　Ⓓ 蓄尿・排尿反射
Ⓔ 体性感覚線維　Ⓕ 自律神経遠心性線維　Ⓖ 体温調節反射　Ⓗ 射乳反射
Ⓘ 射精反射　Ⓙ 内臓求心性線維　Ⓚ 体性運動神経　Ⓛ 筋性防御　Ⓜ 関連痛

Comprehension Question

自律機能の反射性調節について説明しなさい。

Chapter 1●細胞
Chapter 2●神経と筋
Chapter 3●中枢神経系
Chapter 4●自律神経系
Chapter 5●感覚器
Chapter 6●血液
Chapter 7●消化器
Chapter 8●呼吸器
Chapter 9●循環器
Chapter 10●腎・泌尿器
Chapter 11●内分泌
Chapter 12●生殖

Q.1	感覚総論	60
Q.2	体性感覚1	61
Q.3	体性感覚2	62
Q.4	体性感覚の伝導路	63
Q.5	大脳皮質の体性感覚野	64
Q.6	痛みの受容	65
Q.7	聴覚総論と伝音機構	66
Q.8	内耳の構造と音受容のメカニズム	67
Q.9	平衡感覚1	68
Q.10	平衡感覚2	69
Q.11	視覚総論と眼球の構造	70
Q.12	網膜の光受容	71
Q.13	視覚の伝達経路	72
Q.14	味覚	73
Q.15	嗅覚	74

感覚器

Chapter 5

感覚総論

Q・1

刺激種類による分類	刺 激	例
機械受容器	機械的変形	パチニ小体、内耳の有毛細胞
化学受容器	化学物質	味覚受容器、嗅覚受容器
温度受容器	温度	皮膚の温受容器、冷受容器
光受容器	光	網膜の錐体と杆体

刺激部位による分類	定 義	例
外受容器	皮膚への刺激に反応	皮膚の求心性線維終末
固有受容器	体部分の位置の受容	筋紡錘の神経終末
内受容器	体内の刺激に反応	消化管の神経終末
遠隔受容器	遠隔部で生ずる刺激に反応	網膜の錐体と杆体

臨床的分類		部 位	例
体性	表面	皮膚	触覚、圧覚
	深部	骨格筋、腱、関節、骨	固有受容器
内臓		内臓	内臓痛
特殊		頭－脳神経に支配される複雑な感覚器	視覚、聴覚、平衡感覚、嗅覚、味覚

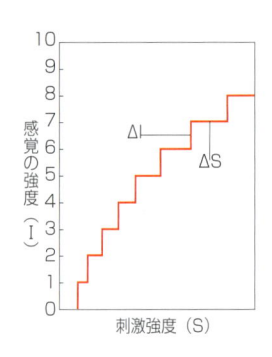

■感覚とは、体外（または体内）からの刺激が [A] に受容され、[B] に転換されて [C] に伝達され、認識されるものをいう。

■感覚は、[D] （表面感覚と [E] ）、[F] 、[G] （視覚や聴覚など）の3つに大きく分類される。

■ウェーバーの法則：異なる重さの物体を比較する実験において、物体の重さSに対し、感覚の強さを識別できる最小の差をΔSとすると、SとΔSとの比は [H] となる。

$\Delta S/S = $ [H]

■ウェーバー・フェヒナーの法則：識別できる感覚の強さの最小強度ΔIは、ウェーバー比に比例する。

$\Delta I = K \cdot \Delta S/S$

$I = K \cdot \log (S/S_0)$ I：感覚の強度、S：刺激強度、S_0：刺激閾値、K：定数

■同じ強さの刺激を感覚器に持続性に与えると、主観的感覚の強さが次第に減少し、ある一定の値に近づくことを [I] という。

Answer
Ⓐ 感覚受容器　Ⓑ 神経インパルス（電気信号）　Ⓒ 脳　Ⓓ 体性感覚
Ⓔ 深部感覚　Ⓕ 内臓感覚　Ⓖ 特殊感覚　Ⓗ 一定（ウェーバー比）　Ⓘ 順応

Comprehension Question

感覚の定義と分類、しくみについて説明しなさい。

体性感覚1

Q・2

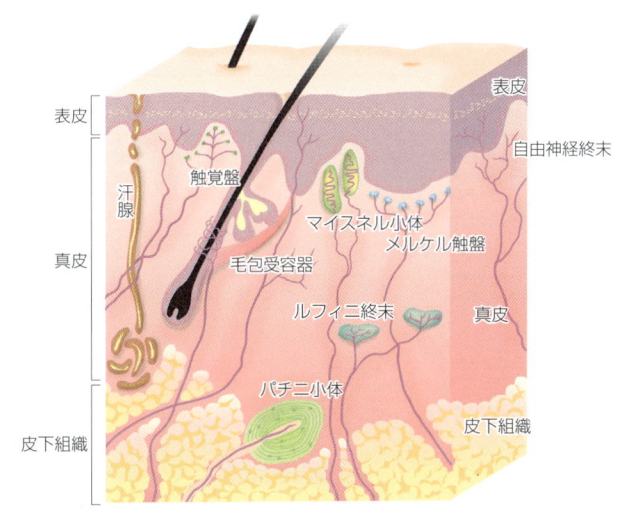

図: 皮膚の構造と感覚受容器
- 表皮、真皮、皮下組織
- 触覚盤、汗腺、マイスネル小体、メルケル触盤、毛包受容器、ルフィニ終末、パチニ小体、自由神経終末

出典：『生理学テキスト 第7版』大地陸男 著、文光堂

- 体性感覚には [A] と [B] がある。[A] には [C] 、[D] 、[E] 、[F] 、[G] があり、[B] には [H] や位置感覚が含まれる。

- 皮膚の受容器には機械受容器、温度受容器、痛覚受容器がある。機械的刺激を受容する [C] および [D] の受容器は [I] 、[J] 、[K] 、[L] 、触覚盤（ピンクス触覚小体）、毛包受容器などで、皮膚の変形やその大きさ、[M] 、[N] などを検出する。

- 温度受容器の温線維は [O] の自由神経終末であり、冷線維は [P] の自由神経終末である。温線維は45℃、冷線維は25～30℃で発火頻度が最大になる。

- 痛覚受容器（侵害受容器）の求心線維は [O] および [P] である。[P] は機械的侵害受容器であるが、[O] は機械的・[Q] に応じる [R] である。

- [S] とは皮膚上に点在する感覚受容器であり、触点（圧点）、温点、冷点、痛点の4種がある。感覚の空間的分解能は [S] の [T] に依存する。

Answer

Ⓐ 表面感覚（皮膚感覚）　Ⓑ 深部感覚　Ⓒ 触覚　Ⓓ 圧覚　Ⓔ 温覚　Ⓕ 冷覚　Ⓖ 痛覚　Ⓗ 運動感覚　Ⓘ パチニ小体　Ⓙ マイスネル小体　Ⓚ ルフィニ終末　Ⓛ メルケル触盤　Ⓜ 速さ　Ⓝ 加速度　Ⓞ C線維　Ⓟ Aδ線維　Ⓠ 熱的・化学的　Ⓡ ポリモーダル侵害受容器　Ⓢ 感覚点　Ⓣ 分布密度

Comprehension Question

表面感覚の受容器とその働きについて説明しなさい。

Chapter 5

体性感覚2

Q・3

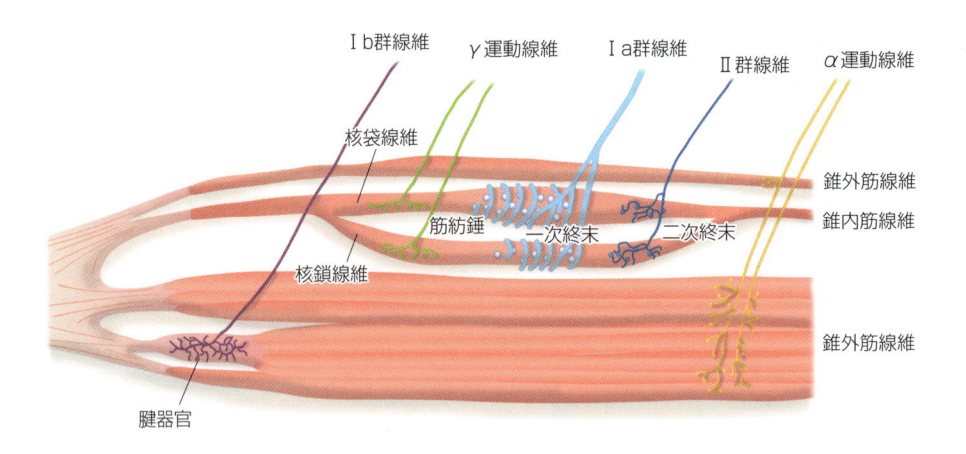

Ⅰb群線維　γ運動線維　Ⅰa群線維　Ⅱ群線維　α運動線維
核袋線維
錐外筋線維
筋紡錘　一次終末　二次終末　錐内筋線維
核鎖線維
腱器官
錐外筋線維

■深部感覚は [A] や [B] など、身体の各部位の相対的位置、運動時の [C] 角度の変化や速度、姿勢維持、筋収縮に対する抵抗感、重量などを感じる感覚であり、[D] ともいう。

■深部感覚の受容器は [E] ともいい、筋や関節など深部組織の方向や動きで刺激される [F] である。筋には筋の伸展により刺激される [G] や、筋の張力に応答する [H] があり、関節には [I] や [J] 、自由神経終末などがある。

Answer
Ⓐ 運動感覚　Ⓑ 位置感覚　Ⓒ 関節　Ⓓ 固有感覚　Ⓔ 固有受容器（自己受容器）　Ⓕ 機械的受容器
Ⓖ 筋紡錘　Ⓗ 腱紡錘（ゴルジ腱器官）　Ⓘ ルフィニ終末　Ⓙ パチニ小体

Comprehension Question

深部感覚の受容器とその働きについて説明しなさい。

感覚器

体性感覚の伝導路

Q・4

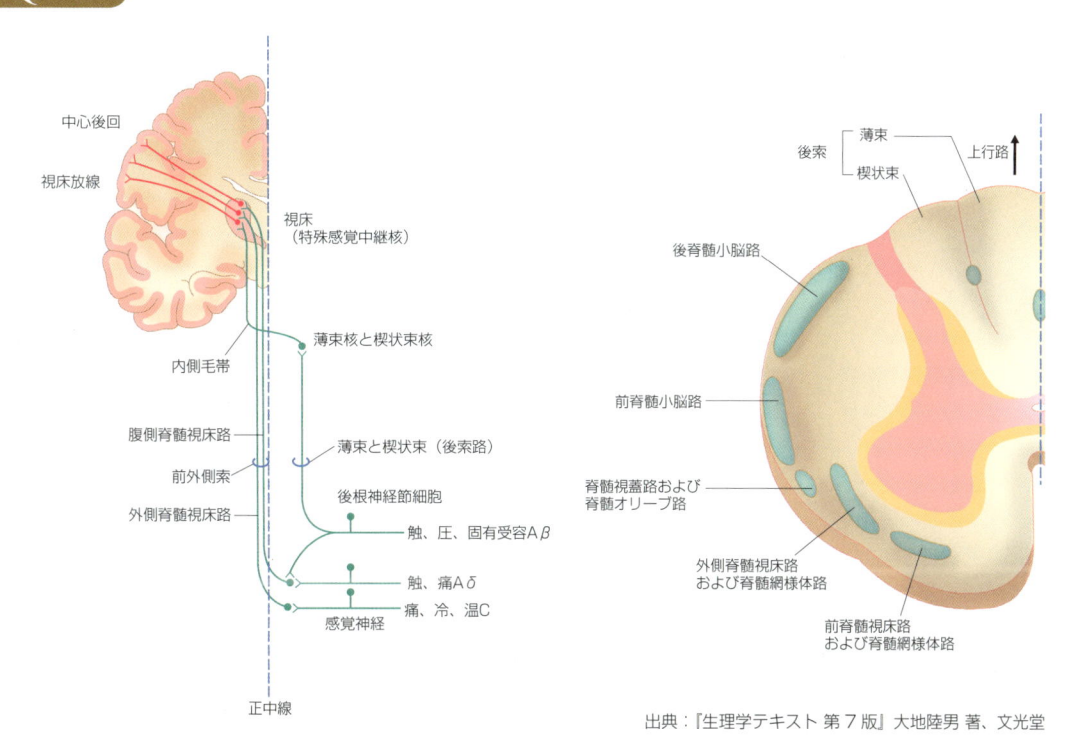

■皮膚の受容器からの一次求心性線維には、有髄のAβ線維と［A］、無髄の［B］があり、これらは［C］に細胞体をもっており、［D］から脊髄に入って上行する。

■触圧覚および固有感覚は［E］に後索を上行して延髄に至り、楔状束核または薄束核で二次ニューロンに移行する。二次ニューロンは交叉して［F］に内側毛帯を上行し、視床に至る。これを後索路または後索-毛帯路という。

■温度覚や痛覚は脊髄後角で二次ニューロンに乗り換え、二次ニューロンの軸索は交叉して［F］に前側索を上行する。Aδ線維による痛覚または触覚は［G］で、C線維による痛覚および温度覚は［H］で視床に至る。一部は脊髄網様体路を上行し、延髄網様体に終わるものもある。

■視床において、後索路と脊髄視床路は［I］に、顔面の知覚や味覚など［J］支配領域では［K］に終わり、三次ニューロンを経て大脳皮質に至る。

Answer
Ⓐ Aδ線維　Ⓑ C線維　Ⓒ 脊髄後根神経節　Ⓓ 脊髄後根　Ⓔ 同側性　Ⓕ 反側性　Ⓖ 前脊髄視床路
Ⓗ 外側脊髄視床路　Ⓘ 後外腹側核（VPL）　Ⓙ 三叉神経　Ⓚ 後背腹側核（VPM）

Comprehension Question

体性感覚の伝導路について説明しなさい。

Chapter 5

大脳皮質の体性感覚野

Q・5

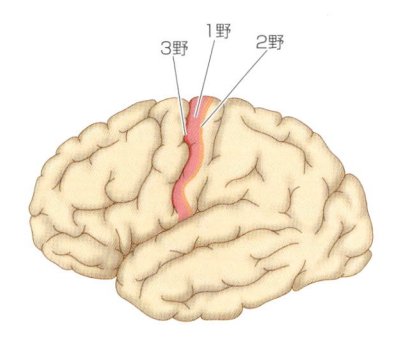

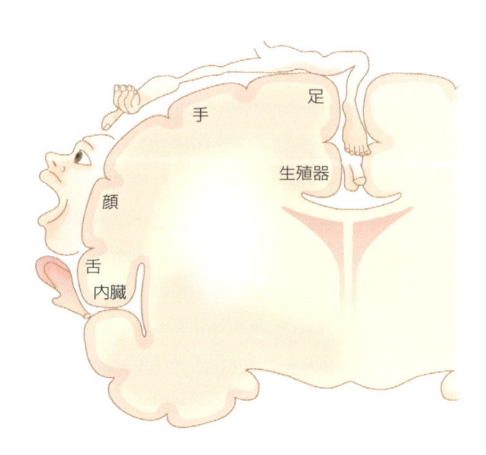

■視床に入力された体性感覚情報は、大脳皮質の [A] にある体性感覚野（ [B] ）に送られる。[B] は [C] の3、1、2野からなり、3野はさらに3a野と3b野に分けられる。3a野には [D] が、3b野には [E] が主に入力する。

■[F] は身体の位置に対応した規則的な領域をもつ。各感覚野の領域はそれぞれの部位の [G] の発達に応じて広くなる。ヒトでは [H] や [I] の感覚野がとても広い。

■大脳皮質の [J] の壁には [K] が存在し、感覚受容された内容の認知、判断を司る。

Answer
Ⓐ 中心後回　Ⓑ 一次体性感覚野　Ⓒ ブロードマンの脳地図　Ⓓ 深部感覚　Ⓔ 触圧覚
Ⓕ 一次体性感覚野　Ⓖ 受容体　Ⓗ 手　Ⓘ 顔　Ⓙ 外側溝（sylvius溝）　Ⓚ 二次体性感覚野

Comprehension Question

大脳皮質の体性感覚野について説明しなさい。

痛みの受容

Q・6

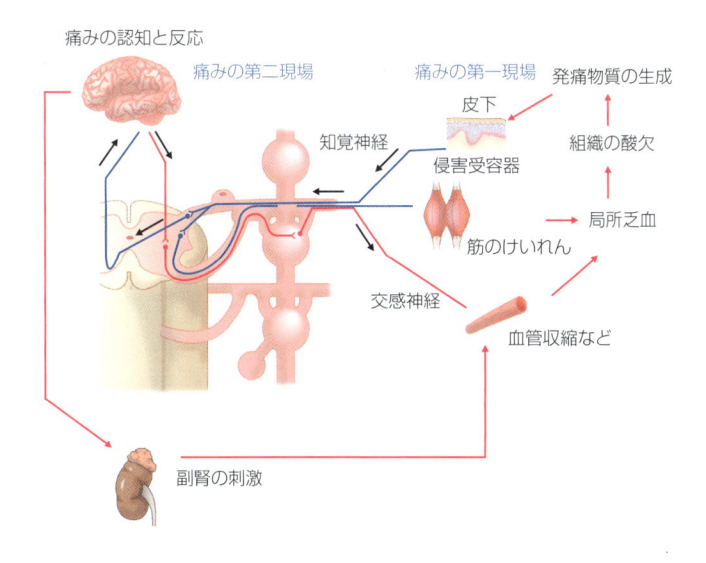

痛みの認知と反応　痛みの第二現場　痛みの第一現場　発痛物質の生成
皮下
知覚神経　組織の酸欠
侵害受容器
筋のけいれん　局所乏血
交感神経
血管収縮など
副腎の刺激

- 痛覚の受容器（ A ）の求心線維は、有髄の細い線維である B と無髄の C である。B は主に D であり、侵害性の E 刺激に反応し、F 痛みをもたらす。C は主に G 刺激などさまざまな刺激に反応する H であり、I 痛みや焼けつくような痛みに関与する。

- 化学的に侵害受容器に痛み刺激をもたらす物質を発痛物質という。侵害性の刺激により組織損傷や炎症を生じ、組織が酸欠に陥ると、内因性発痛物質が放出され、疼痛が引き起こされる。このような内因性初痛物質には、J 、ヒスタミン、セロトニン、K イオンなどがある。

- 痛覚線維は L で二次ニューロンとシナプスを形成する。伝達物質は M であるが、一部の線維では N で二次ニューロンの興奮を増強する。二次ニューロンは交叉して O に脊髄を上行し、視床に至る。

- モルヒネなどの鎮痛作用をもつ物質を P という。P 受容体は侵害受容ニューロン末端や二次ニューロンに多くみられ、P は一次ニューロンの Q 放出抑制や二次ニューロンの興奮抑制により鎮痛効果をもたらす。内因性のものではエンケファリン、エンドルフィン、ダイノルフィンなどが知られている。

Answer

Ⓐ 侵害受容器　Ⓑ Aδ線維　Ⓒ C線維　Ⓓ 高閾値機械受容器　Ⓔ 機械　Ⓕ 鋭い　Ⓖ 機械的・熱的・化学的　Ⓗ ポリモーダル受容器　Ⓘ 鈍い　Ⓙ ブラジキニン　Ⓚ カリウム　Ⓛ 脊髄後角　Ⓜ グルタミン酸　Ⓝ P物質（substance P）　Ⓞ 反側性　Ⓟ オピオイド　Ⓠ P物質（substance P）

Comprehension Question

痛みの受容について説明しなさい。

Chapter 5

聴覚総論と伝音機構

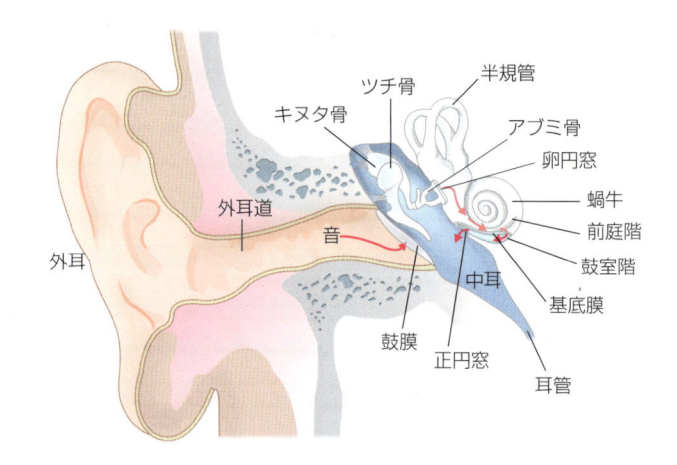

Q・7

■音とは空気中の粒子の振動であり、かつ聴覚受容器官で受容され、音として知覚される性質のものをいう。音波は[A]であり、[B]は音の大きさに、[C]は音の高低（ピッチ）に、波形は音色に対応する。

■音の受容器官は耳である。耳介から外耳道までを[D]、鼓膜から耳小骨までを[E]といい、これらは音を伝える[F]である。[G]は音を感じる[H]であり、蝸牛と前庭（半器官）からなる。前庭は[I]を司る器官である。

■伝音機構：音波は[J]で集められて[K]に入り、[L]を振動させる。外耳道では共鳴効果により、3,000Hz前後の音圧が10〜15dB増強される。[L]の振動は耳小骨（[M]、[N]、[O]）を経て効率よく内耳の[P]に伝達される。中耳では、鼓膜とアブミ骨底との面積比（約17：1）、および耳小骨間のてこ比により、約28dBの音圧増強効果がある。

Answer
Ⓐ 縦波（粗密波）　Ⓑ 振幅の大きさ（音圧）　Ⓒ 周波数　Ⓓ 外耳　Ⓔ 中耳
Ⓕ 伝音器　Ⓖ 内耳　Ⓗ 感音器　Ⓘ 平衡感覚　Ⓙ 耳介　Ⓚ 外耳道　Ⓛ 鼓膜
Ⓜ ツチ骨　Ⓝ キヌタ骨　Ⓞ アブミ骨　Ⓟ 卵円窓（前庭窓）

Comprehension Question

聴覚と伝音機構について説明しなさい。

内耳の構造と音受容のメカニズム

Q・8

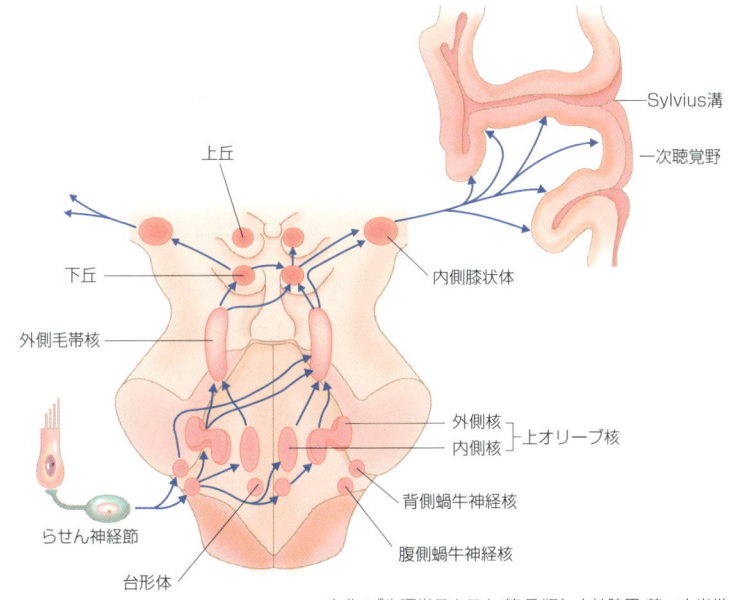

(図：聴覚伝導路。上丘、下丘、外側毛帯核、内側膝状体、らせん神経節、台形体、背側蝸牛神経核、腹側蝸牛神経核、上オリーブ核（外側核・内側核）、Sylvius溝、一次聴覚野)
出典：『生理学テキスト 第7版』大地陸男 著、文光堂

- 内耳は [A] を司る蝸牛と [B] を司る前庭から成る。蝸牛管を断面でみると、[C] 、[D] 、[E] の3つに分かれる。[F] は [G] との間を柔らかいライスネル膜で区切られ、[H] との間を [I] で区切られている。[F] の [I] 上には聴覚受容細胞である [J] が並んでいる。

- 内耳はリンパ液で満たされており、[K] および [L] は [M] で、[N] は [O] で満たされている。[P] は細胞外液の組成に近いが、[Q] は [R] の濃度が低く、[S] の濃度が高い。

- アブミ骨の振動は内耳の卵円窓（前庭窓）を振動させ、振動は [T] から [U] へと伝播して、正円窓で終わる。振動は [V] をたわませて、[W] の毛端に接する [X] との間にずれを生じる。

- [V] と [X] との間のズレにより [W] の毛が傾くと、毛の先端のイオンチャネルが開き、細胞内に [Y] が流入して脱分極が引き起こされる。このインパルスは [Z] に伝達され、最低でも4本のニューロンを介して大脳聴覚野に投射する。

Answer

Ⓐ 聴覚　Ⓑ 平衡感覚　Ⓒ 前庭階　Ⓓ 中央階　Ⓔ 鼓室階　Ⓕ 中央階　Ⓖ 前庭階　Ⓗ 鼓室階　Ⓘ 基底膜　Ⓙ 有毛細胞　Ⓚ 前庭階　Ⓛ 鼓室階　Ⓜ 外リンパ液　Ⓝ 中央階　Ⓞ 内リンパ液　Ⓟ 外リンパ液　Ⓠ 内リンパ液　Ⓡ Na^+　Ⓢ K^+　Ⓣ 前庭階　Ⓤ 鼓室階　Ⓥ 基底膜　Ⓦ 有毛細胞　Ⓧ 蓋膜　Ⓨ K^+　Ⓩ 蝸牛神経

Comprehension Question

内耳の構造と音受容のメカニズムについて説明しなさい。

Chapter 5

平衡感覚 1

Q・9

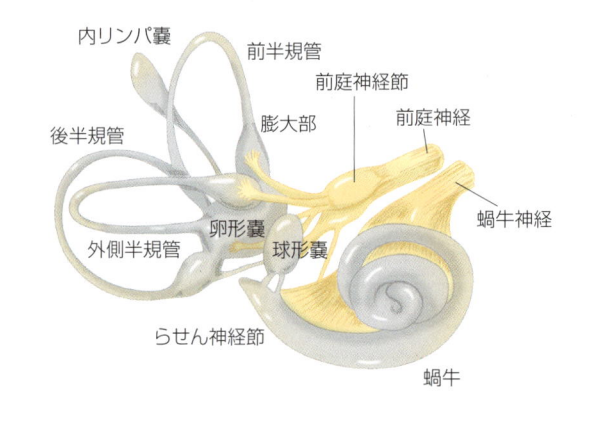

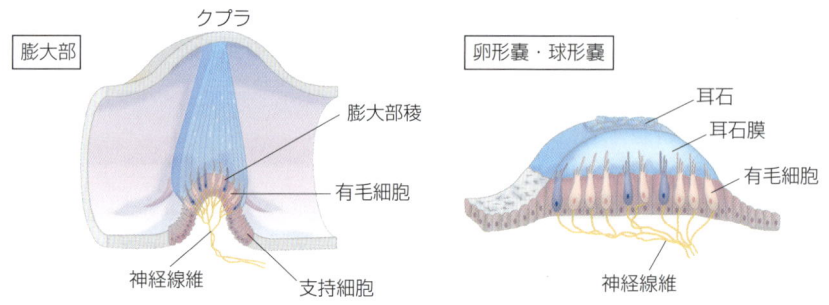

(図: 内リンパ嚢、前半規管、前庭神経節、前庭神経、膨大部、後半規管、蝸牛神経、外側半規管、卵形嚢、球形嚢、らせん神経節、蝸牛)

(図: 膨大部 ― クプラ、膨大部稜、有毛細胞、神経線維、支持細胞)

(図: 卵形嚢・球形嚢 ― 耳石、耳石膜、有毛細胞、神経線維)

■ 人の平衡感覚（前庭感覚）の受容器は、内耳の [A]　、[B] および [C] である。[A] は頭の回転運動の [D] を受容し、[B] および [C] は重力などの [E] を受容し、[F] 神経を介して脊髄、脳幹、小脳、視床、大脳皮質へと投射される。これらの前庭感覚と視覚、深部感覚などの情報を統合し、運動神経と連携することで身体の平衡機能が維持される。

■ [A] は内部を [G] で満たされた3つの半円形の管からなり、各管の片側の付け根には [H] とよばれる膨らみがある。[H] の壁が内腔に突出した構造である [I] には感覚受容器である [J] と、それを支える [K] が存在する。[J] の感覚毛は [L] とよばれるゼリー状の構造で束ねられ、頭部に回転で生じる [G] の流れ（[A] → [H] の向き）を感知して興奮する。

Answer
Ⓐ 半規管　Ⓑ 卵形嚢　Ⓒ 球形嚢　Ⓓ 角加速度　Ⓔ 直線加速度　Ⓕ 前庭
Ⓖ 内リンパ液　Ⓗ 膨大部　Ⓘ 膨大部稜　Ⓙ 有毛細胞　Ⓚ 支持細胞　Ⓛ クプラ

Comprehension Question

前庭感覚の受容器について説明しなさい。

平衡感覚2

Q・10

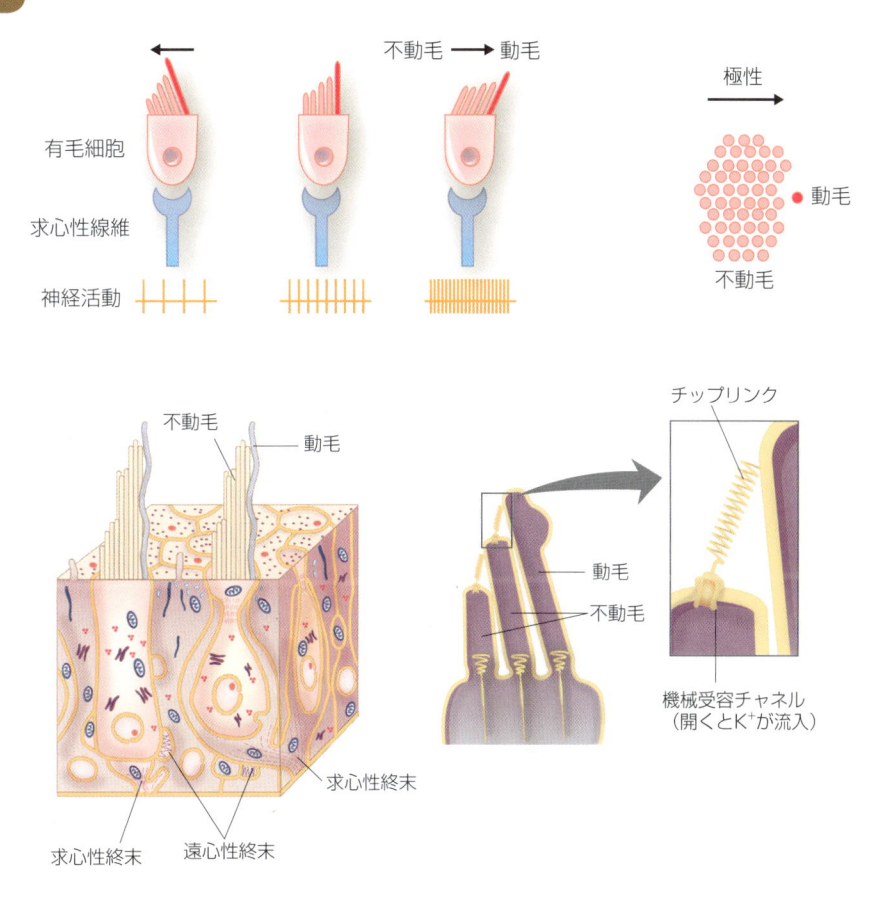

■ 耳石器（ A　　　　　およびB　　　　　）もまた C　　　　　　　で満たされており、D　　　　　に E　　　　　と F　　　　　をもつ。耳石器の感覚毛はゼラチン様物質からなる G　　　　　で覆われ、この膜は表面に炭酸カルシウムの結晶である H　　　　　を有する。直線加速運動によって H　　　　　が揺れ、G　　　　　が動くときに E　　　　　が脱分極を起こす。

■ 前庭器官の感覚細胞は1本の I　　　　　と数十本の J　　　　　をもち、それぞれがチップリンクで連結されている。J　　　　　が I　　　　　の方向に傾いた時、感覚毛の先端のチャネルが開いて、細胞内に K　　　　　イオンが流入し、脱分極が引き起こされる。

Answer
Ⓐ 卵形嚢　Ⓑ 球形嚢　Ⓒ 内リンパ液　Ⓓ 平衡斑　Ⓔ 有毛細胞　Ⓕ 支持細胞
Ⓖ 耳石膜　Ⓗ 耳石（平衡砂）　Ⓘ 動毛　Ⓙ 不動毛　Ⓚ K^+

Comprehension Question

耳石器と前庭器官の感覚細胞の働きについて説明しなさい。

Chapter 5

視覚総論と眼球の構造

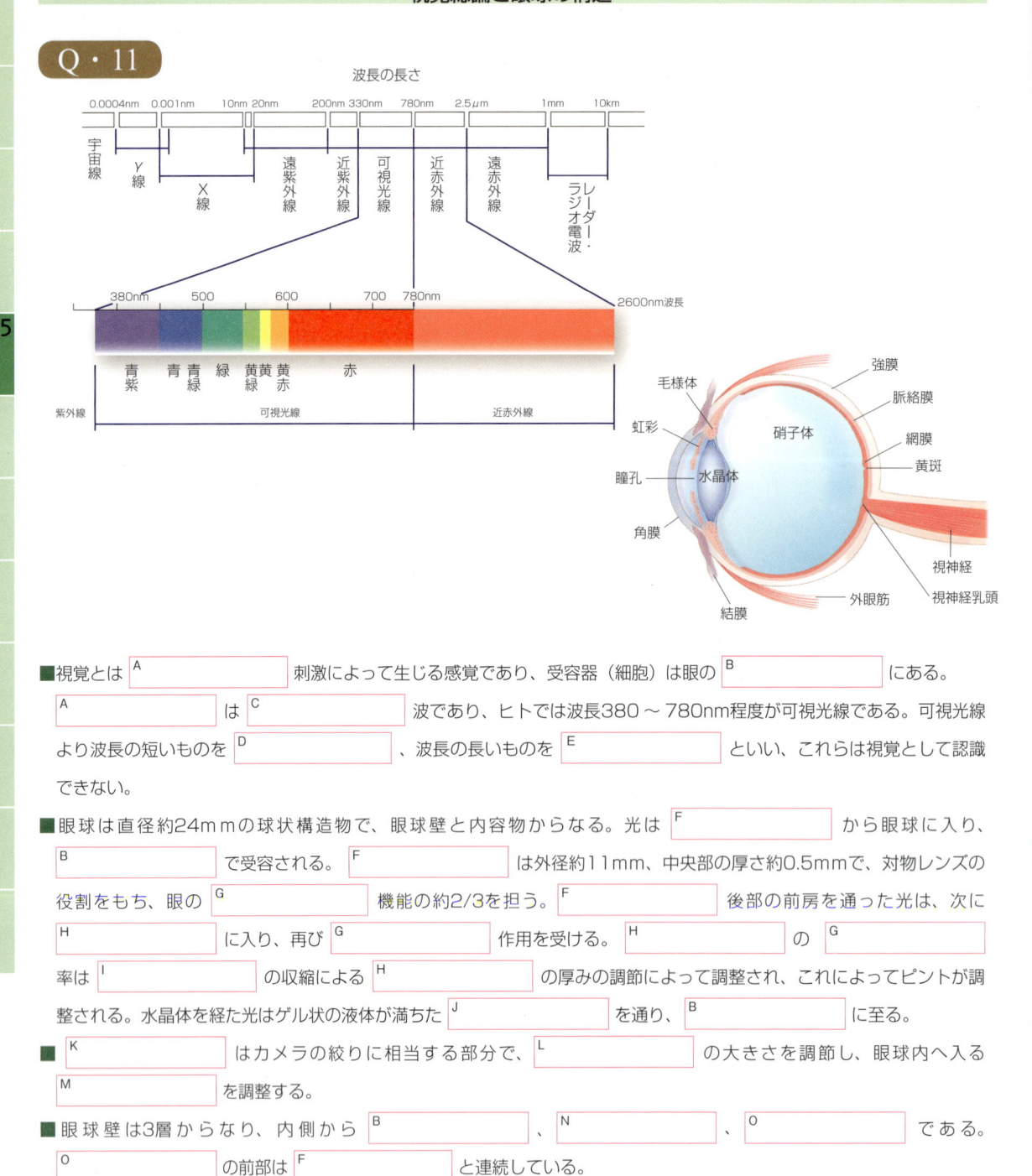

Q・11

■視覚とは [A] 刺激によって生じる感覚であり、受容器（細胞）は眼の [B] にある。[A] は [C] 波であり、ヒトでは波長380〜780nm程度が可視光線である。可視光線より波長の短いものを [D] 、波長の長いものを [E] といい、これらは視覚として認識できない。

■眼球は直径約24mmの球状構造物で、眼球壁と内容物からなる。光は [F] から眼球に入り、[B] で受容される。[F] は外径約11mm、中央部の厚さ約0.5mmで、対物レンズの役割をもち、眼の [G] 機能の約2/3を担う。[F] 後部の前房を通った光は、次に [H] に入り、再び [G] 作用を受ける。[H] の [G] 率は [I] の収縮による [H] の厚みの調節によって調整され、これによってピントが調整される。水晶体を経た光はゲル状の液体が満ちた [J] を通り、[B] に至る。

■[K] はカメラの絞りに相当する部分で、[L] の大きさを調節し、眼球内へ入る [M] を調整する。

■眼球壁は3層からなり、内側から [B] 、[N] 、[O] である。[O] の前部は [F] と連続している。

Answer

Ⓐ 光　Ⓑ 網膜　Ⓒ 電磁　Ⓓ 紫外線　Ⓔ 赤外線　Ⓕ 角膜　Ⓖ 光屈折　Ⓗ 水晶体
Ⓘ 毛様体　Ⓙ 硝子体　Ⓚ 虹彩　Ⓛ 瞳孔　Ⓜ 光量　Ⓝ 脈絡膜　Ⓞ 強膜

Comprehension Question

視覚と眼球構造について説明しなさい。

網膜の光受容

Q・12

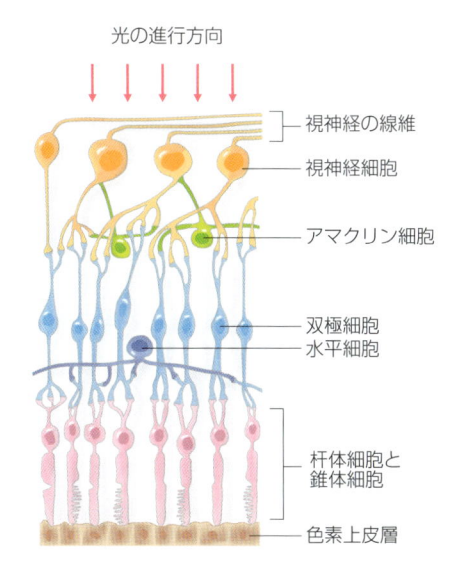

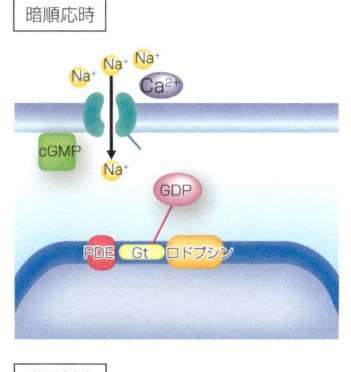

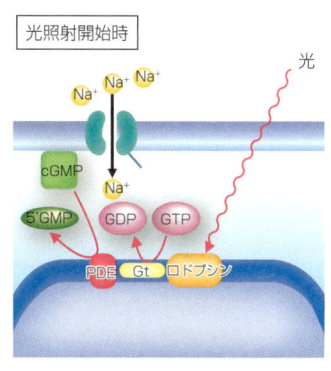

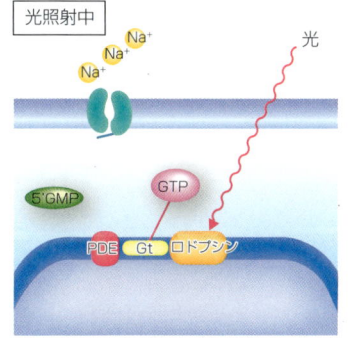

■ 網膜に達した光は、網膜の最下部近くにある光受容細胞（ A ）で感知され、電気信号に変換される。 A には B と C の2種類があり、B は D に、C は明所視や E 、および図形の形状識別（≒視力）に関わる。これらの2種類の細胞の分布は異なっている。

■ 人の網膜は厚さ約0.2ｍｍの薄い膜で、中心部に F 部、さらにその中心に中心窩が存在する。F （特に中心窩）は C の密度が高く、最も視力に寄与する部位である。一方、まったく光受容細胞の存在しないところを G といい、ここは網膜から出た神経線維が集合し、出ていく場所（ H ）である。

■ 光を感受する視物質は、視細胞の外節のディスク上に存在する。視物質はビタミンA誘導体である I と J 蛋白の複合体であり、C は波長（色）感受特性の異なる3種類をもつが、B は K のみをもつ。

■ B は暗所でcGMP依存性Na⁺チャネルが開口しているため、L 状態にある。K は光刺激によって構造変化を起こし、cGMPの分解を促進してNa⁺チャネルを閉鎖し、細胞に M 性の受容器電位を発生する。

Answer
Ⓐ 視細胞　Ⓑ 杆体細胞　Ⓒ 錐体細胞　Ⓓ 暗所視　Ⓔ 色覚
Ⓕ 黄斑　Ⓖ 盲点（マリオット盲点）　Ⓗ 視神経乳頭
Ⓘ レチナール　Ⓙ オプシン　Ⓚ ロドプシン　Ⓛ 脱分極　Ⓜ 過分極

Comprehension Question
網膜の光受容について説明しなさい。

Chapter 5

視覚の伝達経路

Q・13

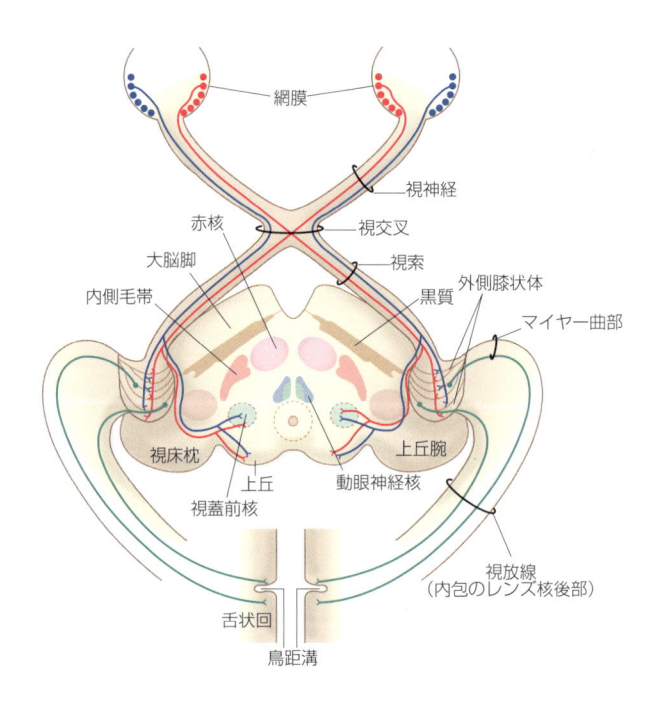

（図：視覚の伝達経路。ラベル：網膜、視神経、赤核、視交叉、大脳脚、視索、内側毛帯、黒質、外側膝状体、マイヤー曲部、視床枕、上丘、視蓋前核、動眼神経核、上丘腕、視放線（内包のレンズ核後部）、舌状回、鳥距溝）

■網膜視細胞の興奮は、双極細胞を通って、[A]に至る。双極細胞は光刺激に対する応答の違いによってon型（光刺激で脱分極）とoff型（光刺激で過分極）に分けられる。水平細胞やアマクリン細胞は抑制性ニューロンである。

■網膜[A]の軸索は[B]で集合して網膜を離れ、[C]を形成して大脳へと送られる。眼後方へ送られた左右の[C]は、視神経管から頭蓋腔に入り、次第に近づいて[D]をつくる。[D]では左右の鼻側線維が交差して対側の耳側線維と合流して、[E]となる。

■[E]は外側膝状体あるいは上丘へ入り、外側膝状体から視放線を形成して後頭葉の一次視覚野に投射する。上丘からは視床を経て一次視覚野以外の高次視覚野に投射する。

Answer
Ⓐ 神経節細胞　Ⓑ 視神経乳頭　Ⓒ 視神経　Ⓓ 視交叉　Ⓔ 視索

Comprehension Question

視覚の伝達経路について説明しなさい。

味覚

Q・14

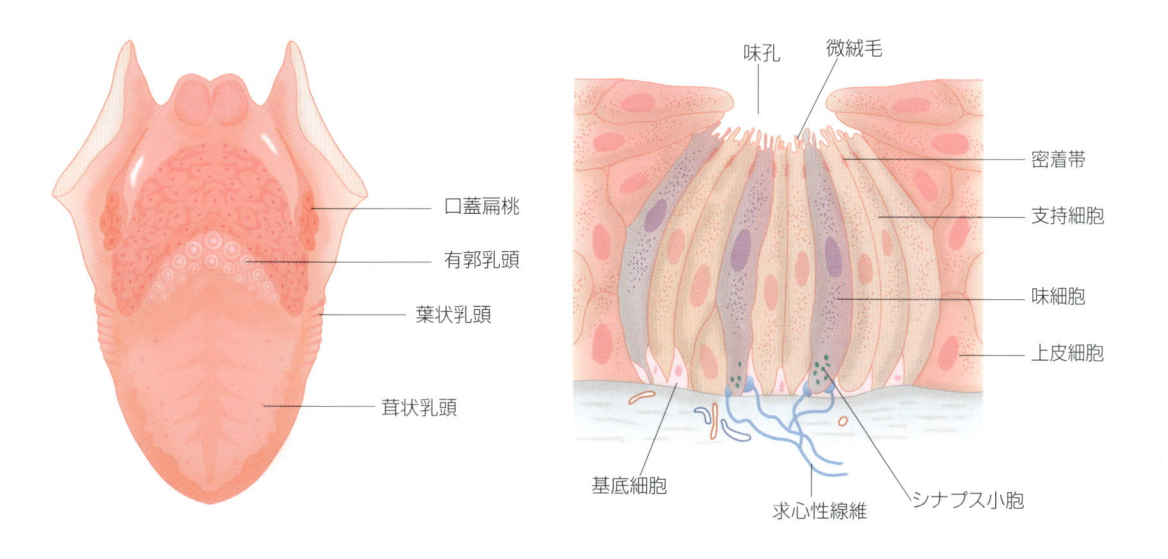

■ 味覚は外界からの水溶性化学物質を化学受容器で受容する感覚である。味覚の受容器は [A] や [B] 、咽頭、喉頭蓋に分布する [C] であり、受容細胞は [D] である。

■ 最も味覚の感知に大きな役割をもっているのは [A] であり、表面の小さな突起構造である [E] に [C] を有する。[E] には4種類あるが、[C] を有するのは [F] 、[G] 、[H] の3種である。

■ [D] で受容される味には5種類の基本味（甘味、苦味、酸味、塩味、旨味）があり、それぞれ特定の味物質と、[D] 上の受容体の組み合わせから感知される。甘味の味物質は [I] などの有機物であり、G蛋白共役型受容体に結合して感知される。酸味の味物質は [J] （酸）、塩味は主に [K] であり、受容体は [L] である。旨味物質は [M] である。苦味物質にはカフェインやキニーネ、ニコチンなどがある。

■ [D] の味情報は味神経（部位によって顔面神経支配、舌咽神経支配、迷走神経支配に分かれる）に伝達され、延髄の孤束核に入った後、視床を経由して大脳皮質の味覚野に投射される。また、一部の線維は孤束核を出た後、唾液分泌や嘔吐などに関わる脳幹のほかの部位に投射される。

Answer
Ⓐ 舌　Ⓑ 軟口蓋　Ⓒ 味蕾　Ⓓ 味細胞　Ⓔ 舌乳頭
Ⓕ 有郭乳頭　Ⓖ 葉状乳頭　Ⓗ 茸状乳頭　Ⓘ グルコース
Ⓙ H^+　Ⓚ Na^+　Ⓛ イオンチャネル　Ⓜ グルタミン酸

Comprehension Question

味覚とその受容について説明しなさい。

Chapter 5

嗅　覚

Q・15

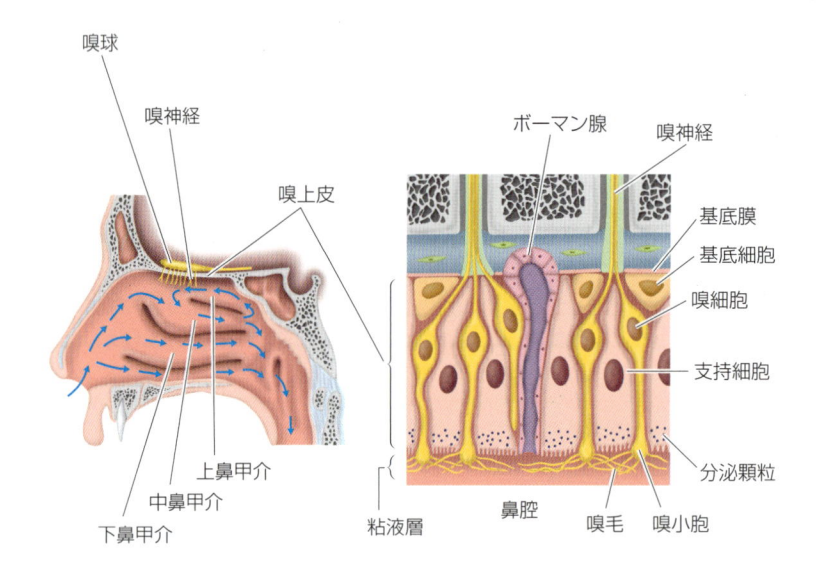

（図：嗅球、嗅神経、嗅上皮、上鼻甲介、中鼻甲介、下鼻甲介、粘液層、ボーマン腺、嗅神経、基底膜、基底細胞、嗅細胞、支持細胞、分泌顆粒、鼻腔、嗅毛、嗅小胞）

■嗅覚は外界の揮発性化学物質を受容する感覚である。匂いの感覚受容細胞は [A] であり、鼻腔の最上部にある [B] に存在する。[A] は先端に多数の [C] をもつ [D] 細胞であり、[C] に匂いの受容体がある。

■匂い分子は一般に3〜20個の炭素原子をもつ比較的小さな揮発性物質で、その種類は多様である。匂い物質は水や脂質に比較的よく溶ける。

■[B] はボーマン腺から分泌された粘液で覆われており、この中に [C] が浸かっている。[C] のG蛋白共役受容体が匂い分子を受容することで細胞に脱分極性の電位が発生する。

■[A] の軸索は篩板を通って頭蓋内の [E] （嗅覚の1次中枢）に達する。匂い情報はそこで僧帽細胞に伝達され、さらに高次の嗅覚中枢へ伝えられる。

■嗅覚は [F] を起こしやすく、長時間同じ匂いを嗅いでいると次第に感覚が低下する。[F] は中枢で起こる。

Answer
Ⓐ 嗅細胞　Ⓑ 嗅粘膜　Ⓒ 線毛（嗅毛）　Ⓓ 神経　Ⓔ 嗅球　Ⓕ 順応

Comprehension Question

嗅覚とその受容について説明しなさい。

Chapter 1●細胞

Chapter 2●神経と筋

Chapter 3●中枢神経系

Chapter 4●自律神経系

Chapter 5●感覚器

Chapter 6●血液

Chapter 7●消化器

Chapter 8●呼吸器

Chapter 9●循環器

Chapter 10●腎・泌尿器

Chapter 11●内分泌

Chapter 12●生殖

Q・1	血液の組成	76
Q・2	血漿中の電解質	77
Q・3	血漿蛋白質の組成と機能	78
Q・4	造血	79
Q・5	赤血球1	80
Q・6	赤血球2	81
Q・7	赤血球3	82
Q・8	脾臓	83
Q・9	白血球1	84
Q・10	白血球2	85
Q・11	白血球3	86
Q・12	白血球4	87
Q・13	リンパ球1	88
Q・14	リンパ球2	89
Q・15	血小板1	90
Q・16	血小板2	91
Q・17	血小板3	92
Q・18	血液型と輸血	93

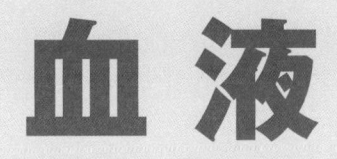

血液

Chapter 6

血液の組成

Q・1

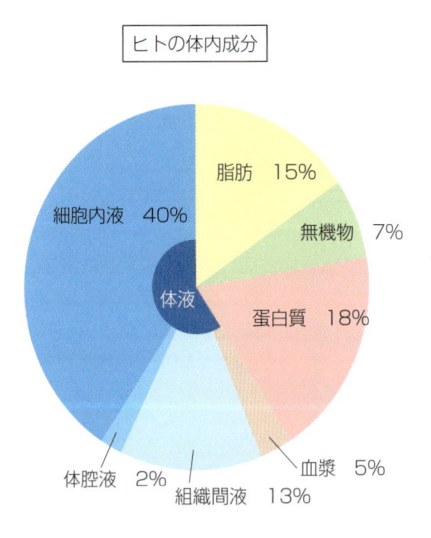

ヒトの体内成分

- 細胞内液 40%
- 脂肪 15%
- 無機物 7%
- 蛋白質 18%
- 血漿 5%
- 組織間液 13%
- 体腔液 2%
- 体液

■血液は、体重の約 [A] 分の1（[B] ％）を占め、物質の運搬機能、生体の恒常性維持、生体防御機構（免疫）、止血機構、体温の平均化などの役割をもつ。

■動脈血は [C] 色、静脈血は [D] 色である。

■血液の比重は [E] 、pHは [F] で [G] 性である。

■血漿浸透圧の正常値は [H] mOsm/kgH₂Oであり、[I] により調節されている。

■血液は、液体成分である [J] （血液の55%）と、[K] 成分（45%）によって組成されている。[J] の約91%は [L] であり、他に無機塩類、蛋白質、糖質、脂質、そのほか老廃物からなる。これらの [J] 構成成分から可溶性蛋白フィブリノゲンを除いたものを [M] という。

■[K] は [N] 、[O] および [P] からなる。

Answer
Ⓐ 13　Ⓑ 8　Ⓒ 鮮紅　Ⓓ 暗赤　Ⓔ 1.055～1.066　Ⓕ 7.35～7.45　Ⓖ 弱アルカリ　Ⓗ 275～295　Ⓘ 抗利尿ホルモン（AVP）　Ⓙ 血漿　Ⓚ 血球　Ⓛ 水　Ⓜ 血清　Ⓝ 赤血球　Ⓞ 白血球　Ⓟ 血小板

Comprehension Question

血液の組成について説明しなさい。

血漿中の電解質

Q・2

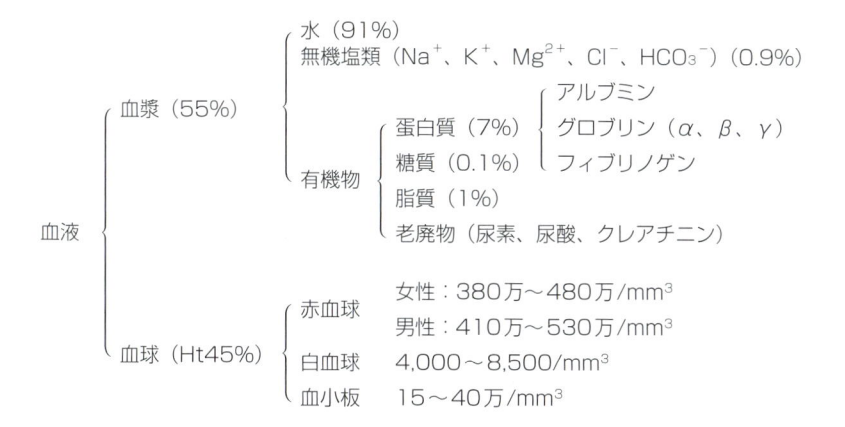

血液
- 血漿（55%）
  - 水（91%）
  - 無機塩類（Na^+、K^+、Mg^{2+}、Cl^-、HCO_3^-）（0.9%）
  - 有機物
    - 蛋白質（7%）
      - アルブミン
      - グロブリン（α、β、γ）
      - フィブリノゲン
    - 糖質（0.1%）
    - 脂質（1%）
    - 老廃物（尿素、尿酸、クレアチニン）
- 血球（Ht45%）
  - 赤血球
    - 女性：380万〜480万/mm^3
    - 男性：410万〜530万/mm^3
  - 白血球　4,000〜8,500/mm^3
  - 血小板　15〜40万/mm^3

血液の成分

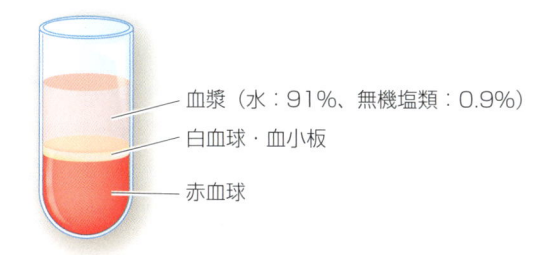

- 血漿（水：91%、無機塩類：0.9%）
- 白血球・血小板
- 赤血球

Tips
血液を遠心分離すると左図のように分離されるが、放置すると血漿中のフィブリノゲンによって下図のように凝固する。

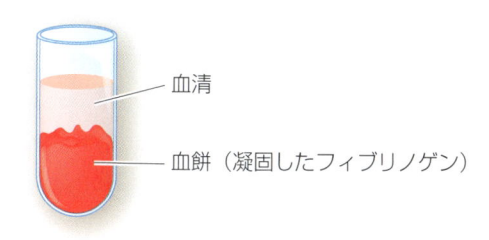

- 血清
- 血餅（凝固したフィブリノゲン）

■血漿中には約0.9%の無機塩類（電解質）が含まれており、その大部分は [A] である。血漿中の無機塩類には、他にK^+、Ca^{2+}、Mg^{2+}、HCO_3^-などがある。

■これらの電解質は、神経・筋刺激伝達や骨の形成・維持、体内の酸・塩基平衡維持に不可欠である。特に[A] 濃度は[B] を決定し、体液量を調整する。血中の[A] の濃度調節を担う器官は[C] である。

■血漿と等張な食塩水を[D] とよび、ヒトの場合、その濃度は[E] %である。

Answer
Ⓐ NaCl　Ⓑ 血漿浸透圧　Ⓒ 腎臓　Ⓓ 生理食塩水　Ⓔ 0.9

Comprehension Question

血漿中の電解質について説明しなさい。

Chapter 6

血漿蛋白質の組成と機能

Q・3

蛋白質分画の濾紙電気泳動

アルブミン
α1グロブリン
α2グロブリン
βグロブリン
フィブリノゲン
γグロブリン

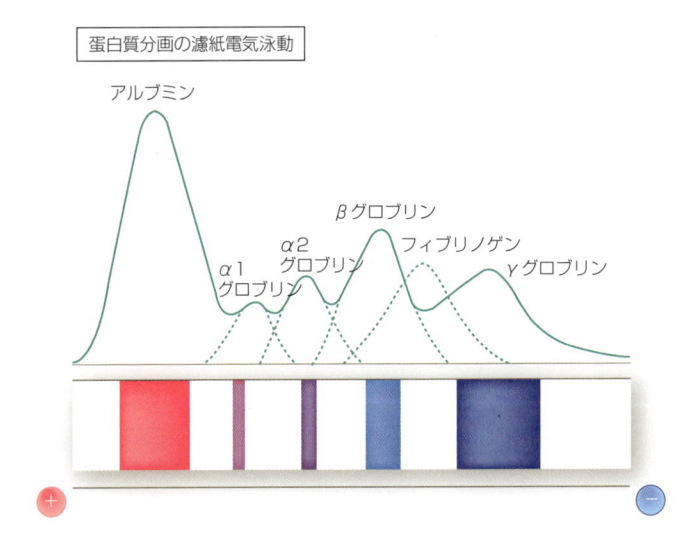

■血漿蛋白質（血漿の約7%）は主に A で合成され、 B （約60%を占める）、および C 、 D に大別される。

■血漿蛋白質は E に荷電しており、電気泳動を行うと、分子量の F ものほど速く G に移動する。

■アルブミンは H 、 I などに、グロブリンは I 、 J （特にγグロブリン）などに働き、フィブリノゲンは K に関連している。これらは主に A で合成されるが、γグロブリンは L で産生される。

Answer

Ⓐ 肝臓　Ⓑ アルブミン　Ⓒ グロブリン　Ⓓ フィブリノゲン　Ⓔ 負　Ⓕ 小さい　Ⓖ 陽極
Ⓗ 膠質浸透圧の維持　Ⓘ 物質輸送　Ⓙ 免疫　Ⓚ 血液凝固　Ⓛ リンパ節

Comprehension Question

血漿蛋白質の組成と働きについて説明しなさい。

血液

造血

Q・4

骨髄　　　　　　　　末梢血　　組織

前赤芽球 → 赤芽球 →(脱核)→ 赤血球

骨髄幹細胞
- 巨核芽球 → 血小板
- 骨髄芽球
  - → 好塩基球
  - → 好酸球
  - → 前骨髄球 → 骨髄球 → 杆状核 → 分葉核（好中球）
- 単芽球 → 単球 → マクロファージ

多能性幹細胞

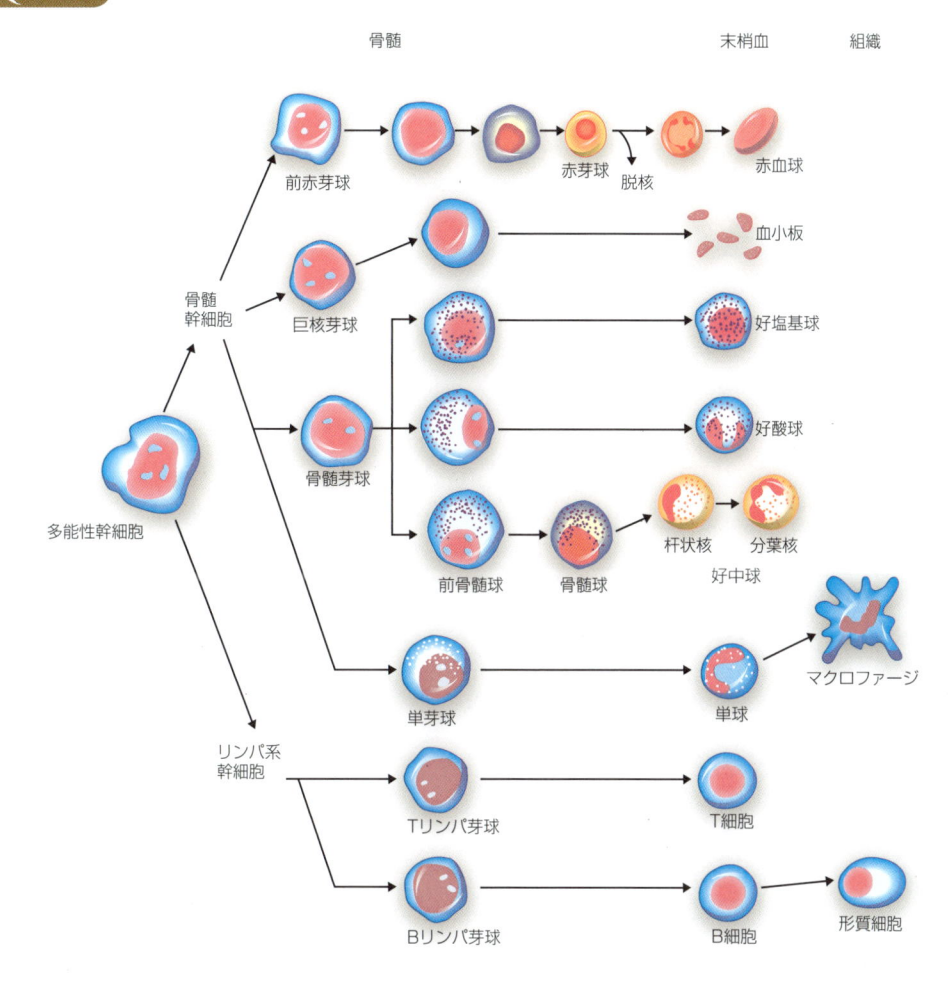

リンパ系幹細胞
- Tリンパ芽球 → T細胞
- Bリンパ芽球 → B細胞 → 形質細胞

■全ての血球成分は、 A　　　　の　B　　　　から分化する。

■成人の造血部位は胸骨や肋骨、椎骨、骨盤などの C　　　　や D　　　　の A　　　　であるが、胎児期には E　　　　や F　　　　も造血器官としての働きをもつ。

■造血の過程では、さまざまな造血因子（サイトカイン）が作用する。

Answer
Ⓐ 骨髄　Ⓑ 多能性幹細胞　Ⓒ 扁平骨
Ⓓ 短骨　Ⓔ 肝臓　Ⓕ 脾臓

Comprehension Question

造血の過程について説明しなさい。

Chapter 6

赤血球1

Q・5

ヘマトクリット（Ht）

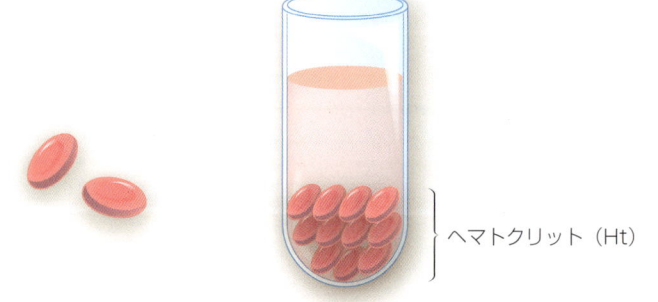

- ■赤血球は [A] 状、[B] の血球細胞であり、寿命は約 [C] である。
- ■赤血球の主成分は [D] であり、[E] を行う。
- ■赤血球は体内で最も多い細胞であり、血液中の赤血球濃度の正常値は、成人男性で約 [F] /mm³、成人女性で約 [G] /mm³である。
- ■血液中に占める血球成分の割合をヘマトクリット（Ht）といい、成人男性で約 [H] %、成人女性で約 [I] %である。

Answer
Ⓐ 円板　Ⓑ 無核　Ⓒ 120日　Ⓓ ヘモグロビン（Hb）
Ⓔ O_2の運搬　Ⓕ 500万　Ⓖ 450万　Ⓗ 45　Ⓘ 40

Comprehension Question

赤血球の特徴について説明しなさい。

赤血球2

Q・6

ヘムの合成

- ■ヘモグロビン分子（分子量65,000）は、^A_____ を含む色素である ^B_____ と、蛋白質である ^C_____ それぞれ1個ずつからなるサブユニットが4個集まって構成されている。
- ■ヘムは ^D_____ と可逆的に結合し、これによってヘモグロビンは ^E_____ を行う。^D_____ の結合したヘモグロビンを ^F_____、結合していないヘモグロビンを ^G_____ とよぶ。
- ■ヘモグロビンはO_2よりCO_2への親和性が高い。そのため肺など ^H_____ 分圧の高いところでO_2と結合し、^I_____ 分圧の高い末梢組織ではO_2を解離して、組織へO_2を供給する。
- ■赤血球は炭酸脱水酵素を有し、これによってCO_2から ^J_____ を生成して、血液のアルカリ性の維持に働く。また、ヘモグロビンは放出されたH^+と結合し、酸を緩衝する。このように、ヘモグロビンは血液の ^K_____ ももつ。

Answer
Ⓐ 鉄　Ⓑ ヘム　Ⓒ グロビン　Ⓓ O_2　Ⓔ O_2の運搬　Ⓕ オキシヘモグロビン（酸化型Hb）
Ⓖ デオキシヘモグロビン（還元型Hb）　Ⓗ O_2　Ⓘ CO_2　Ⓙ HCO_3^-　Ⓚ 緩衝作用

Comprehension Question
ヘモグロビンの構造と機能について説明しなさい。

Chapter 6

赤血球3

Q・7

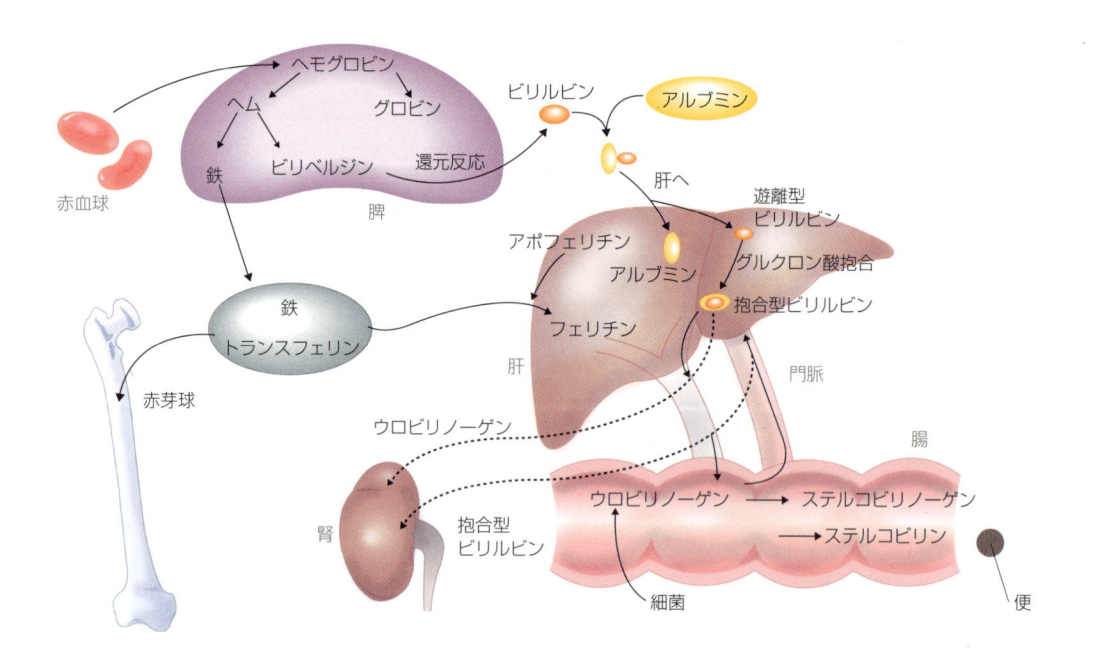

■多能性造血幹細胞は、[A]　　　　　を経て、赤血球へと分化する。この過程には、[B]　　　　　から分泌される[C]　　　　　というホルモンが必要である。

■赤血球の生成には、ヘモグロビンの成分である[D]　　　　　や、DNA合成を促進する[E]　　　　　、[F]　　　　　も必要である。

■老化した赤血球は、主に[G]　　　　　、[H]　　　　　で破壊される（[I]　　　　　）。

■溶血によりヘモグロビンはヘムとグロビンに分解される。[J]　　　　　から生じた鉄は、輸送蛋白である[K]　　　　　に結合し、一部は[L]　　　　　に送られて[M]　　　　　に用いられ、一部は[N]　　　　　に送られて鉄と蛋白質の結合体である[O]　　　　　として貯蔵される。

■また、ヘム代謝産物の一つであるビリベルジンは遊離ビリルビンとなり、アルブミンと結合して[P]　　　　　へ運ばれ、グルクロン酸抱合を受けた後[Q]　　　　　として腸管へ排泄される。

Answer
Ⓐ 赤芽球　Ⓑ 腎臓　Ⓒ エリスロポエチン　Ⓓ 鉄　Ⓔ ビタミンB_{12}　Ⓕ 葉酸
Ⓖ 脾臓　Ⓗ 肝臓　Ⓘ 溶血　Ⓙ ヘム　Ⓚ トランスフェリン　Ⓛ 骨髄
Ⓜ ヘモグロビン合成　Ⓝ 肝臓　Ⓞ フェリチン　Ⓟ 肝臓　Ⓠ 胆汁

Comprehension Question

赤血球の産生と破壊について説明しなさい。

脾臓

Q・8

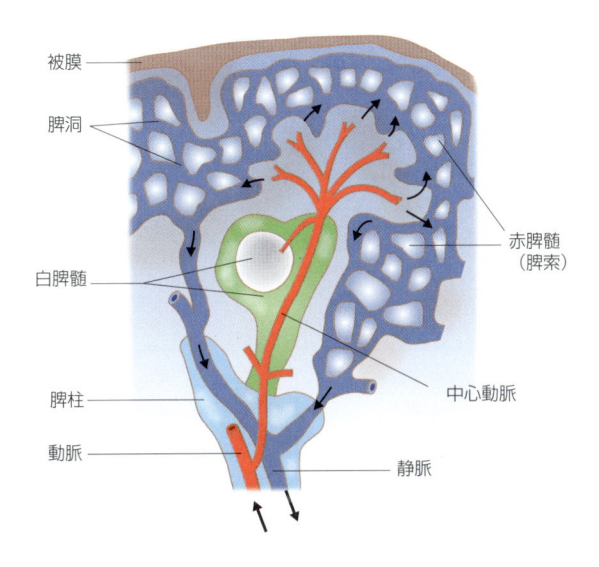

(図：脾臓の構造 — 被膜、脾洞、白脾髄、脾柱、動脈、赤脾髄（脾索）、中心動脈、静脈)

■脾臓は [A] にある実質臓器で、大部分を占める [B] と、残りの [C] からなる。

■赤脾髄では、[D] が行われる。白脾髄は [E] からなり、[F]、[G] の場となる。

■胎児期には [H] としての役割をもつ。

Answer
Ⓐ 左上腹部　Ⓑ 赤脾髄　Ⓒ 白脾髄　Ⓓ 老化した赤血球の破壊（溶血）
Ⓔ リンパ組織　Ⓕ リンパ球の成熟　Ⓖ 免疫応答　Ⓗ 造血器官

Comprehension Question

脾臓の構造と機能について説明しなさい。

Chapter 6

白血球1

Q・9

白血球の種類			全白血球中の割合 (%)	直径（μm）
顆粒球	好中球	杆状核	4.5	9〜12
		分葉核	49	
	好酸球		3.0	10〜12
	好塩基球		0.5	8〜10
単球			5	15〜20
リンパ球			38	7〜9

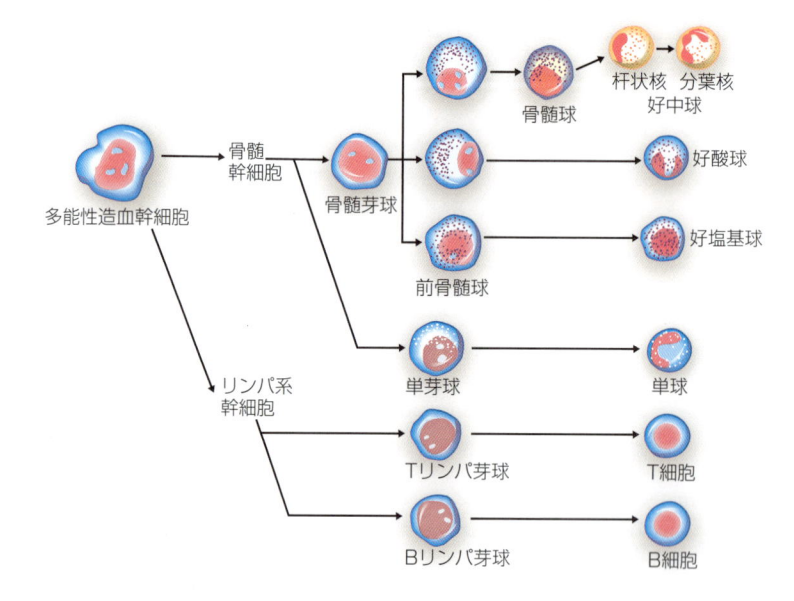

■白血球は、[A]　、[B]　、[C]　の3つに分類される。
■顆粒球は染色性の違いによって[D]　、[E]　、[F]　に、リンパ球は形態・生物特性から[G]　、[H]　に分類される。
■血液中の白血球濃度の正常値は[I]　/mm³である。

Answer
Ⓐ 顆粒球　Ⓑ 単球　Ⓒ リンパ球　Ⓓ 好中球　Ⓔ 好酸球
Ⓕ 好塩基球　Ⓖ T細胞　Ⓗ B細胞　Ⓘ 4,000〜9,000

Comprehension Question

白血球の組成について説明しなさい。

白血球2

Q・10

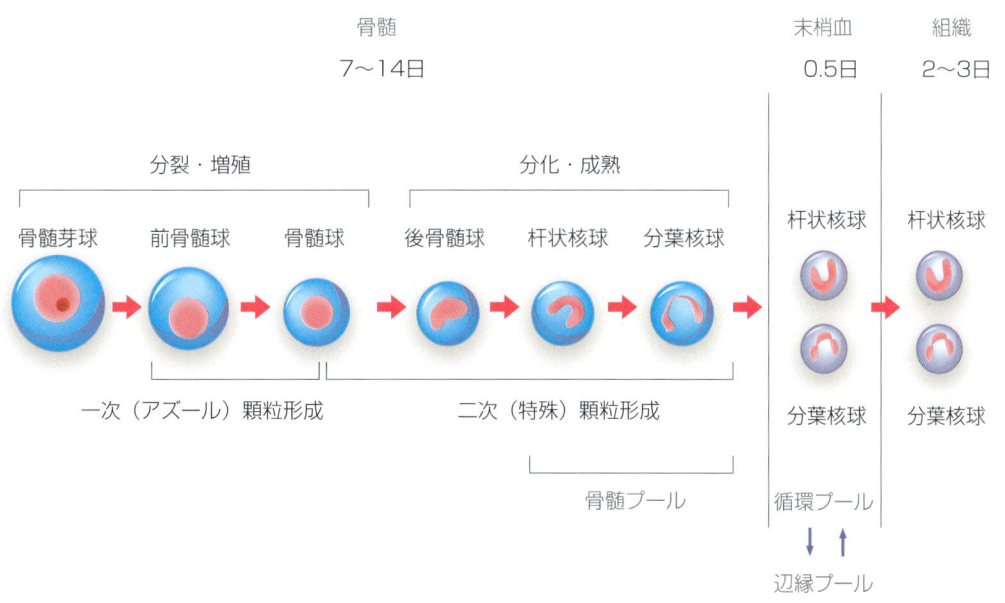

骨髄　　　　　　　　　　　　　　　　末梢血　組織
7～14日　　　　　　　　　　　　　　0.5日　2～3日

分裂・増殖　　　　　　分化・成熟

骨髄芽球 → 前骨髄球 → 骨髄球 → 後骨髄球 → 杆状核球 → 分葉核球 → 杆状核球／分葉核球 → 杆状核球／分葉核球

一次（アズール）顆粒形成　　二次（特殊）顆粒形成

骨髄プール　　循環プール
　　　　　　　↓↑
　　　　　　辺縁プール

出典：北川誠一「白血球」『標準生理学』第7版、p.522、2009年、医学書院

- 顆粒球は、多能性造血幹細胞から [A] を経て、[B] 、[C] 、[D] のそれぞれに分化する。
- 好中球には、より未熟で、核にくびれのない [E] と完全に成熟して核にくびれをもつ [F] とがある。
- 単球は、多能性幹細胞から [G] を経て分化する。血管内から組織へ遊走し、[H] として働く（→Q4）。
- 顆粒球や単球の分化には、顆粒球コロニー刺激因子（G-CSF）やマクロファージコロニー刺激因子（M-CSF）、顆粒球-マクロファージコロニー刺激因子（GM-CSF）などの [I] が働く。
- 生体内で好中球は [J] 、[K] 、[L] に分布している。
- [J] には血管内の10倍以上の好中球が貯蔵され、[M] 時には末梢血中へと動員される。
- 血管内の好中球プールは、全身を循環する [N] と、末梢に存在する [O] からなり、両者は容易に移行する。通常の血液検査では、[P] が測定される。

Answer

Ⓐ 骨髄芽球　Ⓑ 好中球　Ⓒ 好酸球　Ⓓ 好塩基球　Ⓔ 杆状核好中球　Ⓕ 分葉核好中球　Ⓖ 単芽球　Ⓗ マクロファージ　Ⓘ サイトカイン　Ⓙ 骨髄　Ⓚ 血管内　Ⓛ 組織　Ⓜ 細菌感染　Ⓝ 循環プール　Ⓞ 辺縁プール　Ⓟ 循環プール

Comprehension Question

白血球の分化について説明しなさい。

Chapter 6

白血球3

Q・11

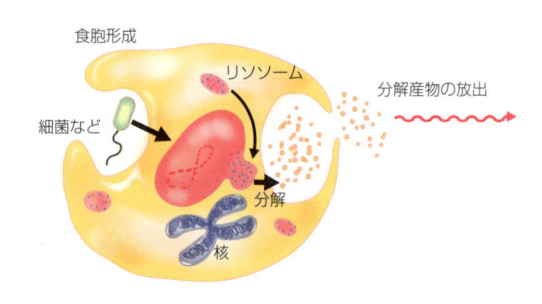

食胞形成
リソソーム
分解産物の放出
細菌など
分解
核

■好中球は、[A] 染色で [B] 色に染まる顆粒をもつ顆粒球で、細菌など異物に対する [C] と特定の化学因子に対する [D] を示す。

■炎症が起こると、血管内の好中球は炎症部位に移動する。まず、血管内皮細胞に [E] した後、内皮細胞上を転がって移動し（[F]）、炎症で産生される走化性因子によって血管内から炎症部位へ [G] する。

■細菌に [H] や [I] が結合すると、好中球の [J] を受けやすくなる（[K] 作用）。好中球は、包み込むようにして細菌を [J] し、活性酸素によって [L] する。

■また、好中球のほかに [M]、[N]、[O] が貪食能を有しており、これらの白血球を合わせて [P] とよぶ。

Answer
Ⓐ ギムザ　Ⓑ ピンク　Ⓒ 食作用　Ⓓ 走化性　Ⓔ 接着　Ⓕ ローリング　Ⓖ 遊走　Ⓗ 抗体
Ⓘ 補体　Ⓙ 貪食　Ⓚ オプソニン化　Ⓛ 殺菌　Ⓜ 好酸球　Ⓝ 単球　Ⓞ マクロファージ　Ⓟ 食細胞

Comprehension Question

好中球の機能について説明しなさい。

白血球4

Q・12

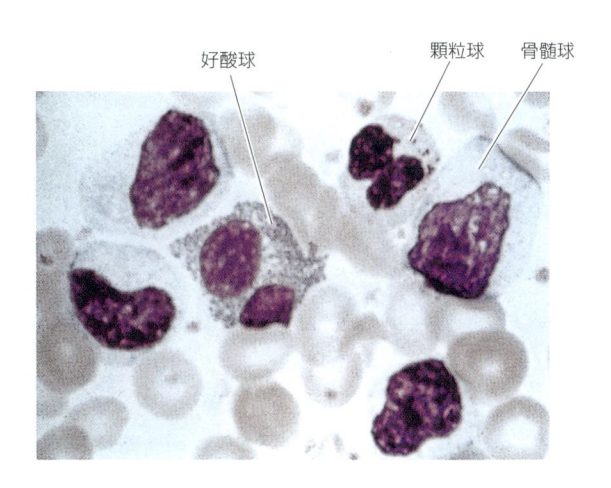

好酸球　顆粒球　骨髄球

■好酸球は、[A]染色で[B]色に染まる顆粒をもつ顆粒球である。[C]感染や[D]の際に増加する。
■好塩基球は、[A]染色で[E]色に染まる顆粒をもつ顆粒球である。細胞膜表面上に[F]が存在し、受容体にIgEが、さらにIgEに抗原が結合すると[G]などが放出される。[H]型アレルギーの原因となる。組織中にとどまる好塩基球を[I]とよぶ。
■単球は、血管外へと遊走して[J]に分化し、好中球よりも強い食作用を有する食細胞となる。また、貪食した抗原の情報を免疫系に伝える[K]機能も有する。

Answer
Ⓐ ギムザ　Ⓑ 赤　Ⓒ 寄生虫　Ⓓ アレルギー反応　Ⓔ 紫　Ⓕ IgE受容体
Ⓖ ヒスタミン　Ⓗ I　Ⓘ 肥満細胞　Ⓙ マクロファージ　Ⓚ 抗原提示

Comprehension Question

好酸球・好塩基球・単球の特徴と働きについて説明しなさい。

Chapter 6

リンパ球1

Q・13

骨髄　　　　　　　胸腺　　　　リンパ節、脾臓
　　　　　　　　　　　　　　　消化管、気道など
　　　　　　　　　　　　　　　のリンパ組織

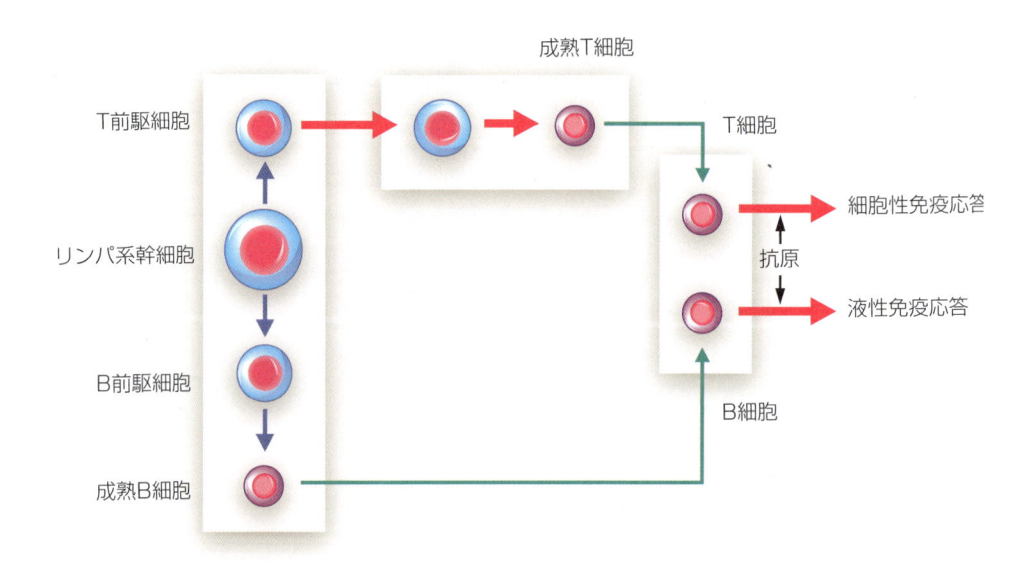

成熟T細胞

T前駆細胞

リンパ系幹細胞

B前駆細胞

成熟B細胞

T細胞 → 細胞性免疫応答
↕抗原
B細胞 → 液性免疫応答

■リンパ球は [A] 系の主な担い手である。[A] には活性化T細胞による [B] と、B細胞の働きによる [C] がある。

■リンパ球は、[D] で多能性造血幹細胞からリンパ芽球を経て、T前駆細胞と未熟B細胞となる。T前駆細胞は血流に乗って [E] に運ばれ、そこでT細胞に成熟する。B細胞は [F] で分化・成熟が行われる。これらの場を [G] という。

■成熟したT細胞およびB細胞は [H] 、[I] などの [J] に分布する。

Answer
Ⓐ 免疫　Ⓑ 細胞性免疫　Ⓒ 液性免疫　Ⓓ 骨髄　Ⓔ 胸腺　Ⓕ 骨髄　Ⓖ 一次リンパ組織　Ⓗ リンパ節　Ⓘ 脾臓　Ⓙ 末梢リンパ組織（二次リンパ組織）

Comprehension Question

リンパ球の産生について説明しなさい。

血液

リンパ球2

Q・14

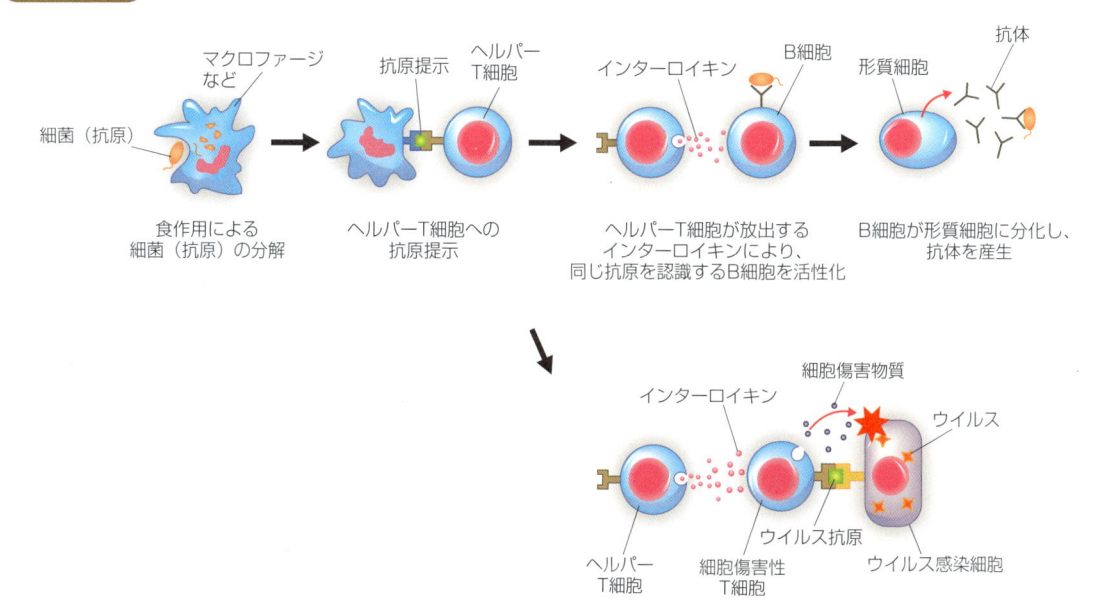

[図：体液性免疫と細胞性免疫の流れ]
- マクロファージなどによる細菌（抗原）の食作用による分解
- ヘルパーT細胞への抗原提示
- ヘルパーT細胞が放出するインターロイキンにより、同じ抗原を認識するB細胞を活性化
- B細胞が形質細胞に分化し、抗体を産生
- ヘルパーT細胞が放出するインターロイキンにより細胞傷害性T細胞が活性化し、ウイルス感染細胞を攻撃

T細胞

- CD8陽性の [A] T細胞は、[B] に結合した抗原ペプチドを認識し、標的細胞を攻撃する。
- CD4陽性の [C] T細胞は、[D] に結合した抗原ペプチドを認識し、活性化・増殖して、種々の [E] を放出し、[F] や [G] を活性化する。
- そのほかにも、癌細胞を攻撃する [H] 、自己抗原に対する免疫反応を抑制する [I] がある。

B細胞

- B細胞は [J] より抗原刺激を受け、[K] に分化し、5種類の [L] による [M] を産生する。
- B細胞の産生する [M] を介した免疫機構を [N] といい、[M] を介さず、感染された [O] が直接標的細胞を攻撃する免疫機構を [P] という。

Answer
Ⓐ 細胞傷害性　Ⓑ MHCクラスⅠ　Ⓒ ヘルパー　Ⓓ MHCクラスⅡ　Ⓔ サイトカイン
Ⓕ 細胞傷害性T細胞　Ⓖ B細胞　Ⓗ NK細胞　Ⓘ サプレッサーT細胞　Ⓙ ヘルパーT細胞
Ⓚ 形質細胞　Ⓛ 免疫グロブリン　Ⓜ 抗体　Ⓝ 液性免疫　Ⓞ T細胞　Ⓟ 細胞性免疫

Comprehension Question

リンパ球の機能について説明しなさい。

Chapter 6

血小板1

Q・15

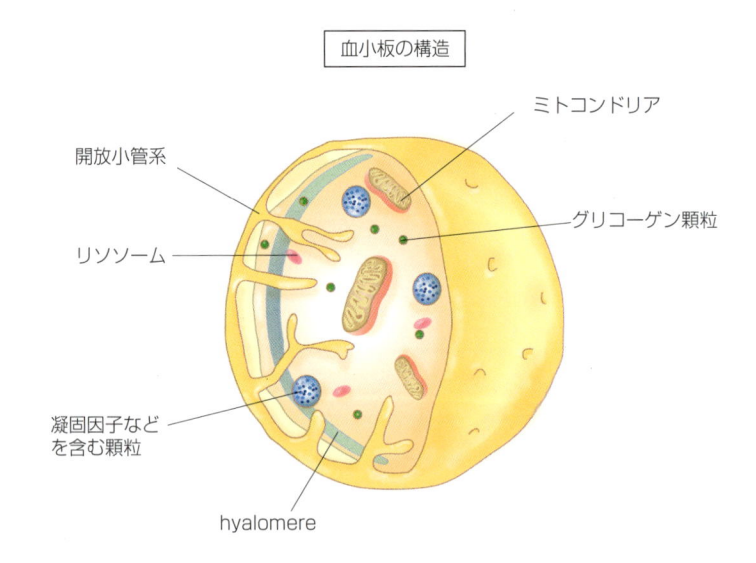

血小板の構造

- ミトコンドリア
- 開放小管系
- グリコーゲン顆粒
- リソソーム
- 凝固因子などを含む顆粒
- hyalomere

■血小板は、骨髄に存在する A の B がちぎれるようにして産生される。産生に関わるホルモンは C で、血小板の寿命は約 D である。

■血小板の直径は E /μmで、 F であり、 G 状の細胞である。血中に15万〜40万/mm³存在し、3分の1は脾臓にある。

■血小板の主な機能は、 H と I である。

Answer
Ⓐ 巨核球　Ⓑ 細胞質　Ⓒ トロンボポエチン　Ⓓ 10日
Ⓔ 2〜4　Ⓕ 無核　Ⓖ 円板　Ⓗ 止血　Ⓘ 血液凝固

Comprehension Question

血小板の産生について説明しなさい。

血小板2

Q・16

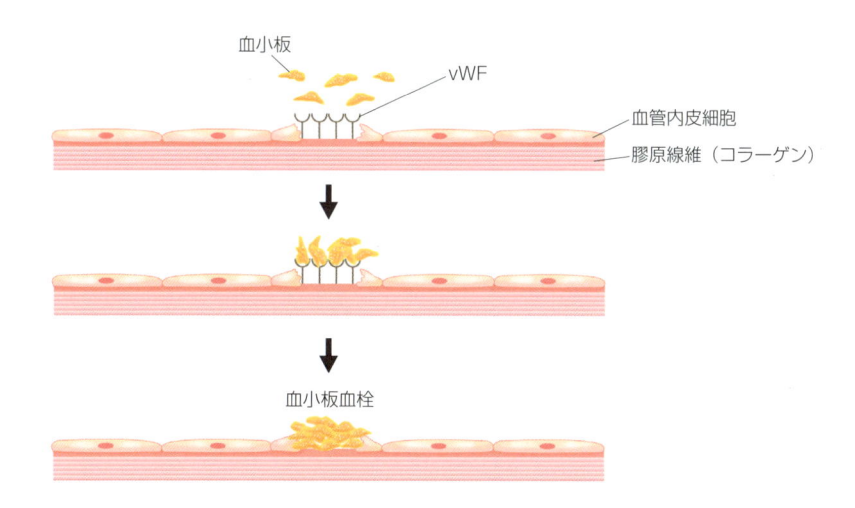

血小板の活性化による形態変化

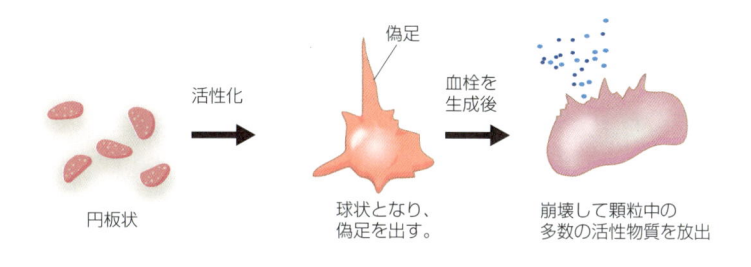

円板状 → 活性化 → 球状となり、偽足を出す。 → 血栓を生成後 → 崩壊して顆粒中の多数の活性物質を放出

■血管の破綻によって露出した [A] に、血管内皮細胞が産生する [B] を介して血小板が [C] する。[C] した血小板は活性化され、円板状から仮足をもった「トゲ状」へと形態を変化させる。また、膜表面に血小板膜糖蛋白受容体が発現され、それらを粘着蛋白である [D] や [B] がつなぐことで他の血小板と [C] し、[E] ができる。この過程を [F] という。

Answer
Ⓐ 膠原線維（コラーゲン） Ⓑ von Willebrand因子（vWF） Ⓒ 凝集
Ⓓ フィブリノゲン Ⓔ 血小板血栓（一次血栓） Ⓕ 血小板凝集（一次止血）

Comprehension Question

止血機構について説明しなさい。

Chapter 6

血小板3

Q・17

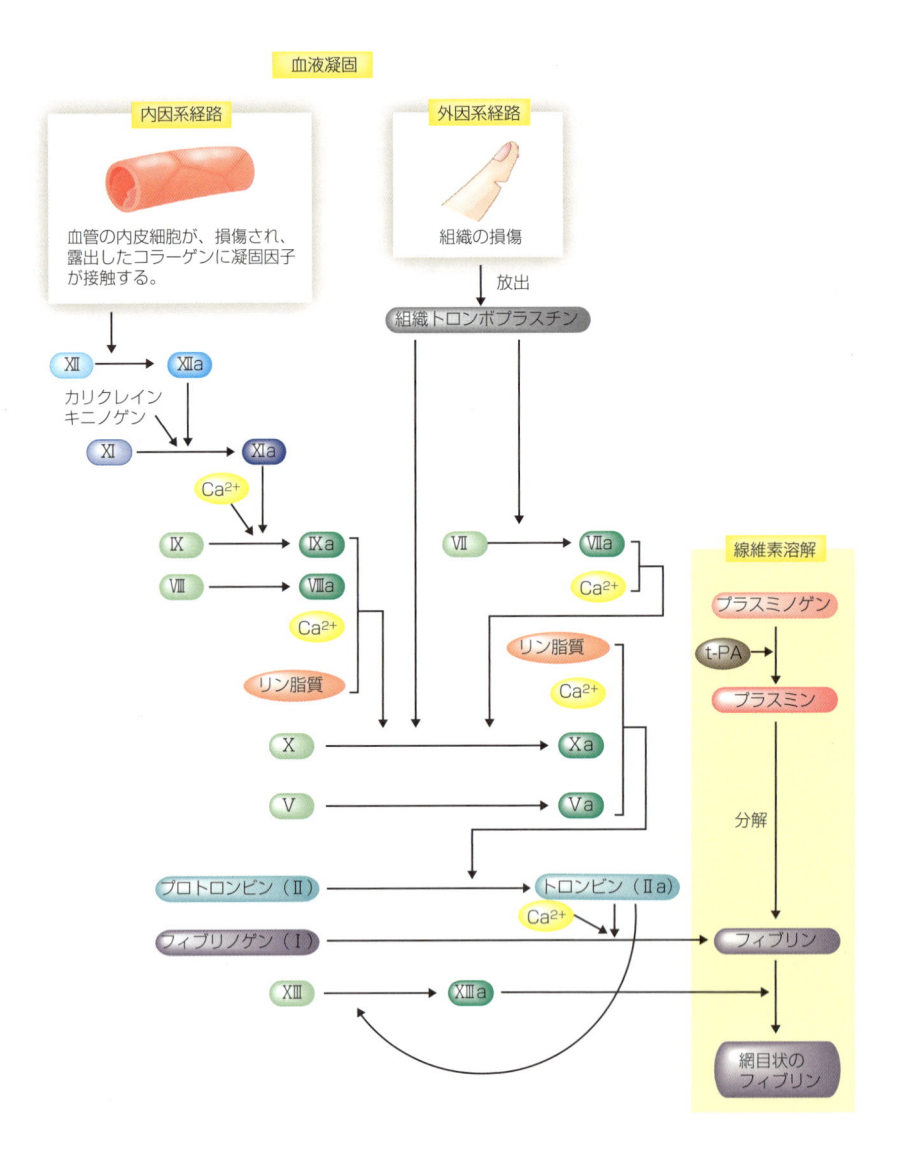

血液凝固

内因系経路
血管の内皮細胞が、損傷され、露出したコラーゲンに凝固因子が接触する。

XII → XIIa
カリクレイン
キニノゲン
XI → XIa
Ca²⁺
IX → IXa
VIII → VIIIa
Ca²⁺
リン脂質

外因系経路
組織の損傷
放出
組織トロンボプラスチン
VII → VIIa
Ca²⁺
リン脂質
Ca²⁺

X → Xa
V → Va

プロトロンビン（II）→ トロンビン（IIa）
Ca²⁺
フィブリノゲン（I）→ フィブリン
XIII → XIIIa
→ 網目状のフィブリン

線維素溶解
プラスミノゲン
t-PA
プラスミン
分解

■ 一次止血が起こると同時に、血漿中の [A] が活性化され、最終的に [B] は [C] となり、凝血塊が形成される（[D]）。
■ フィブリンが [E] によって分解され、[F] を生じる反応を [G] という。

Answer
Ⓐ 凝固因子　Ⓑ フィブリノゲン　Ⓒ フィブリン　Ⓓ 凝固、二次止血
Ⓔ プラスミン　Ⓕ FDP　Ⓖ 線溶

Comprehension Question

凝固と線溶の機序について説明しなさい。

血液型と輸血

Q・18

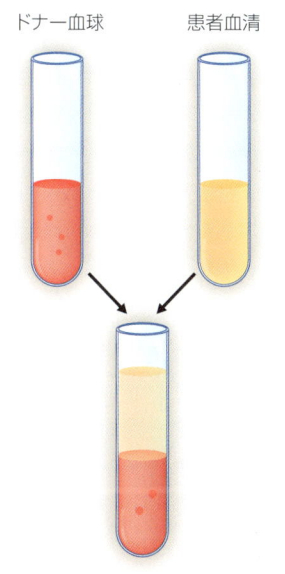

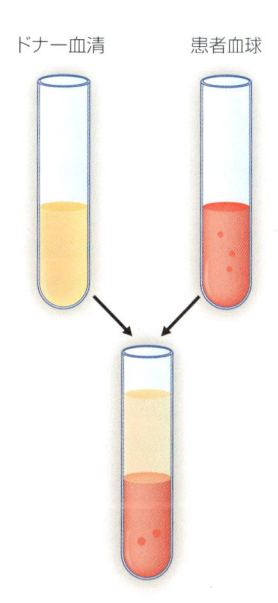

主試験：ドナー血球 ＋ 患者血清 → 凝集・溶血の確認

副試験：ドナー血清 ＋ 患者血球 → 凝集・溶血の確認

■ ヒトの血液型は、赤血球表面の抗原の型により、4タイプに分けられる。A型は [A] 抗原をもつタイプであり、B型は [B] 抗原を有するタイプである。AB型は [C] を有し、O型は [D] 。

■ 生体は自己にない抗原に対する抗体を産生するため、A型の人は [B] 抗原に対する [E] を、B型の人は [A] 抗原に対する [F] を有する。A型の人にB型の血液を輸血すると、A型の人がもつ [E] によってB型赤血球が [G] する。

■ ABO式血液型不適合の輸血を行った場合、輸血血球が患者の抗体と反応して [H] が起こる。

■ 血液型不適合輸血を防ぐための検査に、[I] がある。このうち、[J] 試験では、[K] と [L] を、[M] 試験では [N] と [O] を反応させ、凝集・溶血の有無をみる。

■ ヒトではABO式血液型のほかには [P] 血液型も臨床的に重要である。[Q] をもつものをRh（＋）、もたないものをRh（－）という。Rh（－）のヒトにRh（＋）の血液を輸血してしまった場合、[R] が産生され、再度Rh（＋）の輸血がなされると溶血が起きる。

Answer
Ⓐ A　Ⓑ B　Ⓒ A抗原とB抗原の両方　Ⓓ いずれももたない　Ⓔ 抗B抗体　Ⓕ 抗A抗体　Ⓖ 凝集　Ⓗ 血管内溶血　Ⓘ 交差適合試験　Ⓙ 主　Ⓚ ドナー血球　Ⓛ 患者血清　Ⓜ 副　Ⓝ ドナー血清　Ⓞ 患者血球　Ⓟ Rh式　Ⓠ D抗原　Ⓡ 抗Rh（D）抗体

Comprehension Question

ＡＢＯ式血液型について説明しなさい。

Chapter 1 ● 細胞

Chapter 2 ● 神経と筋

Chapter 3 ● 中枢神経系

Chapter 4 ● 自律神経系

Chapter 5 ● 感覚器

Chapter 6 ● 血液

Chapter 7 ● 消化器

Chapter 8 ● 呼吸器

Chapter 9 ● 循環器

Chapter 10 ● 腎・泌尿器

Chapter 11 ● 内分泌

Chapter 12 ● 生殖

Q・1	消化器の基本構造	96
Q・2	咀嚼と嚥下	97
Q・3	唾液	98
Q・4	胃液の成分と分泌	99
Q・5	胃酸の分泌	100
Q・6	消化管（腸）の運動	101
Q・7	小腸の機能	102
Q・8	大腸の機能	103
Q・9	肝臓の機能	104
Q・10	胆汁の分泌	105
Q・11	膵液の分泌	106
Q・12	糖質の消化と吸収	107
Q・13	蛋白質の消化と吸収	108
Q・14	脂質の消化と吸収	109
Q・15	水・電解質・ビタミンの吸収	110

消化器

Chapter 7

消化器の基本構造

Q・1

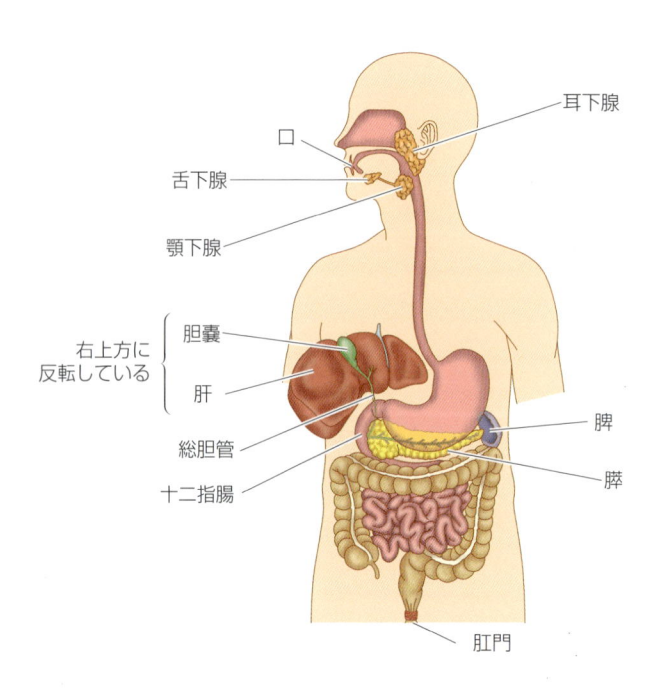

（図：消化器系の解剖図。耳下腺、口、舌下腺、顎下腺、胆嚢、肝（右上方に反転している）、総胆管、十二指腸、脾、膵、肛門）

■消化器とは、食物・水分を低分子の物質に分解（＝ [A]　　　）し、粘膜を介して [B]　　　する器官である。

■消化は大きく分けると、歯による噛み砕きなど消化管の運動による [C]　　　的消化と、消化酵素を用いた [D]　　　的消化がある。

Answer
Ⓐ 消化　Ⓑ 吸収　Ⓒ 物理　Ⓓ 化学

Comprehension Question

消化器の構造と機能について説明しなさい。

消化器

咀嚼と嚥下

Q・2

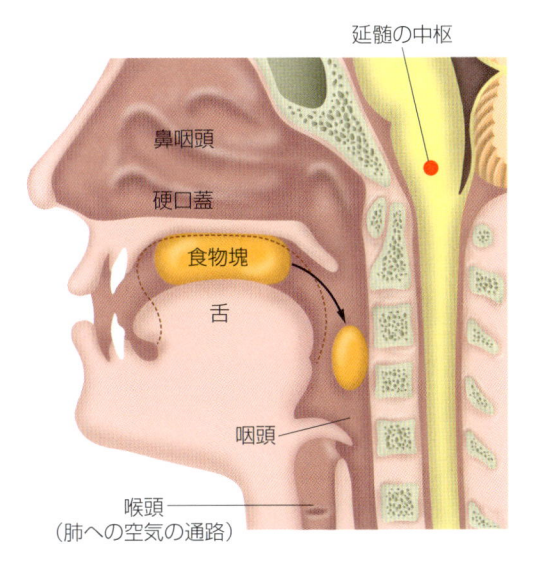

（図：咀嚼と嚥下の解剖図　延髄の中枢、鼻咽頭、硬口蓋、食物塊、舌、咽頭、喉頭（肺への空気の通路））

■ 口腔内に取り入れられた固形の食物は顎の複雑な運動により噛み砕かれ、唾液と混合され飲み込みやすくこね固められる。これを〔A〕という。

■ 〔A〕によってこねられた食物は口腔、咽頭、食道の複雑な協調運動により胃に運ばれる。この一連の運動を〔B〕という。

■ 〔B〕は、第1期（口腔咽頭相）、第2期（咽頭食道相）、第3期（食道相）に分けられる。第1期は随意的に、食物を口腔の後方に押し込む運動である。第2期は、食物による咽頭壁の刺激が〔C〕神経と〔D〕神経を経て延髄の〔E〕中枢へ伝達されると反射的に食べ物が食道に押しやられる運動である。第3期は食道の〔F〕によって、食道の入口から胃の入口まで食物を運ぶ運動である。

Answer
Ⓐ 咀嚼　Ⓑ 嚥下　Ⓒ 舌咽　Ⓓ 迷走　Ⓔ 嚥下　Ⓕ 蠕動運動

Comprehension Question

咀嚼・嚥下運動について説明しなさい。

Chapter 7

唾 液

Q・3

口腔内

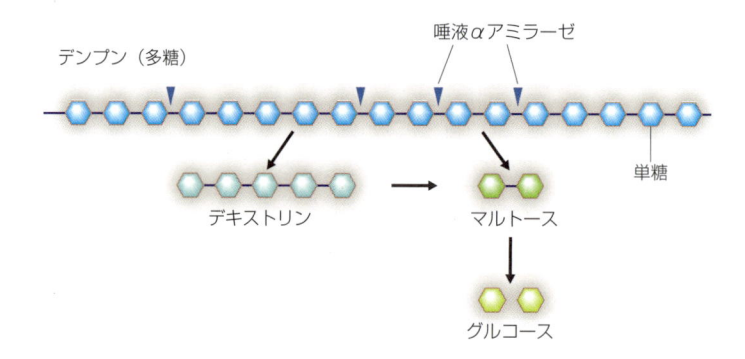

デンプン（多糖） 唾液αアミラーゼ 単糖
デキストリン → マルトース → グルコース

■成人では、約1l/日、唾液腺より分泌される。唾液腺は大唾液腺と小唾液腺に分類され、大唾液腺は〔A〕、〔B〕、〔C〕からなる。それぞれ漿液性、混合性、粘液性の唾液を分泌し、大部分は〔D〕が担っている。唾液分泌は、副交感神経と交感神経の両者が共に分泌を促すという特徴がある。

■唾液に含まれる〔E〕により、デンプンが〔F〕まで分解される。

Answer
Ⓐ 耳下腺　Ⓑ 顎下腺　Ⓒ 舌下腺
Ⓓ 顎下腺　Ⓔ 唾液αアミラーゼ　Ⓕ マルトース

Comprehension Question

唾液の生成と働きについて説明しなさい。

消化器

胃液の成分と分泌

Q・4

- 胃液は [A] 性の消化液で、2～3l/日の分泌がある。
- 胃液は主に [B] （胃酸）と [C] 、 [D] からなり、 [B] は [E] 、 [C] は [F] 、 [D] は [G] や [H] 、 [I] から分泌される。
- ペプシノゲンは [J] によって活性化され、 [K] となる。 [K] は酸性の環境下で（至適pH 2.0）、蛋白分解酵素として機能する。HClは食物中の蛋白質を変性させ、ペプシンによる加水分解を促進する。粘液は食物の刺激から胃粘膜を保護し、酸を中和し、ペプシンが胃粘膜に直接接触しないようにする役割をもつ。
- 胃液分泌は脳相・胃相・腸相の3相に分けられる。

脳相：条件反射（食事に関する視聴覚刺激）と無条件反射（食事による味覚・嗅覚、物理的刺激）により迷走神経が興奮し、胃液分泌が亢進する。

胃相：食物が胃に入ったことによる神経反射とG細胞から分泌された [L] により、胃液分泌が亢進する。

腸相：酸性の食物が十二指腸に流入すると、上部小腸のS細胞から [M] が分泌され、胃液の分泌が抑制される。

Answer
Ⓐ 強酸　Ⓑ HCl　Ⓒ ペプシノゲン　Ⓓ 粘液　Ⓔ 壁細胞　Ⓕ 主細胞　Ⓖ 副細胞（頸粘液細胞）
Ⓗ 噴門腺　Ⓘ 幽門腺　Ⓙ HCl　Ⓚ ペプシン　Ⓛ ガストリン　Ⓜ セクレチン

Comprehension Question

胃液の成分と分泌について説明しなさい。

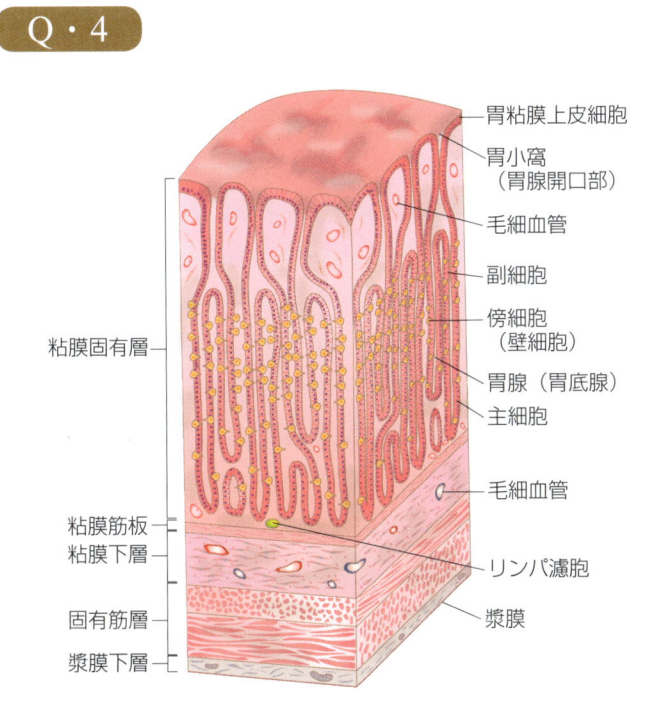

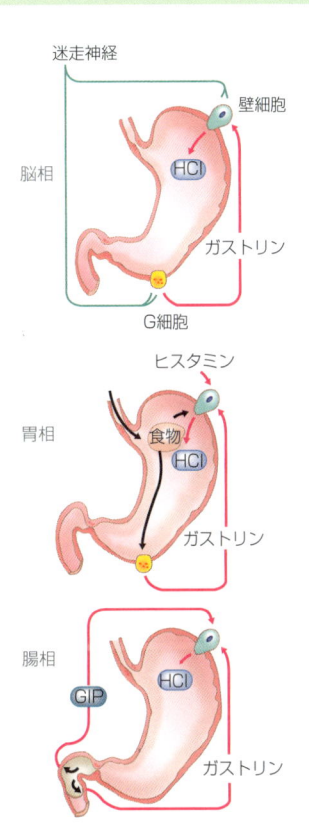

Chapter 7

胃酸の分泌

Q・5

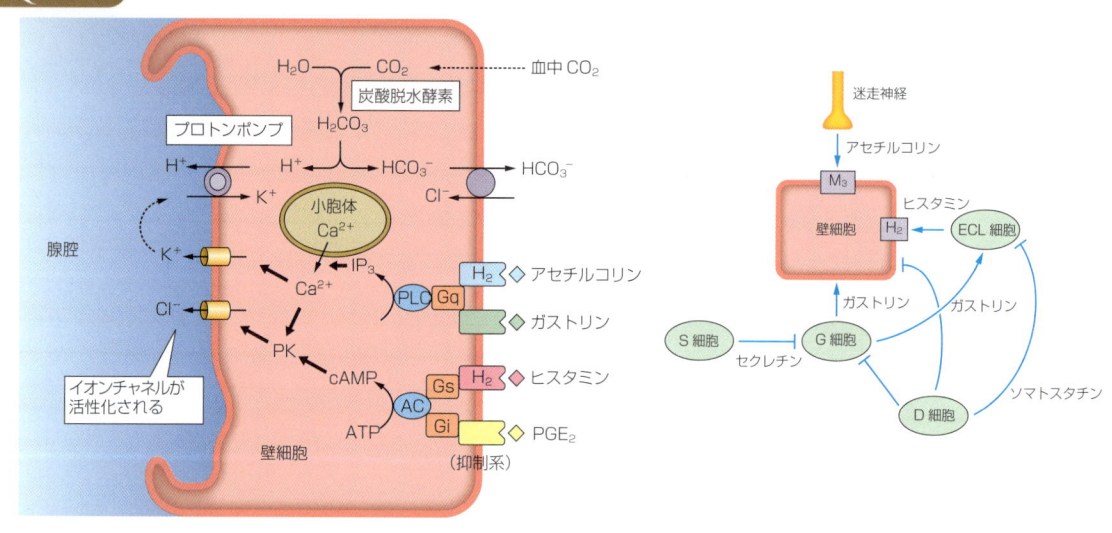

出典：『Qシリーズ　新生理学』竹内昭博 著、日本医事新報社

H^+の分泌機序

■炭酸脱水酵素によりH^+が生産される。

$CO_2 + H_2O \rightarrow H_2CO_3 \rightarrow H^+ + HCO_3^-$

■腺腔側にある [A]（H^+-K^+ATPアーゼ）により能動的に分泌される。

Cl^-の分泌機序

■H^+と同時につくられたHCO_3^-は基底側にあるHCO_3^--Cl^-交換輸送体によって汲み出され、Cl^-は壁細胞内に移動する。

■Cl^-は、Cl^-チャネルから腺腔内に放出される。その放出量はH^+の分泌量に比例する。

分泌調節

■胃酸分泌は [B]、[C]、[D] によって促進され、[E]、[F]、プロスタグランジンE_2によって抑制される。

■ガストリンはG細胞から分泌され、壁細胞に作用して直接胃酸分泌を促進することに加え、腸管クロム親和性様（ECL）細胞にも作用してヒスタミン放出を促進する。

■ソマトスタチンはD細胞から分泌され、G細胞、ECL細胞、壁細胞に対し、抑制的に作用する。

Answer
Ⓐ プロトンポンプ　Ⓑ アセチルコリン　Ⓒ ガストリン
Ⓓ ヒスタミン　Ⓔ セクレチン　Ⓕ ソマトスタチン

Comprehension Question

胃酸の分泌機序と調節について説明しなさい。

消化器

消化管（腸）の運動

Q・6

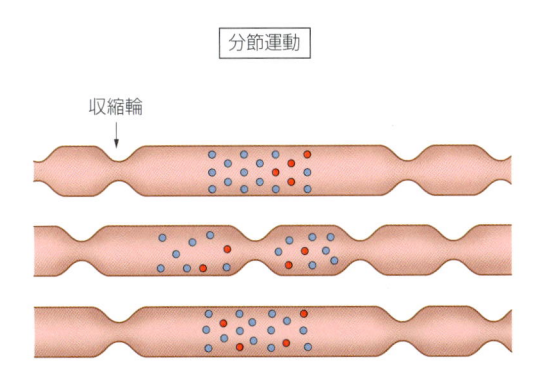

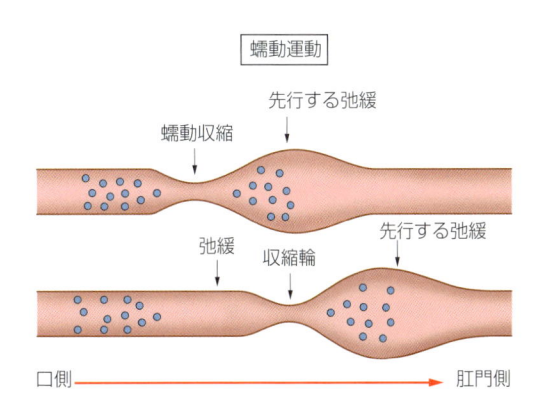

[分節運動]　収縮輪

[蠕動運動]　蠕動収縮　先行する弛緩　弛緩　収縮輪　先行する弛緩

口側 ─────────→ 肛門側

■ 口で摂取した食物を輸送し、消化液と混和し、粘膜から効率的に栄養素を吸収するために消化管は特徴的な運動を行う。

■ 腸における運動では、大きく [A] 、[B] 、[C] の3つの運動に分けられる。

■ [A] は、輪走筋と縦走筋が協調して収縮し、収縮輪をつくり、収縮輪が肛門側へ伝わることで、内容物を運ぶ運動（= [D] ）。[E] 付近では、移動を抑制させるため、口側への運動（[F]）がみられる。

■ [B] は、腸管壁の [G] がある一定の間隔をおいて収縮すると、いくつかの収縮輪ができ、消化管はいくつかの [H] に分けられる。収縮輪の間で次々と別の収縮輪ができ、新しい [H] ができる。収縮輪の形成と消失が繰り返されることで、内容物と [I] は [J] され、消化・吸収が促進される。

■ [C] は、[K] が周期的に収縮と弛緩を繰り返すことで内容物が往復運動をする。[B] と同様に [J] が促進される。

Answer
Ⓐ 蠕動運動　Ⓑ 分節運動　Ⓒ 振子運動　Ⓓ 正蠕動　Ⓔ 回盲部
Ⓕ 逆蠕動　Ⓖ 輪走筋　Ⓗ 分節　Ⓘ 消化液　Ⓙ 混和　Ⓚ 縦走筋

Comprehension Question
腸管の運動について説明しなさい。

Chapter 7

小腸の機能

Q・7

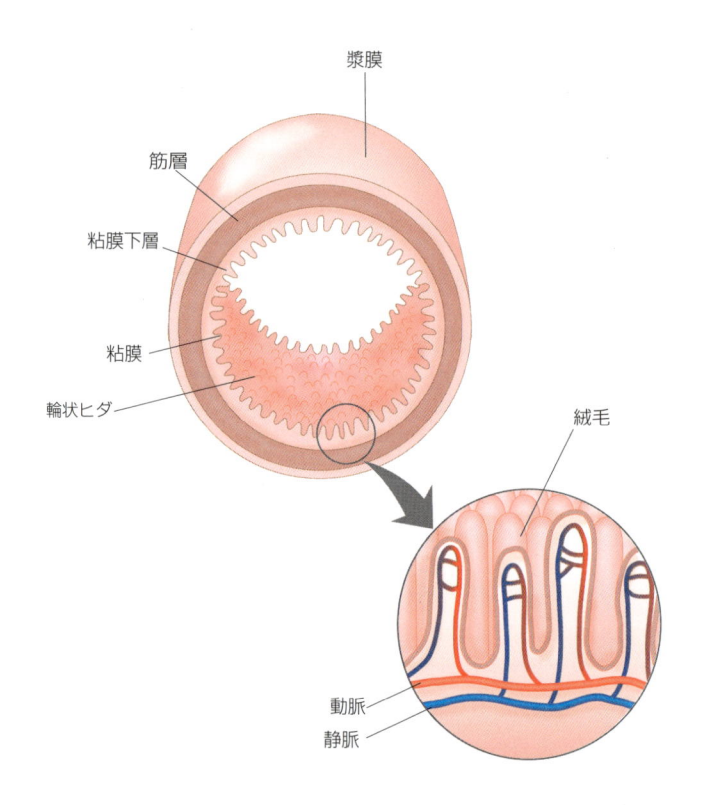

（図：小腸の断面 — 漿膜、筋層、粘膜下層、粘膜、輪状ヒダ、絨毛、動脈、静脈）

■小腸は胃の幽門部に続き、大腸に接続する細長い器官で全長6～7mにも達する。 A _____ 、 B _____ 、 C _____ の3つの部位に分けられる。

■主な機能は以下の3つである。

① D _____ や E _____ などを食物と混和し消化作用を促進する。

②糖・蛋白質・脂質など多くの栄養素を F _____ する。

③大部分が消化吸収された食物の残りを大腸に送り込む。

■①と②は主に十二指腸と空腸で行われ、回腸は主に③を行っている。

Answer
Ⓐ 十二指腸　Ⓑ 空腸　Ⓒ 回腸　Ⓓ 膵液　Ⓔ 胆汁　Ⓕ 吸収

Comprehension Question

小腸の機能について説明しなさい。

消化器

大腸の機能

Q・8

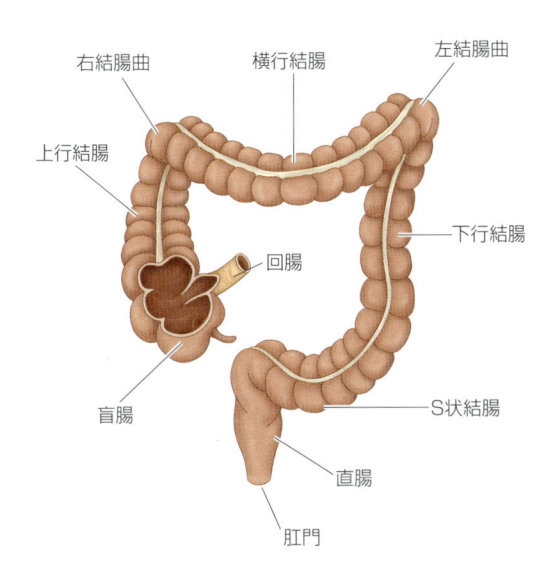

(図：大腸の解剖 — 右結腸曲、横行結腸、左結腸曲、上行結腸、下行結腸、回腸、盲腸、S状結腸、直腸、肛門)

- ■大腸は、回盲弁（回腸終末部と盲腸の間）を経て A｜　　　｜、B｜　　　｜、C｜　　　｜、D｜　　　｜、E｜　　　｜、F｜　　　｜ からできている。
- ■大腸の機能は大きく分けて3つあり、上行結腸で水分と電解質を吸収すること、腸内細菌叢を維持すること、糞便を貯留し、排泄を調節することである。
- ■直腸壁に伸展刺激が加わると、直腸の蠕動が亢進し、内肛門括約筋が弛緩する G｜　　　｜ が起こる。

Answer
Ⓐ 盲腸　Ⓑ 上行結腸　Ⓒ 横行結腸　Ⓓ 下行結腸
Ⓔ S状結腸　Ⓕ 直腸　Ⓖ 排便反射

Comprehension Question

大腸の機能について説明しなさい。

Chapter 7

肝臓の機能

Q・9

種類	蛋白質名	機能
輸送・結合蛋白質	アルブミン	血漿浸透圧の維持、pHの緩衝、物質の運搬
	リポ蛋白質	脂質の運搬
	セルロプラスミン	銅の運搬
	トランスフェリン	鉄の運搬
	ハプトグロビン	
血液凝固因子	血液凝固因子 フィブリノゲン	血液凝固
血液抗凝固因子	アンチトロンビンIII	凝固抑制
炎症性蛋白質	C反応性蛋白質	
その他の蛋白質	アンギオテンシノゲン	アンギオテンシンIIの前駆体

■肝臓の機能には、主に代謝、合成、解毒、貯蔵がある。

糖代謝

■血糖値が高いときにはグルコースを取り込み、[A]に合成して貯蔵し、血糖値が低い時に再びグルコースに分解して血中に供給する。

■飢餓状態では、乳酸やアミノ酸からグルコースを合成する。これを[B]という。

脂質代謝

■脂質を可溶性のリポ蛋白質に組み込んで血中に供給する。

蛋白質代謝

■血漿蛋白質のうち、[C]と血液凝固に関与する蛋白質（フィブリノゲン、プロトロンビンなどほとんどの凝固因子）を合成する。

■アミノ酸代謝で生じた有害なアンモニアを[D]に取り入れて、尿素に変換する。

胆汁の合成

■脂質の消化、吸収を促進する[E]を合成する。

薬物代謝・解毒

■有害物質を[F]により、無毒化し、胆汁と共に排泄する。また、ホルモンの不活性化を行う。

貯蔵

■ビタミンA、D、B_{12}、鉄（フェリチン）を貯蔵している。

Answer
Ⓐ グリコーゲン　Ⓑ 糖新生　Ⓒ アルブミン
Ⓓ 尿素サイクル　Ⓔ 胆汁酸　Ⓕ グルクロン酸抱合

Comprehension Question

肝臓の機能について説明しなさい。

胆汁の分泌

Q・10

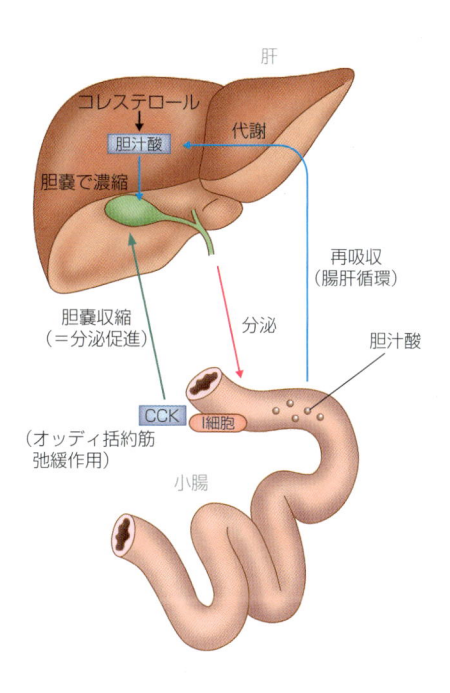

(図: 肝臓、胆嚢、小腸の関係図)
- 肝：コレステロール → 胆汁酸（代謝）
- 胆嚢で濃縮
- 胆嚢収縮（＝分泌促進）（オッディ括約筋弛緩作用）
- CCK、I細胞
- 分泌
- 再吸収（腸肝循環）
- 胆汁酸
- 小腸

■ 胆汁の主な成分は、[A]、リン酸、コレステロール、胆汁色素である。胆汁色素は主にヘモグロビンの代謝物である [B] からなる。

■ 胆汁分泌の主な機能は、脂質の消化と吸収を促進することと、ビリルビン、コレステロールなどの体内代謝物質、および薬物や重金属などの外から体内に入った物質を排泄することである。

■ 肝臓でコレステロールから合成された胆汁は [C] で濃縮され、[D] により [E] が弛緩するので、[F] から [G] に分泌される。また、[H] は肝細胞から胆嚢への胆汁分泌を促進する。

■ 十二指腸に分泌された胆汁は、腸管において脂肪の [I] と [J] 形成に働き、[J] から遊離した胆汁酸は小腸と結腸で吸収され、肝臓へ戻る。これを [K] という。

Answer
Ⓐ 胆汁酸　Ⓑ ビリルビン　Ⓒ 胆嚢　Ⓓ コレシストキニン（CCK）　Ⓔ オッディ括約筋　Ⓕ 胆嚢　Ⓖ 十二指腸　Ⓗ セクレチン　Ⓘ 乳化　Ⓙ ミセル　Ⓚ 腸肝循環

Comprehension Question

胆汁の分泌と機能について説明しなさい。

Chapter 7

膵液の分泌

Q・11

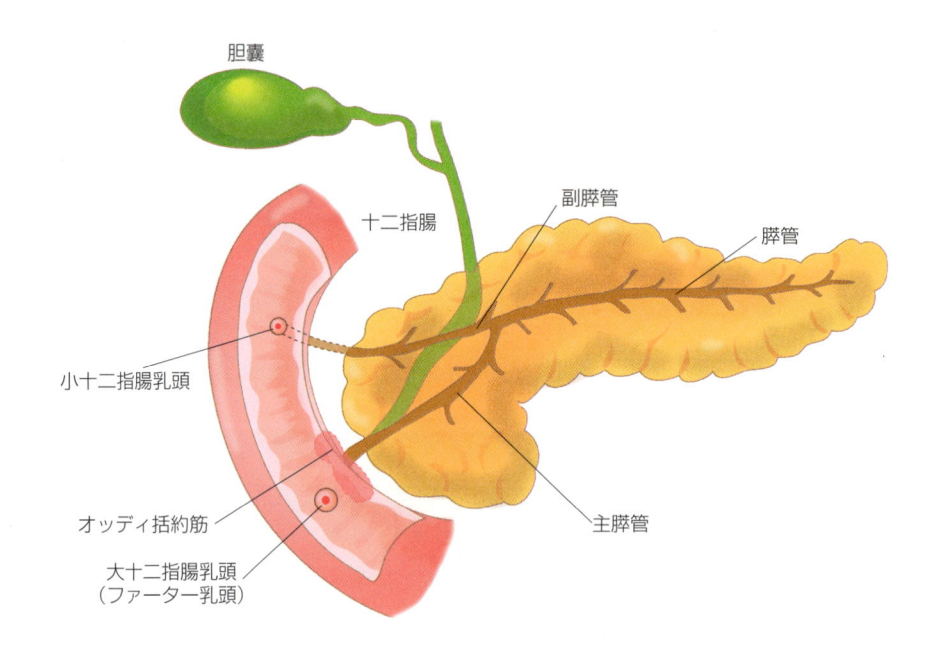

図中のラベル：胆嚢、十二指腸、副膵管、膵管、小十二指腸乳頭、オッディ括約筋、主膵管、大十二指腸乳頭（ファーター乳頭）

■ 膵液は、膵臓から分泌され、膵管を経て総胆管から流れてくる胆汁と合流してファーター乳頭から十二指腸に分泌される。ヒトの1日の分泌量は約1*l*である。

■ 膵液は、[A] を多量に含み、アルカリ性で胃酸を中和する。

■ 膵液は、糖質分解酵素（[B]）、蛋白質分解酵素（[C]）の前駆物質、脂質分解酵素（[D]）など、多種の消化酵素を含む。

■ 酸性の胃内容物が十二指腸内に流入すると [E]、[F] が血中に放出され、多量の膵液が分泌される。

Answer
Ⓐ HCO_3^-　Ⓑ 膵アミラーゼ　Ⓒ トリプシン
Ⓓ リパーゼ　Ⓔ セクレチン　Ⓕ コレシストキニン（CCK）

Comprehension Question

膵液の分泌と機能について説明しなさい。

糖質の消化と吸収

Q・12

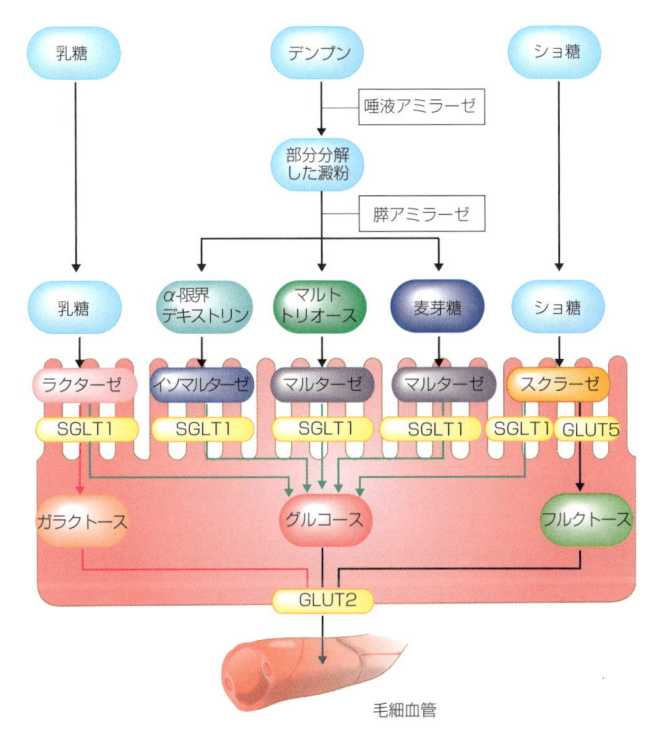

- 食物中の主な炭水化物は穀類・イモ類に含まれる [A] である。[A] はグルコースの重合体、多糖類であり、ヒトは多糖類、二糖類、単糖類などさまざまな炭水化物を摂取し、最終的に [B] に分解し吸収する。
- 糖質は、[C] の膜表面で [B] に分解され、輸送蛋白質に結合して取り込まれる。糖質の分解酵素は [C] の [D] に存在し、その活性部位は管腔側に露出している。
- グルコースを細胞内に輸送する主な担体は [D] であり、Na^+ と共に細胞内へグルコースを取り込む。細胞内に取り込まれた糖は基底側の輸送蛋白質（GLUT2）を介し、[E] へと輸送される。

Answer
Ⓐ デンプン　Ⓑ 単糖類　Ⓒ 小腸粘膜上皮細胞
Ⓓ Na^+-グルコース輸送蛋白1（SGLT1）　Ⓔ 毛細血管

Comprehension Question

糖質の消化と吸収について説明しなさい。

Chapter 7

蛋白質の消化と吸収

Q・13

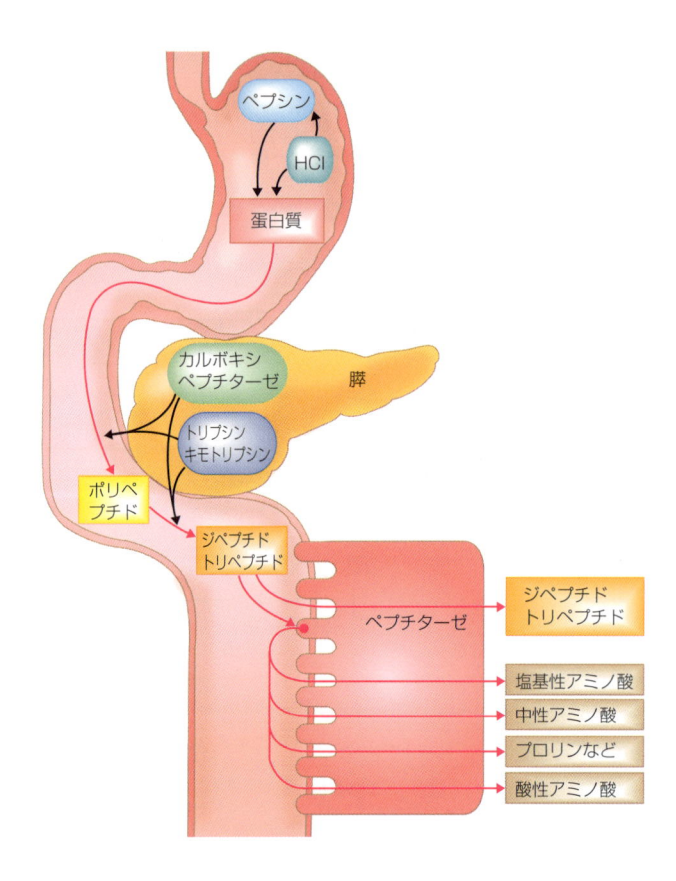

■蛋白質は約 [A] 種類の [B] がペプチド結合してできた高分子化合物であり、消化管において [B] まで分解され、吸収される。

■アミノ酸は [C] 表面の輸送蛋白質を介して吸収される。この担体にはNa⁺依存性のものと非依存性のものがある。蛋白質はアミノ酸としてのみではなく、小ペプチドとしても取り込まれ、細胞内ペプチダーゼによる分解を受ける（＝ [D] ）。

■最終的に [B] として基底側の輸送蛋白質を介して [E] へと輸送される。

Answer
Ⓐ 20　Ⓑ アミノ酸　Ⓒ 微絨毛膜
Ⓓ 細胞内消化　Ⓔ 毛細血管

Comprehension Question

蛋白質の消化と吸収について説明しなさい。

脂質の消化と吸収

Q・14

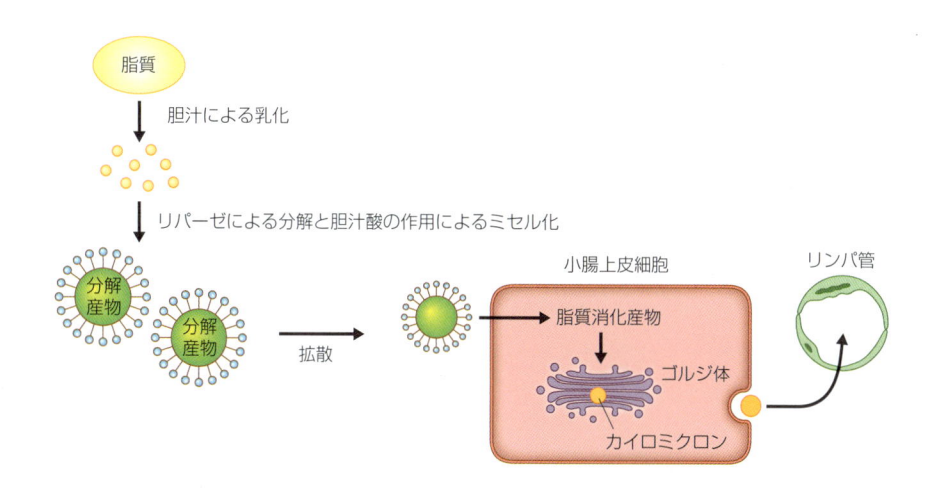

■ 食物中の脂質は、大部分が ^A（中性脂肪）である。

■ 脂質は小腸で ^B により乳化され、表面積が増大するので、膵液に含まれる ^C が作用しやすくなる。^C は脂質を ^D と ^E、わずかな ^F に分解する。

■ ^G は、疎水性部分と親水性部分からできており、疎水性部分を内側に、親水性部分を外側にして、中に消化した ^H や ^I などを取り込み、^J を形成する。^J は小腸吸収上皮細胞表面に速やかに拡散し、中の脂質消化産物のみ微絨毛膜を介して細胞内に取り込まれる。取り込まれた脂質を材料として、ゴルジ装置で ^K が形成される。^K は、吸収上皮細胞の基底側に開口分泌され、リンパ管の内皮細胞の隙間からリンパ管内に入り、^L を経て静脈内に流入する。

Tips
グリセロールに3つの脂肪酸が結合したものをトリグリセリド、1つだけ脂肪酸が結合したものをモノグリセリドという。

Answer
Ⓐ トリグリセリド　Ⓑ 胆汁酸　Ⓒ リパーゼ　Ⓓ 脂肪酸　Ⓔ モノグリセリド　Ⓕ グリセロール
Ⓖ 胆汁酸　Ⓗ 脂肪酸　Ⓘ モノグリセリド　Ⓙ ミセル　Ⓚ カイロミクロン　Ⓛ 胸管

Comprehension Question
脂質の消化と吸収について説明しなさい。

Chapter 7

水・電解質・ビタミンの吸収

Q・15

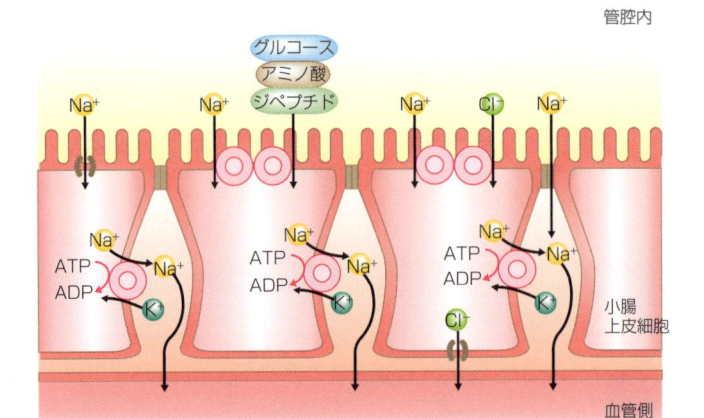

水

■腸管に入る水の量は8〜10 l/日であり、このうち食物・水分として摂取した水は1.5〜2 lで、残りの大部分は消化液である。水は、約85%が [A] で、15%が [B] で吸収され、便中にはほとんど排泄されない。

■Na⁺やグルコースなどの能動的な吸収により、浸透圧差ができ、この浸透圧勾配により水が管腔内から水チャネルを通り、腸の上皮細胞内に吸収される。

ナトリウム

■管腔側から、Na⁺チャネル、糖などの栄養素とNa⁺の共輸送体、Na⁺-H⁺逆輸送体により、濃度勾配に従って受動的に腸管上皮細胞内に入り、基底側のNa⁺-K⁺交換ポンプで能動的に体内に吸収される。

カルシウム

■十二指腸、空腸で吸収される。食品中のカルシウムは不溶性の塩が多く吸収されにくいが、胃酸がカルシウム塩を溶解し、Ca^{2+}となって吸収される。

■細胞内では、カルシウム結合蛋白質と結合する。その後基底側のCa^{2+}ポンプでCa^{2+}だけが能動輸送され血液中に流入する。

鉄

■主として十二指腸、空腸上部で吸収される。食品中の鉄はFe^{3+}であり、吸収されにくいが、胃酸や十二指腸絨毛膜表面にある酵素によって、Fe^{2+}に還元され、吸収される。細胞内では、[C] と結合し、必要に応じて、血中に放出される。

脂溶性ビタミン（A、D、E、K）

■脂質と共にミセルを形成し、空腸で吸収され、リンパ管を介して血液中に流入する。

水溶性ビタミン

■ビタミンB_{12}以外は、トランスポーターを介して吸収される。ビタミンB_{12}は、胃から分泌される [D] と結合し、回腸の吸収上皮細胞の受容体に結合して吸収される。

■ビタミンB_{12}の欠乏は、DNA合成障害により、巨赤芽球性貧血を生じる。

Answer
Ⓐ 小腸　Ⓑ 大腸　Ⓒ フェリチン　Ⓓ 内因子

Comprehension Question

水・電解質・ビタミンの吸収について説明しなさい。

Chapter 1 ● 細胞

Chapter 2 ● 神経と筋

Chapter 3 ● 中枢神経系

Chapter 4 ● 自律神経系

Chapter 5 ● 感覚器

Chapter 6 ● 血液

Chapter 7 ● 消化器

Chapter 8 ● 呼吸器

Chapter 9 ● 循環器

Chapter 10 ● 腎・泌尿器

Chapter 11 ● 内分泌

Chapter 12 ● 生殖

- Q·1 呼吸器の構造と機能1 ——— 112
- Q·2 呼吸器の構造と機能2 ——— 113
- Q·3 呼吸器の構造と機能3 ——— 114
- Q·4 呼吸反射 ——— 115
- Q·5 横隔膜・肋間筋の運動 ——— 116
- Q·6 肺・胸郭の弾性 ——— 117
- Q·7 肺気量 ——— 118
- Q·8 肺循環とガス交換1 ——— 119
- Q·9 肺循環とガス交換2 ——— 120
- Q·10 血液ガス1 ——— 121
- Q·11 血液ガス2 ——— 122
- Q·12 血液ガス3 ——— 123
- Q·13 組織呼吸 ——— 124
- Q·14 呼吸の化学調節 ——— 125

呼吸器

Chapter 8

呼吸器の構造と機能1

Q・1

図中のラベル:
口腔、鼻腔、咽頭、喉頭蓋、空気の移動、舌、舌骨、甲状軟骨、喉頭、気管、肺尖、右気管支、左気管支、肋骨、臓側胸膜、心膜腔、胸壁、胸膜腔、下大静脈、大動脈、脊柱、横隔膜、肺底

- ■ A は鼻腔から始まり、B 、C 、気管と続く。気管から先は左右の D 、葉気管支、区域気管支と分岐を繰り返し、第 E 分岐で終末細気管支になる。ここまでの部分は機能的に F とよばれる。その容積は成人で約 G ml であり、安静時の換気量の約30％を占める。

- ■ A は鼻腔から H までをいう。上気道は、鼻腔から C までをいう。下気道は気管から H までをいう。

Answer
Ⓐ 気道　Ⓑ 咽頭　Ⓒ 喉頭　Ⓓ 気管支
Ⓔ 16　Ⓕ 死腔　Ⓖ 150　Ⓗ 終末細気管支

Comprehension Question

呼吸器の構造と機能について説明しなさい。

呼吸器の構造と機能2

Q・2

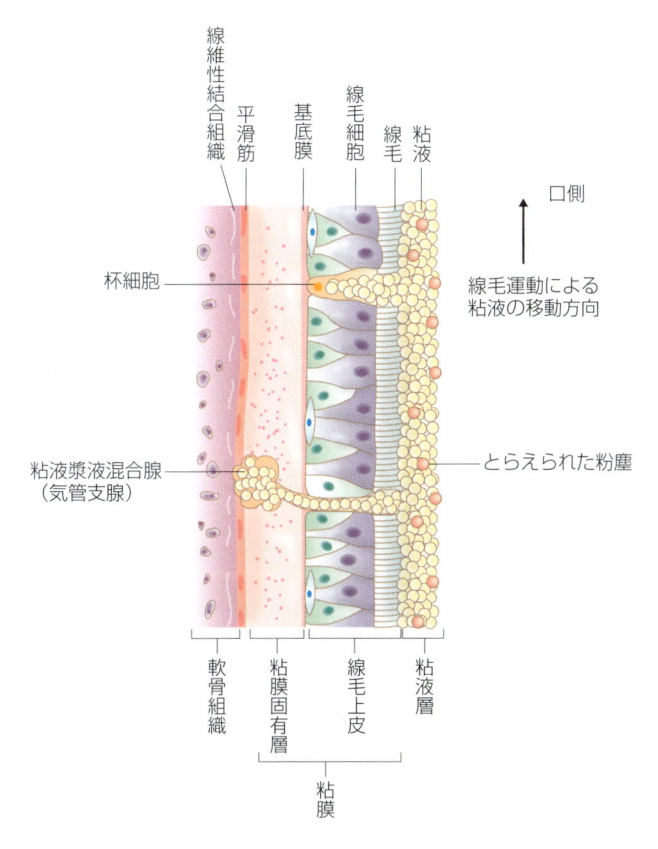

図中のラベル：
- 線維性結合組織
- 平滑筋
- 基底膜
- 線毛細胞
- 線毛
- 粘液
- 杯細胞
- 粘液漿液混合腺（気管支腺）
- 口側
- 線毛運動による粘液の移動方向
- とらえられた粉塵
- 軟骨組織
- 粘膜固有層
- 線毛上皮
- 粘液層
- 粘膜

■気道壁を組織学的にみると、柱状の A（上皮細胞）で覆われ、その外側を B（平滑）筋が覆う。A（上皮細胞）は線毛をもち、粘液、吸入異物を口側へ運搬、排泄させる。また、気管には軟骨があり、気管支までは存在するが C（細気管支）には存在しない。

■気道には防御機構が存在し、そのうち上気道の役割は加湿である。湿気を帯びた粒子のうち、直径 D（10）μm以上の粒子は上気道で吸着され、直径5〜9μmの粒子は下気道で吸着される。粘液は気道上皮の粘膜下腺から分泌され、E（線毛）と共に異物除去に働く。E（線毛）は口側に向かって運動し、鞭を打つような運動により、異物を体外へ送り出す。この機構を粘液 E（線毛）輸送系による F（気道クリアランス）機構という。

■気道分泌物には、G（免疫グロブリン）が多く含まれ、液性免疫として働く。太い気管では G（免疫グロブリン）の中でも主に H（IgA）が抗原に対する免疫作用を発揮し、細い気管支から肺胞まででは I（IgG）が主力となって働いている。

Answer
Ⓐ 上皮細胞 Ⓑ 平滑 Ⓒ 細気管支 Ⓓ 10 Ⓔ 線毛
Ⓕ 気道クリアランス Ⓖ 免疫グロブリン Ⓗ IgA Ⓘ IgG

Comprehension Question

気道の構造と機能について説明しなさい。

Chapter 8

呼吸器の構造と機能3

Q・3

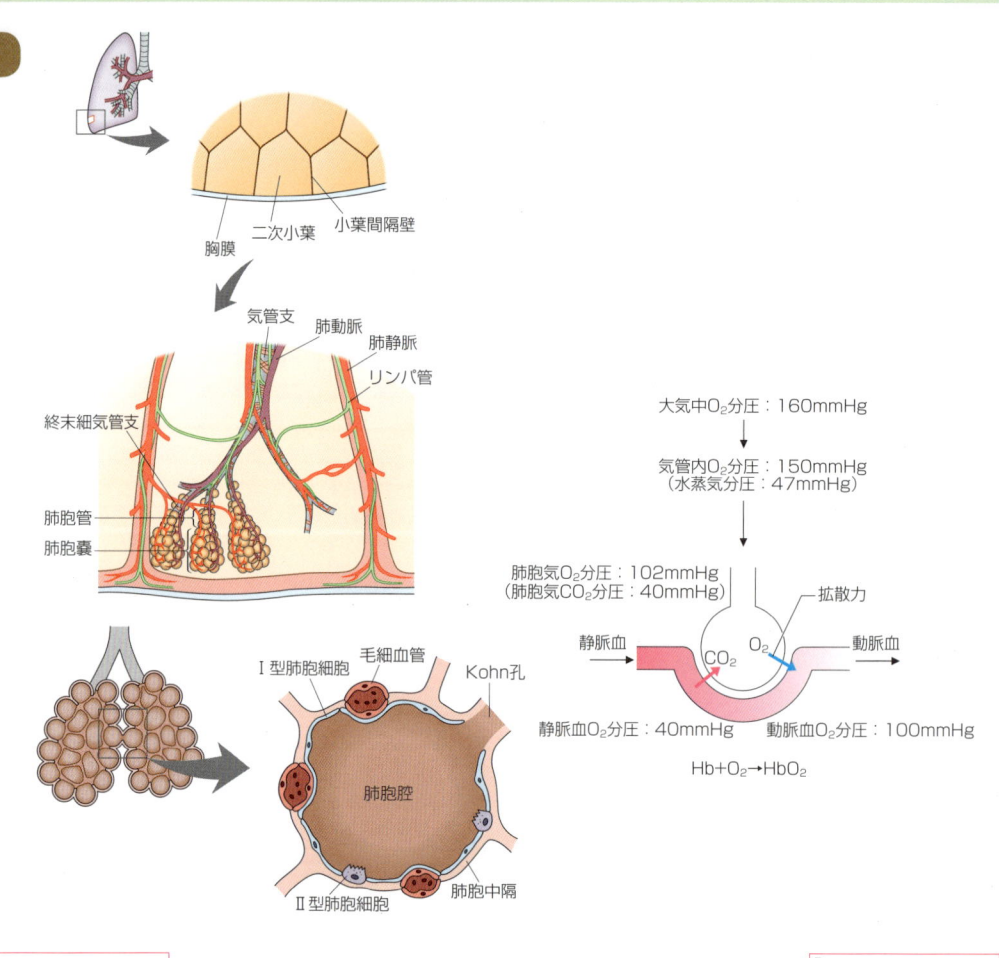

（図：二次小葉、小葉間隔壁、胸膜／気管支、肺動脈、肺静脈、リンパ管、終末細気管支、肺胞管、肺胞嚢／Ⅰ型肺胞細胞、毛細血管、Kohn孔、肺胞腔、Ⅱ型肺胞細胞、肺胞中隔）

- 大気中O_2分圧：160mmHg
- 気管内O_2分圧：150mmHg（水蒸気分圧：47mmHg）
- 肺胞気O_2分圧：102mmHg（肺胞気CO_2分圧：40mmHg）
- 拡散力
- 静脈血 → CO_2　O_2 → 動脈血
- 静脈血O_2分圧：40mmHg　　動脈血O_2分圧：100mmHg
- $Hb + O_2 → HbO_2$

■ 肺胞は約 [A] 個存在し、その直径は呼気時に約200μmである。肺胞壁を覆うのは [B] 細胞と [C] 細胞で、壁の内側は [D] で覆われている。[D] は [C] 細胞から分泌されるリン脂質を主成分とする界面活性物質であり、肺胞の形態を維持するのに重要な役割を果たす。

■ 肺の実質は、肺胞と [E] からなり、間質は狭義には [F] を意味し、広義には [F] を含む肺胞同士の間の部分を指し、毛細血管や小葉間隔壁、結合組織などを意味する。

■ 肺胞同士は [G] で連絡しており、気道の一部が閉塞した場合でも、末梢の全てが無気肺になることはないという利点をもつ。一方で、感染の時には、隣接する肺胞も侵されてしまうという欠点もある。

■ 細菌、ウイルスが肺胞まで達した場合には、[H] による貪食・殺菌作用が働き、気道防御がなされる。[H] のほかにも、[I] や [J] も防御機構に重要な役割を担っている。

Answer
Ⓐ 3億　Ⓑ Ⅰ型肺胞上皮　Ⓒ Ⅱ型肺胞上皮　Ⓓ 表面活性物質（サーファクタント）　Ⓔ 肺胞腔
Ⓕ 肺胞間壁　Ⓖ Kohn孔（肺胞孔）　Ⓗ 肺胞マクロファージ　Ⓘ リンパ球　Ⓙ 顆粒球

Comprehension Question

肺胞の構造と機能について説明しなさい。

呼吸反射

Q・4

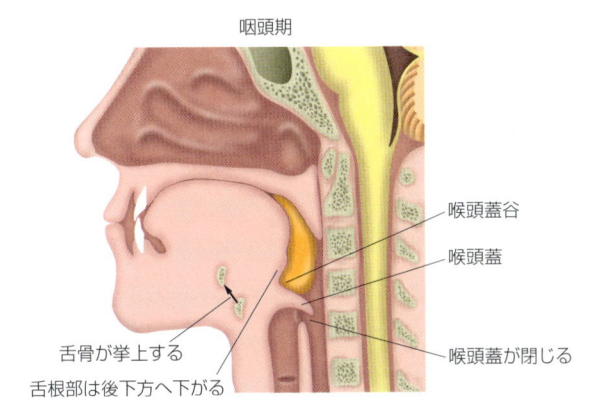

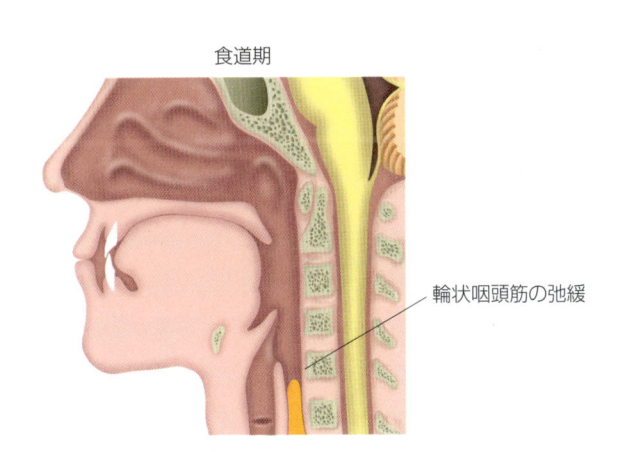

咽頭期

- 喉頭蓋谷
- 喉頭蓋
- 舌骨が挙上する
- 舌根部は後下方へ下がる
- 喉頭蓋が閉じる

食道期

- 輪状咽頭筋の弛緩

■ 気道にはさまざまな受容器が存在し、それらを介して反射が誘発される。咳、くしゃみ、嚥下、しゃっくりなどがその代表であり、中でも A 反射は誤嚥を防ぐために最も重要な反射といえる。

■ 食物や水分が B に到達すると、 C が挙上して鼻腔への開口部が閉鎖され、同時に D と声門が閉じ、喉頭・気管への開口部も閉鎖される。それにより食道への開口のみとなり、食物は食道へ流れる。これを A という。この一連の流れは E の咽頭部受容体により行われる。

■ 気管側との遮断が不完全な場合は誤嚥が起こり、高齢者で起こりやすい。

Answer
Ⓐ 嚥下　Ⓑ 咽頭口部　Ⓒ 軟口蓋
Ⓓ 喉頭蓋　Ⓔ 硬口蓋

Comprehension Question

呼吸反射のうち、嚥下反射について説明しなさい。

Chapter 8

横隔膜・肋間筋の運動

Q・5

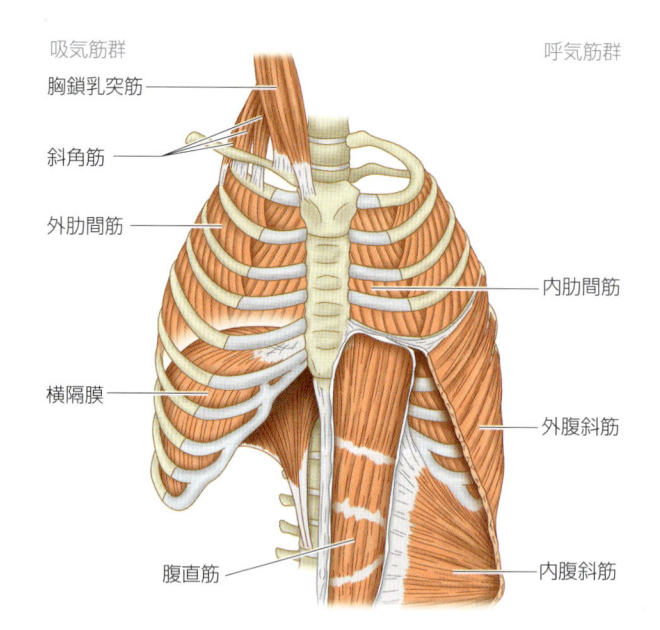

吸気筋群 / 呼気筋群

- 胸鎖乳突筋
- 斜角筋
- 外肋間筋
- 横隔膜
- 腹直筋
- 内肋間筋
- 外腹斜筋
- 内腹斜筋

■呼吸筋には、吸気時、呼気時に働く筋がそれぞれ存在する。吸気時に主に働くのは [A] で、収縮により胸郭が拡大し、横隔膜が下方に押し下げられる。これにより、胸部の容積が広がるので、吸気筋として機能する。また、[B] 、[C] 、[D] なども吸気筋としての役割を担っていて、補助吸気筋と呼ばれる。

■一方、呼気時に働くのは [E] で、肋骨を引き下げて胸郭を狭め、呼気筋として働く。最も強力な呼気圧を発生させるのは腹筋であり、外腹斜筋、内腹斜筋、腹直筋、腹横筋がある。これら補助呼気筋の収縮により、腹壁が絞られ、腹部内臓を圧迫し、肺内ガスを呼出している。

Answer
Ⓐ 外肋間筋および横隔膜　Ⓑ 大胸筋　Ⓒ 胸鎖乳突筋
Ⓓ 斜角筋　Ⓔ 内肋間筋

Comprehension Question

横隔膜・肋間筋の機能について説明しなさい。

肺・胸郭の弾性

Q・6

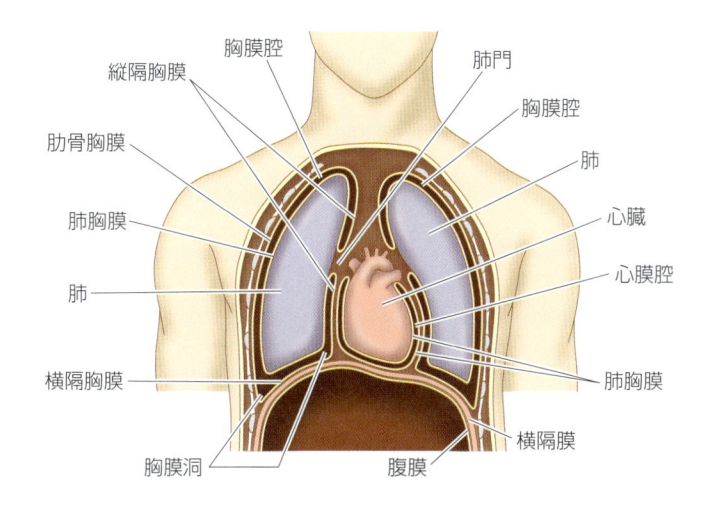

（図：胸郭の解剖 — 縦隔胸膜、胸膜腔、肺門、肺胸膜、肋骨胸膜、肺胸膜、肺、横隔胸膜、胸膜洞、心臓、心膜腔、肺胸膜、横隔膜、腹膜）

■安静時の呼吸の際、横隔膜の収縮は A に約2秒間続き、次の約3秒が B 期となり、肺内ガスを呼出する。この呼気過程においては、積極的に呼気筋を収縮させて肺を圧縮する運動は通常起こらない。 A に肺や胸郭に蓄えられた弾性収縮力が、受動的に肺を縮小させる。

■胸郭は、 C 、 D 、 E からなる器で、その内側は、胸膜で覆われている。胸膜は F と G からなり、これらは袋状構造をとり、その内部を H とよぶ。

■ H は陰圧であり、肺を膨らませる力をもつ。一方、肺のもつ弾性線維は肺をしぼませる力をもつ。両方の力が働くことにより、呼吸運動が起こる。

Answer
Ⓐ 吸気時　Ⓑ 弛緩　Ⓒ 肋骨　Ⓓ 胸骨　Ⓔ 胸椎
Ⓕ 臓側胸膜　Ⓖ 壁側胸膜　Ⓗ 胸膜腔

Comprehension Question

肺・胸郭のもつ弾性について説明しなさい。

Chapter 8

肺気量

Q・7

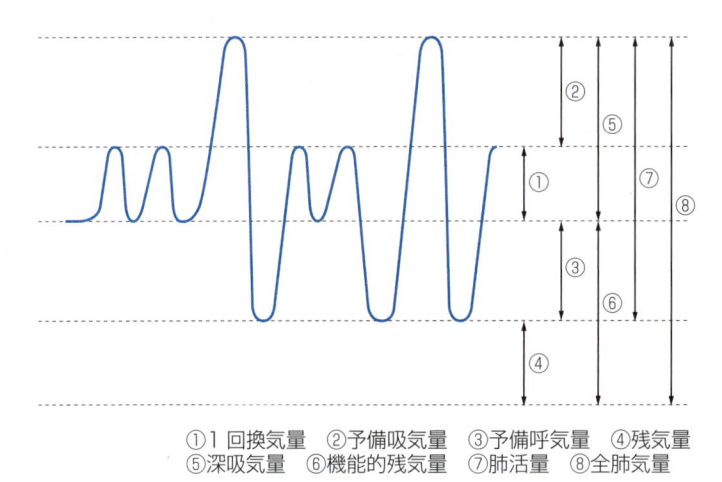

①1回換気量　②予備吸気量　③予備呼気量　④残気量
⑤深吸気量　⑥機能的残気量　⑦肺活量　⑧全肺気量

■ 図を [A] といい、測定する器械を [B] とよぶ。

■ [C] は性、年齢、身長により大きく左右される。よって、その数値のみでは正常か異常か分からない。あらかじめ性別、年齢、身長から正常予測値を求め、実測値の割合を計算する。これを [D] とよび、正常値は [E] 以上である。これを下回った状態を [F] とよび、間質性肺炎がその代表である。

■ 一方、思い切り吸い込んだ状態から、思い切り吐き出せる肺気量を [G] とよび、そのうち1秒で吐き出せる肺気量を [H] とよぶ。[H] ÷ [G] を [I] といい、正常値は [J] 以上であり、閉塞性障害で低下する。

Answer
Ⓐ スパイログラム　Ⓑ スパイロメーター　Ⓒ 肺活量　Ⓓ パーセント肺活量
Ⓔ 80%　Ⓕ 拘束性障害　Ⓖ 努力肺活量　Ⓗ 1秒量　Ⓘ 1秒率　Ⓙ 70%

Comprehension Question

肺気量について説明しなさい。

肺循環とガス交換1

Q・8

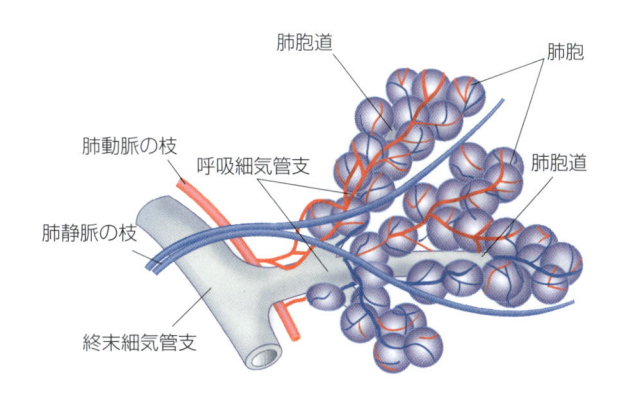

図中ラベル: 肺胞道、肺胞、肺動脈の枝、呼吸細気管支、肺静脈の枝、肺胞道、終末細気管支

■肺循環は、肺動脈弁を越えた [A] 主幹部から始まる。[A] は左右に分かれ、[B] と並走し、分岐を重ねて二次小葉の中心部へ到達する。[C] のレベルで毛細血管となり、肺胞壁を取り囲む。酸素化された血液は [D] に入り小葉間隔壁を走り、左右で各々 [E] 本の [D] となり、左心房に還流し、肺循環を終了する。

Answer
Ⓐ 肺動脈　Ⓑ 気管支　Ⓒ 呼吸細気管支　Ⓓ 肺静脈　Ⓔ 2

Comprehension Question
肺循環について説明しなさい。

Chapter 8

肺循環とガス交換2

Q・9

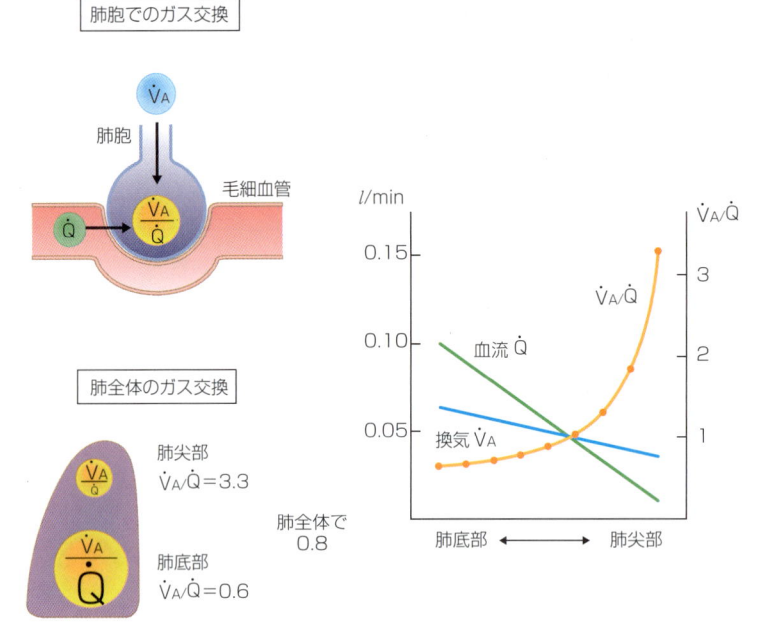

肺胞でのガス交換

肺全体のガス交換
- 肺尖部 $\dot{V}_A/\dot{Q}=3.3$
- 肺底部 $\dot{V}_A/\dot{Q}=0.6$
- 肺全体で 0.8

出典：『Qシリーズ　新生理学』竹内昭博 著、日本医事新報社

- ヒトおよび哺乳動物の肺では、ガス分子は [A] 的な拡散によって移動する。肺胞-血液間のガスの移動は、ガスの種類によって溶解度が異なるため、ガスの分圧を用いて拡散する量を表す。それぞれのガスの拡散能力を [B] で示し、単位はml/分/mmHgである。例えば、O_2、CO_2、COを [C] 、[D] 、[E] で表す。

- [B] は、ガスの [F] 、肺胞毛細血管の [G] 、[H] 、肺 [I] 量の影響を受ける。肺におけるガス交換で問題となるのは [J] である。

- 肺胞の換気量V_Aと肺血流量Qについて考えてみる。正常では、V_A≒4.0～5.0l/分、Q≒5l/分より、V_A/Qは約 [K] となる。この値が大きいということは、[L] が相対的に多いということであり、無駄な [M] を行っていることを示し、一方V_A/Qが小さいということは、[M] が十分行われていないことを示す。

Answer
Ⓐ 受動　Ⓑ D_L（diffusing capacity of the lung）　Ⓒ D_{LO2}　Ⓓ D_{LCO2}　Ⓔ D_{LCO}
Ⓕ 溶解度　Ⓖ 面積　Ⓗ 厚さ　Ⓘ 血流　Ⓙ D_{LO2}　Ⓚ 0.8～1.0　Ⓛ 換気量　Ⓜ 換気

Comprehension Question

肺胞換気量と肺血流量の関係について説明しなさい。

呼吸器

血液ガス1

Q・10

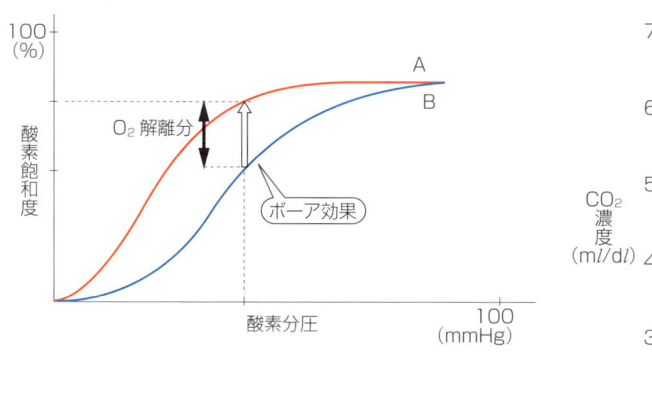

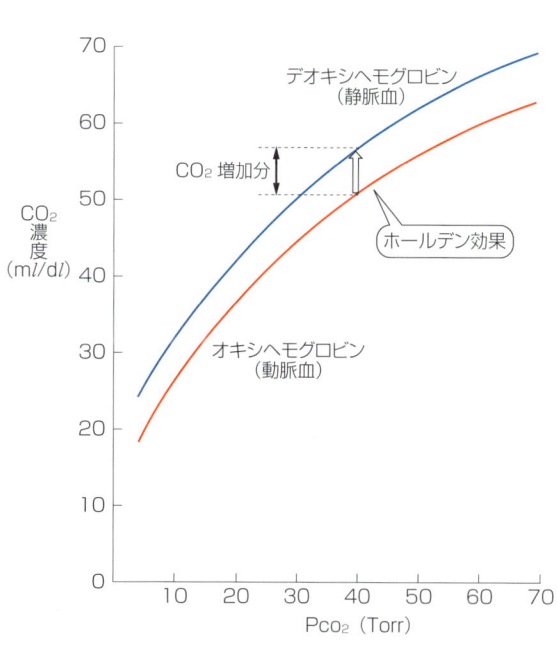

（左図）縦軸：酸素飽和度（%）、横軸：酸素分圧（mmHg）。曲線A、B、O₂解離分、ボーア効果。

（右図）縦軸：CO₂濃度（ml/dl）、横軸：Pco₂（Torr）。デオキシヘモグロビン（静脈血）、オキシヘモグロビン（動脈血）、CO₂増加分、ホールデン効果。

■ O_2の血漿への物理的溶解度は [A] く、ヘモグロビン（Hb）への化学的結合量が圧倒的に大きい。赤血球内のヘモグロビンとの結合強度は [B] で表される。

■ 左上図のとおり、縦軸に [C] 、横軸に [D] を取り、S字カーブを描く。図のAからBへのグラフの偏位は、温度 [E] 、pHの [F] 、P_{CO_2}の [G] 、2,3-ジホスホグリセリン酸（2,3-DPG）の [H] の場合に起こる。BはAよりも酸素を解離し [I] いことを示唆する。

■ 温度 [E] 、pHの [F] 、P_{CO_2}の [G] は、いずれも組織活動が高まった状態を示し、血液からの酸素放出量が増加することは理にかなっているといえる。2,3-DPGは、赤血球内の嫌気的解糖系中間産物であり、その増加もまた、代謝の亢進といえる。

Answer
Ⓐ 低　Ⓑ 酸素解離曲線　Ⓒ 酸素飽和度　Ⓓ 酸素分圧
Ⓔ 上昇　Ⓕ 低下　Ⓖ 上昇　Ⓗ 増加　Ⓘ やす

Comprehension Question

血液におけるO_2の運搬について説明しなさい。

Chapter 8

血液ガス2

Q・11

	吸気	呼気	肺胞気	動脈血	静脈血
O_2	158.0	116	100	96	40
CO_2	0.3	32	40	40	46
N_2	596.0	565	573	573	573
水蒸気	5.7	47	47	47	47
計	760	760	760	756	706

(単位：mmHg)

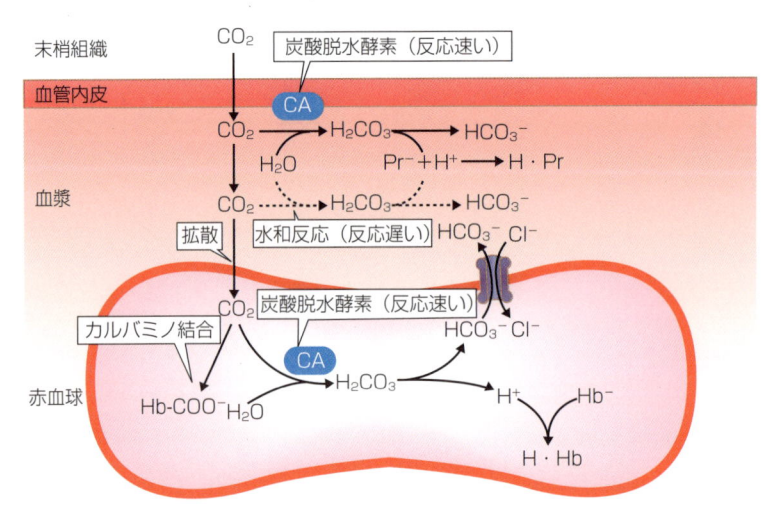

Hb：ヘモグロビン
Pr：蛋白質

■ 動脈から毛細血管に流入する血液のP_{CO_2}は [A] mmHgである。組織においては常にCO_2が産生されているため、毛細血管よりもP_{CO_2}は高い。CO_2分子は、この分圧勾配により毛細血管へ移動し、静脈血のP_{CO_2}は46mmHgとなる。CO_2が組織から血漿、さらに赤血球内に拡散すると、[B] によりCO_2は水和反応を起こし、次の式のような反応が進む。

$$CO_2 + H_2O \rightleftarrows H_2CO_3 \rightleftarrows H^+ + HCO_3^-$$

■ 血液中のCO_2は物理的に溶解するものは少なく、63％はHCO_3^-の形で運搬されている。残りの29％は蛋白（主にヘモグロビン）と結合し、8％が溶存炭酸ガスとして運ばれる。対して、O_2はほとんどがヘモグロビンに結合した形で運搬される。

■ 肺胞ガスのP_{CO_2}も約 [C] mmHgであり、静脈血P_{CO_2}は46mmHgである。CO_2分子は極めて拡散しやすいため、この勾配に従い、血漿中から肺胞へ拡散する。この結果、上式の反応は左向きに進行する。

Answer
Ⓐ 40 Ⓑ 炭酸脱水酵素 Ⓒ 40

Comprehension Question

血液における炭酸ガスの運搬について説明しなさい。

呼吸器

血液ガス3

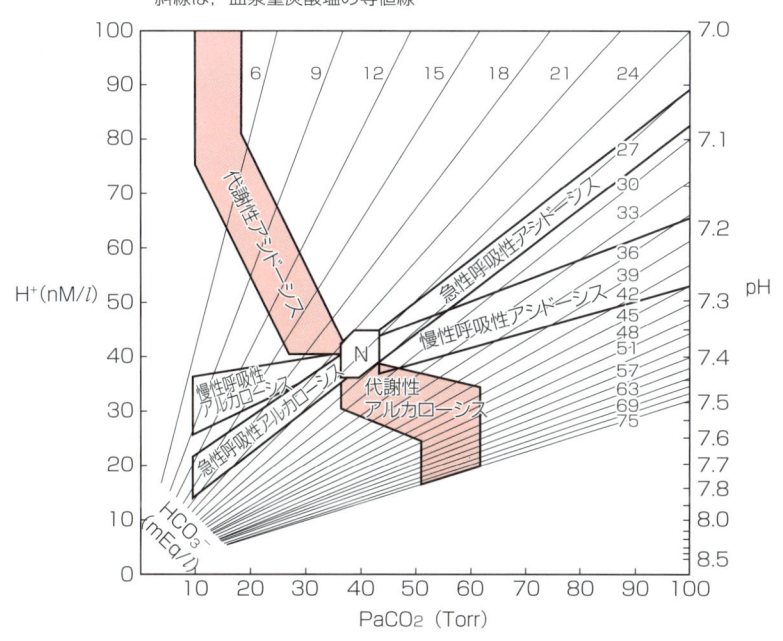

Q・12

■部分は，単純性酸・塩基平衡異常の適応（95%信頼限界）
斜線は，血漿重炭酸塩の等値線

（Greenberg A(ed):Primer on Kidney Disease, 4th ed. p vo 6, National Kidney Foundation, New York, 2000より）

■一般に，弱酸（HA）がHA⇌H⁺＋A⁻に解離するとき，HAは完全に解離せずに溶液中に存在する。この系にH⁺を加えると反応は左に進み，逆にH⁺が低下した場合は反応が右へ進む。これを [A] 作用という。平衡状態が成り立つとき，

$K = [H^+][A^-] / [HA]$

と表せる。Kを [B] といい，Kの値は各緩衝系で異なる。
上の式を対数で表現し，pHに変換したものを [C] の式という。生体は，血漿のpHを一定に保っており，これを生体の [D] という。

■組織でのCO_2の産生が正常であっても，肺におけるCO_2の排出が障害されると，P_{CO_2}は上昇し，血液pHは [E] に傾く。これを，呼吸性 [F] という。逆に過換気などで，P_{CO_2}が低下し，血液pHが [G] に傾くことを呼吸性 [H] という。

Answer
Ⓐ 緩衝　Ⓑ 解離定数　Ⓒ ヘンダーソン・ハッセルバルヒ　Ⓓ 恒常性
Ⓔ 酸性　Ⓕ アシドーシス　Ⓖ アルカリ性　Ⓗ アルカローシス

Comprehension Question

血液における重炭酸緩衝系と酸塩基平衡について説明しなさい。

Chapter 8

組織呼吸

Q・13

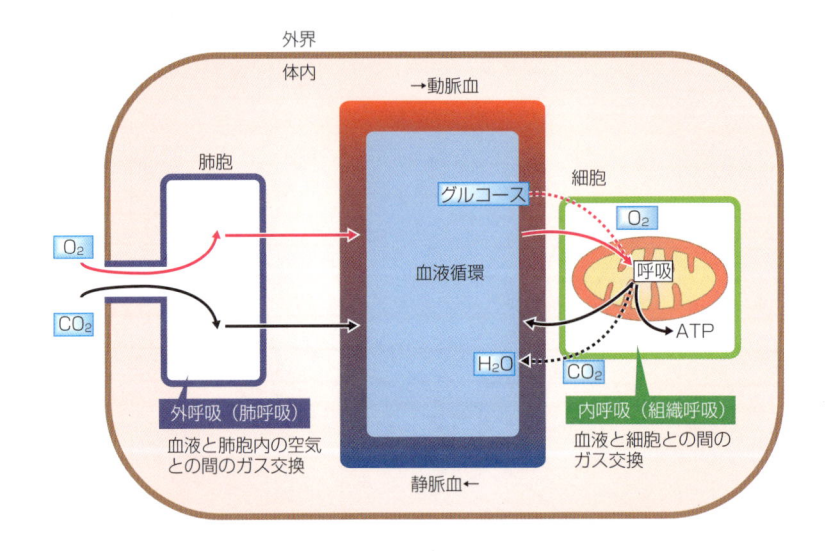

組織呼吸の図
- 外界／体内
- →動脈血
- 肺胞、O₂、CO₂
- 外呼吸（肺呼吸）：血液と肺胞内の空気との間のガス交換
- 血液循環
- 細胞、グルコース、O₂、呼吸、ATP、H₂O、CO₂
- 内呼吸（組織呼吸）：血液と細胞との間のガス交換
- 静脈血←

■組織呼吸とは [A] ともよばれ、組織における [B] と [C] の交換のことである。血液が末梢の毛細血管を通過する際 [D] から [B] が遊離し、さらにはミトコンドリア内部まで分圧勾配に従って拡散する。ミトコンドリアにおいて、[E] と [C] が形成され、[C] は細胞内から組織液、血液へ拡散する。

■動脈血のO₂含量は（SaO₂×[Hb]×1.34）+3（mlO_2/dl）で表される。1.34は [D] 1g当たりの結合可能O₂量、1.3は物理的な溶解O₂量であり、健常人ではおよそ20mlO_2/dlである。また、そのうち組織に取り込まれる程度は、O₂抽出率で表される。O₂抽出率は、[F] 血と [G] 血のO₂含量差を、[F] 血のO₂含量で割ることで求められる。

■動静脈O₂含量差は組織によって異なり、[H] が最も大きく、激しい運動をした時には値が大きくなる。

■組織への酸素供給が減少または停止し、ミトコンドリアが有酸素代謝を維持できなくなる。これを [I] とよぶ。その原因は主に4つあり、一つは [F] 血のPO₂の低下による低 [B] 性低酸素、2つ目は血中O₂含量の低下による [J] 性低酸素、3つ目は組織血流量の減少による [K] 性低酸素、そしてミトコンドリアにおけるO₂の利用が障害される [L] 性低酸素である。

■低酸素によって最も傷害を受けやすいのは [M] であり、3分以上の無酸素状態で不可逆的な器質的障害が残る。

Answer
Ⓐ 内呼吸　Ⓑ O₂　Ⓒ CO₂　Ⓓ ヘモグロビン　Ⓔ 水　Ⓕ 動脈　Ⓖ 静脈
Ⓗ 心臓　Ⓘ 組織低酸素　Ⓙ 貧血　Ⓚ 虚血　Ⓛ 組織中毒　Ⓜ 脳

Comprehension Question

組織呼吸について説明しなさい。

呼吸器

呼吸の化学調節

Q・14

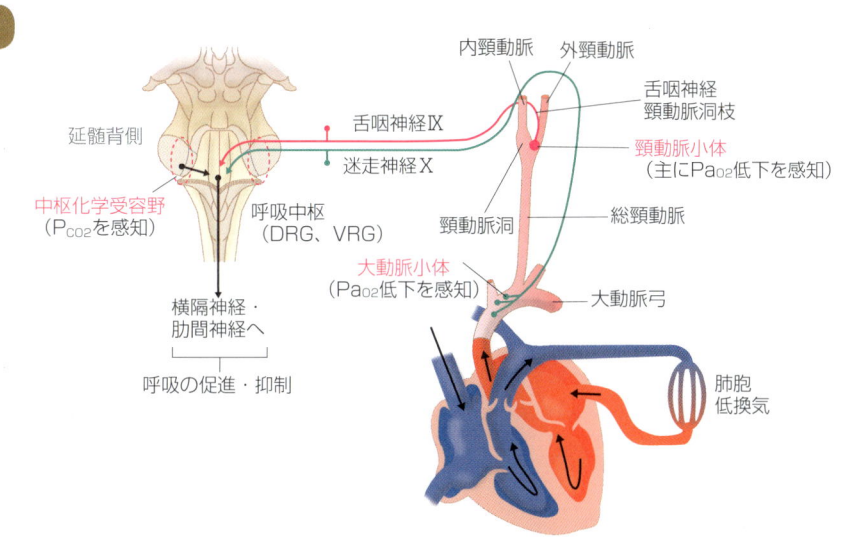

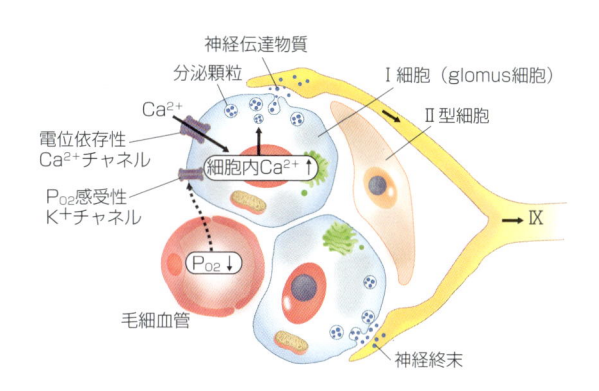

■呼吸中枢は [A] の [B] にあり、呼気ニューロンと吸気ニューロンが存在する。それらのニューロンは脊髄の [C] ニューロンへ投射し、呼吸筋を収縮させる。[D] 神経（C3〜C5）が [D] 膜を支配し、[E] 神経（Th1〜Th11）が [E] 筋を支配している。

■末梢の化学受容器は、[F]（[G] 神経）、[H]（[I] 神経）であり、主に動脈血 [J] 分圧の低下により興奮し、呼吸中枢を刺激して呼吸促進する。

■一方、中枢の化学受容器は、[K] 低下、[L] 増加によって興奮し、呼吸を促進する。

Answer
Ⓐ 延髄　Ⓑ 網様体　Ⓒ 運動　Ⓓ 横隔　Ⓔ 肋間　Ⓕ 頸動脈小体
Ⓖ 舌咽　Ⓗ 大動脈小体　Ⓘ 迷走　Ⓙ 酸素　Ⓚ pH　Ⓛ CO_2

Comprehension Question

呼吸の化学調節について説明しなさい。

Chapter 1 ● 細胞
Chapter 2 ● 神経と筋
Chapter 3 ● 中枢神経系
Chapter 4 ● 自律神経系
Chapter 5 ● 感覚器
Chapter 6 ● 血液
Chapter 7 ● 消化器
Chapter 8 ● 呼吸器
Chapter 9 ● 循環器
Chapter 10 ● 腎・泌尿器
Chapter 11 ● 内分泌
Chapter 12 ● 生殖

- Q･1 循環系の基本構造 ——— 128
- Q･2 心臓の構造 ——— 129
- Q･3 心筋線維と電気活動 ——— 130
- Q･4 心臓の自動性と活動電位 ——— 131
- Q･5 心電図 ——— 132
- Q･6 心臓の周期的活動 ——— 133
- Q･7 心臓の内因性機構 ——— 134
- Q･8 心臓の外因性機構 ——— 135
- Q･9 冠状循環 ——— 136
- Q･10 末梢循環 ——— 137
- Q･11 循環調節機構1 ——— 138
- Q･12 循環調節機構2 ——— 139
- Q･13 循環調節機構3 ——— 140
- Q･14 リンパ循環 ——— 141
- Q･15 胎児の血液循環 ——— 142

循環器

Chapter 9

循環系の基本構造

Q・1

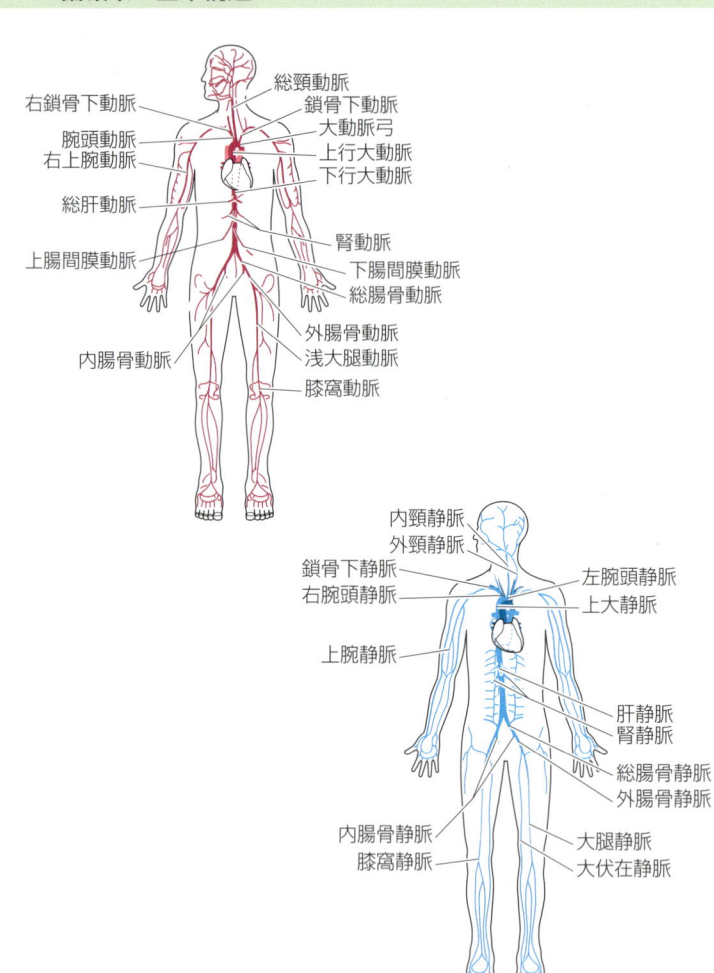

図中ラベル:
- 肺循環系: 細動・静脈と毛細血管、動脈、静脈
- 体循環系: 静脈、動脈、細動・静脈と毛細血管

動脈系:
右鎖骨下動脈、腕頭動脈、右上腕動脈、総肝動脈、上腸間膜動脈、内腸骨動脈、総頸動脈、鎖骨下動脈、大動脈弓、上行大動脈、下行大動脈、腎動脈、下腸間膜動脈、総腸骨動脈、外腸骨動脈、浅大腿動脈、膝窩動脈

静脈系:
内頸静脈、外頸静脈、鎖骨下静脈、右腕頭静脈、上腕静脈、内腸骨静脈、膝窩静脈、左腕頭静脈、上大静脈、肝静脈、腎静脈、総腸骨静脈、外腸骨静脈、大腿静脈、大伏在静脈

■循環系は [A] と [B] から構成され、それぞれがさらに [C]、[D] と [E]、[F] に分けられる。[A] と [B] のほか、脊椎動物ではリンパ系も循環系として存在する。

■血液は左心→ [F] → [C] → [E] →左心という経路で全身を循環している。

■ [A] は [E] と [F] を維持するためのポンプとして働く。

■ [B] は [G]、[H]、[I] の3種の血管からなる。このうち、体循環系の [J] は血液の逆流を防ぐ弁をもつ。

Answer
Ⓐ 心臓 Ⓑ 血管系 Ⓒ 右心 Ⓓ 左心 Ⓔ 肺循環 Ⓕ 体循環 Ⓖ 動脈 Ⓗ 毛細血管 Ⓘ 静脈 Ⓙ 静脈

Comprehension Question
循環系の構成について説明しなさい。

循環器

心臓の構造

Q・2

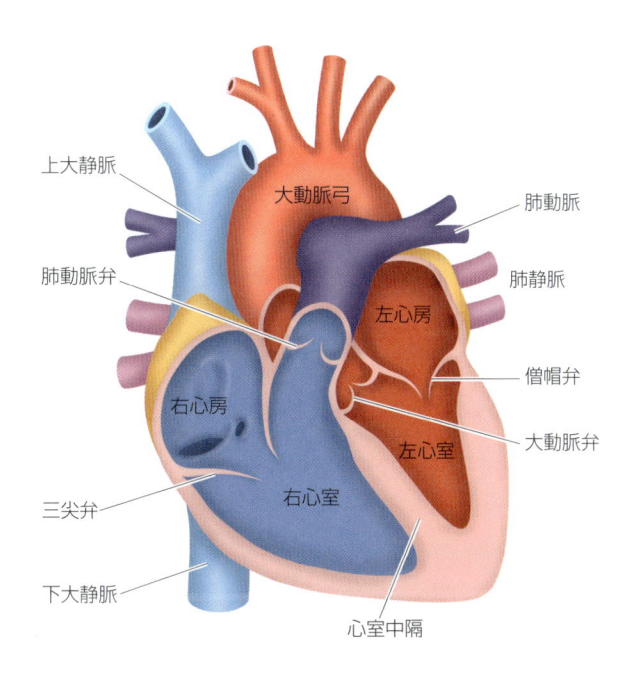

（図：心臓の構造 — 上大静脈、大動脈弓、肺動脈、肺動脈弁、肺静脈、左心房、僧帽弁、右心房、大動脈弁、三尖弁、左心室、右心室、下大静脈、心室中隔）

■心臓は胸郭内のほぼ中央に位置する拳大の臓器で、主に [A] で構成され、これは骨格筋、平滑筋と区別し [B] とよばれる。

■心臓は [C] 、 [D] 、 [E] 、 [F] という4つの部屋をもち、それぞれ送り出した血液が逆流しないように [G] 、 [H] 、 [I] 、 [J] という4つの弁をもつ。

Answer
Ⓐ 筋肉　Ⓑ 心筋　Ⓒ 右心房　Ⓓ 右心室　Ⓔ 左心房　Ⓕ 左心室　Ⓖ 三尖弁　Ⓗ 僧帽弁　Ⓘ 大動脈弁　Ⓙ 肺動脈弁

Comprehension Question

心臓の構造について説明しなさい。

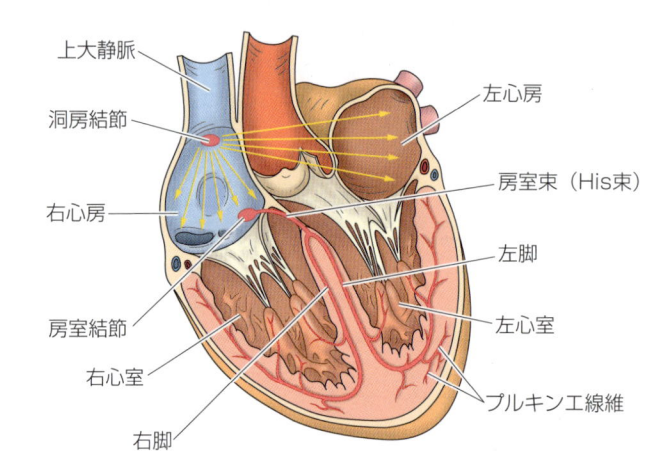

Chapter 9

心筋線維と電気活動

Q・3

図中ラベル:
- 上大静脈
- 洞房結節
- 右心房
- 房室結節
- 右心室
- 右脚
- 左心房
- 房室束（His束）
- 左脚
- 左心室
- プルキンエ線維

■心臓を動かす電気的刺激は右心房にある [A_____] で発生し、

[A_____] → [B_____] → [C_____] ↗ [D_____] →（右）[F_____]
　　　　　　　　　　　　　　　　　　　　　↘ [E_____] →（左）[F_____]

と伝わっていく。これらは [G_____] とよばれ、この経路を [H_____] という。[H_____] を介して興奮は心室筋全体に伝わっていく。

■この電気的刺激を効率良く伝えるため、心臓の細胞間には [I_____] が存在する。

■[F_____] を介して非常に速いスピードで電気的刺激の伝導が起こることにより、心室全体がほぼ同時に収縮し、大きな心拍出力が生まれる。

Answer
Ⓐ 洞房結節　Ⓑ 房室結節　Ⓒ His束　Ⓓ 右脚　Ⓔ 左脚　Ⓕ プルキンエ線維
Ⓖ 特殊心筋線維　Ⓗ 刺激伝導系　Ⓘ ギャップ結合（ネクサス）

Comprehension Question

心臓の電気活動について説明しなさい。

心臓の自動性と活動電位

Q・4

洞房結節 / **固有心筋**

0相：脱分極相
2相：プラトー相
3相：再分極相
4相：緩徐脱分極相（ペースメーカー電位）

0相：脱分極相
1相：オーバーシュート
2相：プラトー相
3相：再分極相
4相：静止電位相

- 心臓の活動電位は [A] で自発的に発生する。すなわち、[A] は全体の歩調取り（ペースメーカー）の役割をもつ。[A] や房室結節の細胞のもつこの特性を [B] という。
- [A] の細胞では、静止期に細胞膜電位がゆっくりと脱分極している。これを [C] という。K⁺チャネルの閉鎖や過分極活性型Na⁺チャネルの開口が原因と考えられている。[C] が閾値に達すると、緩徐Ca⁺チャネルが開き、活動電位が発生する。[A] には [D] が存在せず、従って急激な [E] の流入が起こらないため活動電位の立ち上がりは緩やかである。
- 固有心筋細胞は [B] を有さず、静止電位は [F] mVに保たれる。脱分極の発生は [D] によってもたらされ、続いて [G] が開口して [H] が流入し、持続的な脱分極相（[I]）を形成する。
- 心筋細胞は活動電位の持続中、次の刺激に対して絶対に反応しない。これを [J] といい、骨格筋では1～2ミリ秒（ms）だが、心筋では [I] のために約250ms持続する。

Answer
Ⓐ 洞房結節　Ⓑ 自動能　Ⓒ ペースメーカー電位　Ⓓ 電位依存性急速Na⁺チャネル
Ⓔ Na⁺　Ⓕ －80～－90　Ⓖ 緩徐Ca²⁺チャネル　Ⓗ Ca²⁺　Ⓘ プラトー相　Ⓙ 絶対不応期

Comprehension Question

心臓の自動性と活動電位について説明しなさい。

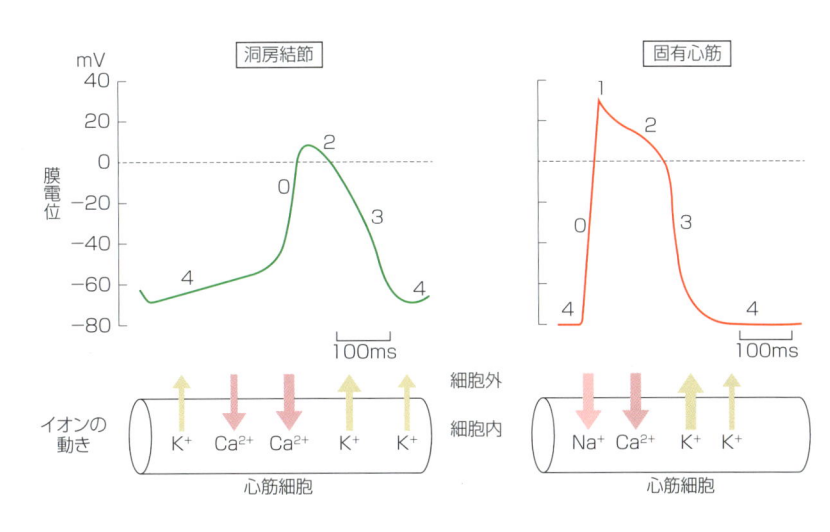

Chapter 9

心電図

Q・5

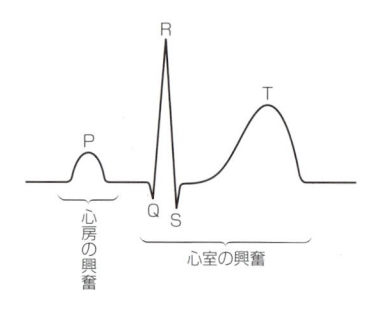

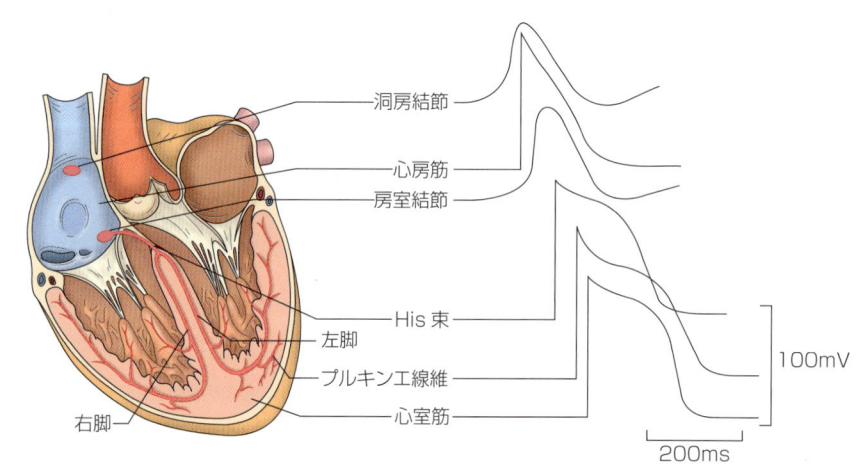

(図：心電図波形 P, Q, R, S, T 心房の興奮／心室の興奮)

(図：心臓の刺激伝導系 — 洞房結節、心房筋、房室結節、His束、左脚、プルキンエ線維、右脚、心室筋　100mV、200ms)

- 心筋の興奮に伴う活動電位を体表から記録したものを [A] という。
- 心電図では主に [B] 、 [C] 、 [D] の3つの波が観察される。
- P波は [E] を、QRS波は [F] を、T波は [G] を示す。

Answer
Ⓐ 心電図　Ⓑ P波　Ⓒ QRS波　Ⓓ T波
Ⓔ 心房の興奮　Ⓕ 心室の脱分極　Ⓖ 心室の再分極

Comprehension Question

心電図について説明しなさい。

循環器

心臓の周期的活動

Q・6

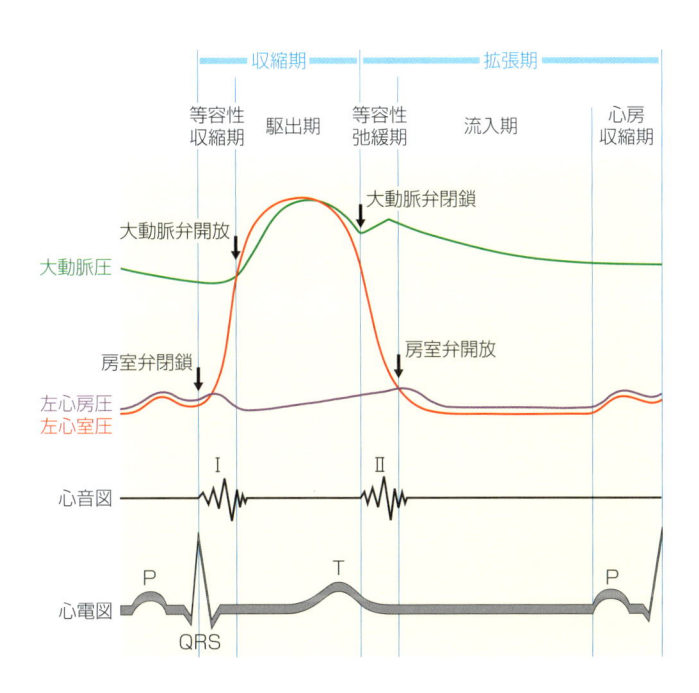

図のラベル：
- 収縮期：等容性収縮期、駆出期
- 拡張期：等容性弛緩期、流入期、心房収縮期
- 大動脈弁開放、大動脈弁閉鎖
- 大動脈圧
- 房室弁閉鎖、房室弁開放
- 左心房圧、左心室圧
- 心音図：I、II
- 心電図：P、QRS、T、P

■ 心臓は収縮と弛緩を交互に繰り返しており、1回の拍動における周期を [A] という。

■ [A] は血液を送り出している [B] と血液を受け取っている [C] に分けられる。

■ [B] はさらに、房室弁が閉鎖してから半月弁が開放するまでの [D] と、半月弁が開放されてから閉鎖するまでの [E] に分けられ、拡張期はさらに半月弁が閉鎖してから房室弁が開放するまでの [F] 、房室弁が開放されてから心房が収縮するまでの [G] 、心房が収縮してから房室弁が閉鎖するまでの [H] に分けられる。

■ 1分間に心室から駆出される血液の量を [I] という。

[I] ＝1回拍出量× [J]

Answer
Ⓐ 心周期　Ⓑ 収縮期　Ⓒ 拡張期　Ⓓ 等容性収縮期　Ⓔ 駆出期
Ⓕ 等容性弛緩期　Ⓖ 流入期（充満期）　Ⓗ 心房収縮期　Ⓘ 心拍出量　Ⓙ 心拍数

Comprehension Question

心臓の周期的活動について説明しなさい。

Chapter 9

心臓の内因性機構

Q・7

圧容積曲線

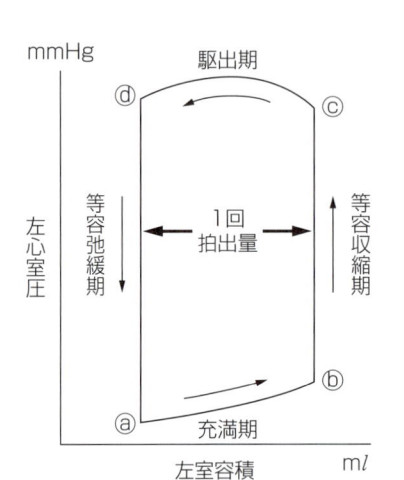

ⓐ 僧帽弁開放
ⓑ 僧帽弁閉鎖
ⓒ 大動脈弁開放
ⓓ 大動脈弁閉鎖

Frank-Starling曲線

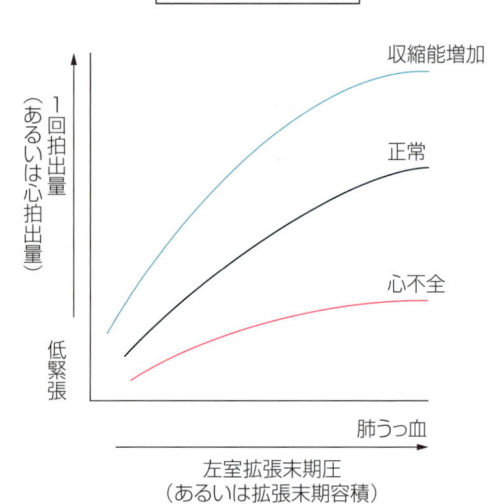

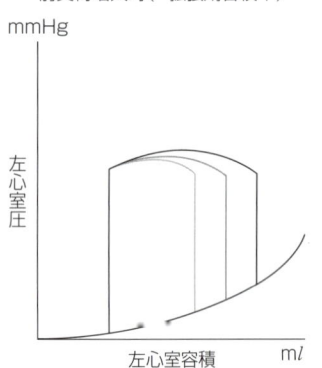

前負荷増大時（＝拡張期容積↑）　　後負荷増大時（＝収縮期圧↑）　　心筋収縮能増大時（収縮期末左室容積↓）

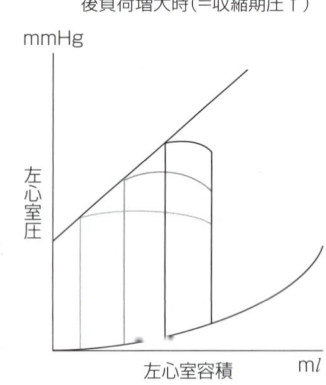

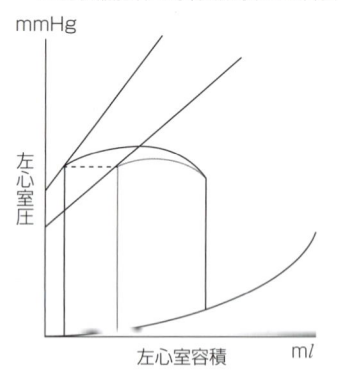

- ■ 心臓の収縮の強さは2種類の調節機構によって調節されているが、心臓自身によって調節するものを A　　　　　という。
- ■ 心臓では、収縮直前の心筋の長さが長くなればなるほど、発生張力が大きくなる B　　　　　が成立する。つまり、心腔内に流入する血液が増加し、心臓が大きく拡張すればするほど、心臓は C　　　　　ということである。
- ■ このように、血液の流入量と流出量のバランスを取る自己調節機能を心臓はもっている。

Answer
Ⓐ 内因性機構　Ⓑ スターリングの法則
Ⓒ 強く収縮する

Comprehension Question

心臓の内因性機構について説明しなさい。

心臓の外因性機構

Q・8

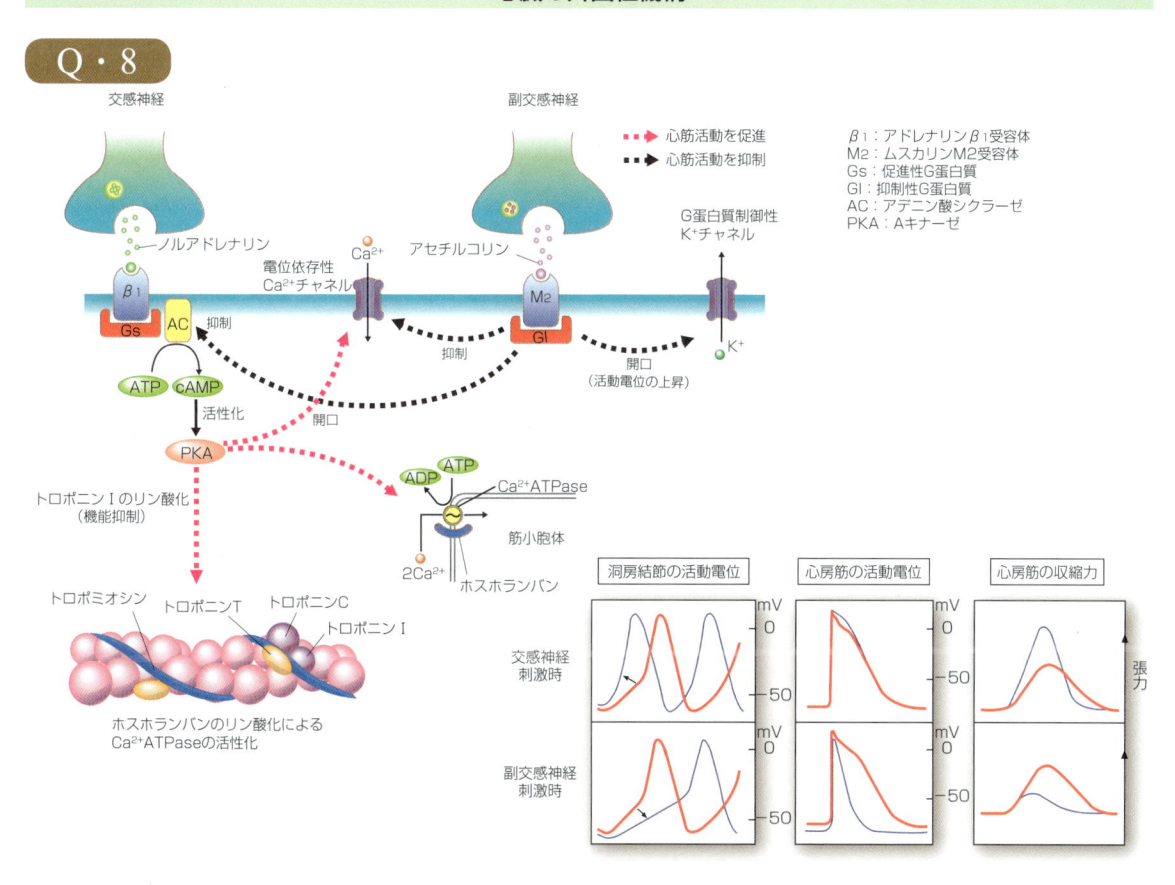

- 心房の圧を上げると心拍出量が増えるが、それには限界がある。そこで心拍出をより増やすために必要なのが A_____ の興奮や B_____ による調節である。このように、心臓以外の力によって心臓の収縮力を上げる機構を C_____ という。
- 心収縮性を変化させる作用のある機構は大きく分けて D_____ 、E_____ 、F_____ の3つがある。
- D_____ には交感神経と副交感神経がある。交感神経の神経終末における伝達物質は G_____ であり、心拍数と収縮力を上げる。一方、副交感神経の神経終末における伝達物質は H_____ であり、心拍数と収縮力を下げる。
- E_____ のうち心臓に直接作用するのは I_____ 、J_____ である。どちらも K_____ から分泌され、作用は交感神経と同様に心拍数と収縮力を上げる。
- F_____ による調節では、L_____ 濃度が高くなると収縮性が高まる。

Answer
Ⓐ 神経系 Ⓑ 内分泌作用 Ⓒ 外因性機構 Ⓓ 自律神経 Ⓔ ホルモン
Ⓕ イオン濃度 Ⓖ ノルアドレナリン Ⓗ アセチルコリン
Ⓘ アドレナリン Ⓙ ノルアドレナリン Ⓚ 副腎髄質 Ⓛ Ca^{2+}

Comprehension Question

心臓の外因性機構について説明しなさい。

Chapter 9

冠状循環

Q・9

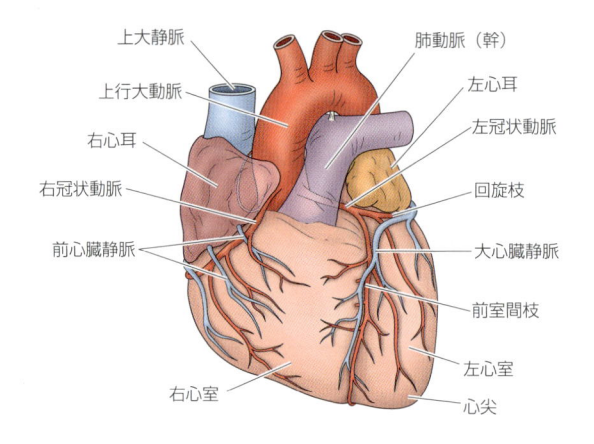

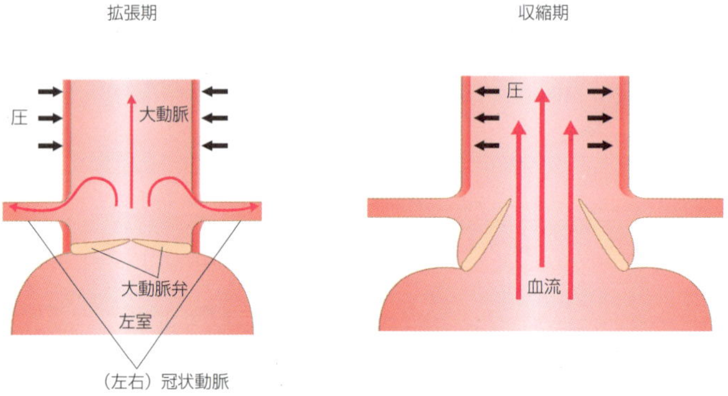

拡張期 / 収縮期

圧 / 大動脈 / 大動脈弁 / 左室 / （左右）冠状動脈 / 血流

大動脈壁は弾性線維が豊かなため、
拡張期には収縮し、第2のポンプの役割を果たす

- 心臓の栄養血管は左右の [A] である。[A] の血流は一般の体循環血流と異なり、[B] 期に流れる。
- [A] は、[C] 起始部の膨大部（[D] 洞）から分枝する。左冠状動脈は2枝に分かれ、[E] 枝、[F] 枝となり、それぞれ左心室後壁、前壁に血流を供給する。右冠状動脈は [G] 、[H] などに血流を送る。
- 冠血流量は、安静時で約 [I] ml/100g/分であるが、運動時には、約 [J] ml/100g/分まで増加する。

Answer
Ⓐ 冠状動脈　Ⓑ 拡張　Ⓒ 大動脈　Ⓓ Valsalva　Ⓔ 回旋
Ⓕ 前室間　Ⓖ 下壁　Ⓗ 洞房結節　Ⓘ 60〜80　Ⓙ 300〜400

Comprehension Question

冠状循環について説明しなさい。

循環器

末梢循環

Q・10

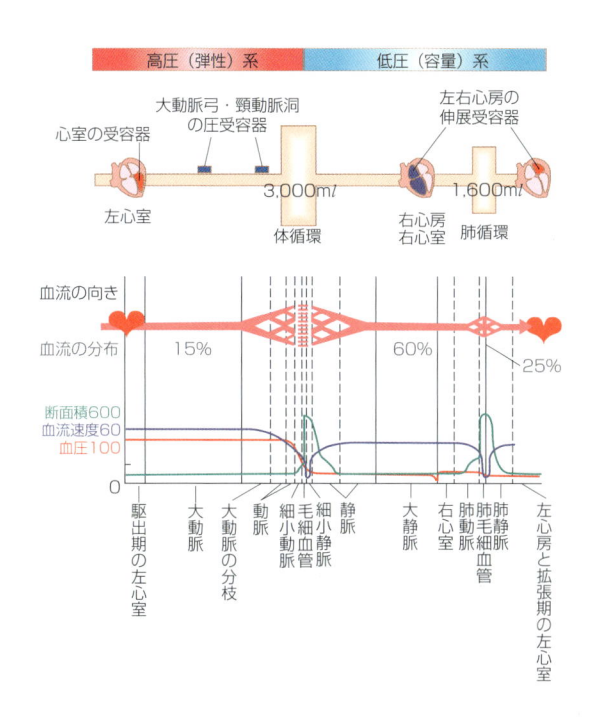

■血流量は、一つの血管のある断面を単位時間に通過する血液の容積のことであり、ml/分で表される。このときの血流量をV、その点での圧力をP、血管の半径をr、長さをL、粘性をnとすると、$V = \pi r^4 / 8Ln \cdot P$と表され、これを[A]の法則という。また、血管抵抗（R）は、P＝VRより、R＝$8L/\pi r^4 \cdot n$となり、血流量は血管の半径の4乗に[B]し、抵抗は[C]することが分かる。

■血圧（P）、血流（V）、抵抗（R）の間には、P＝VRという関係があり、また、血流量は心拍出量によって決まるので、血圧は心拍出量、血液の粘性、血管の長さに[D]し、血管の半径に[E]することとなる。心収縮により血液が駆出された時、心拍出量と共に[F]も最大となる。このときの[F]を[G]といい、一方、心臓の拡張に伴い動脈内の血流量が最小になると[F]も最小となる。これを[H]という。

■安静時に、上腕動脈で測定すると[G]は100～[I]mmHg、[H]は60～[J]mmHgが正常とされる。[F]の値は加齢に伴い[K]する。

■ヒトの[F]測定方法としては[L]法、[M]法がある。ただし[M]法では[H]の測定はできない。

Answer
Ⓐ ポアズイユ　Ⓑ 比例　Ⓒ 反比例　Ⓓ 比例　Ⓔ 反比例　Ⓕ 血圧
Ⓖ 収縮期血圧　Ⓗ 拡張期血圧　Ⓘ 139　Ⓙ 89　Ⓚ 上昇　Ⓛ 聴診　Ⓜ 触診

Comprehension Question

血流量と血圧について説明しなさい。

Chapter 9

循環調節機構1

Q・11

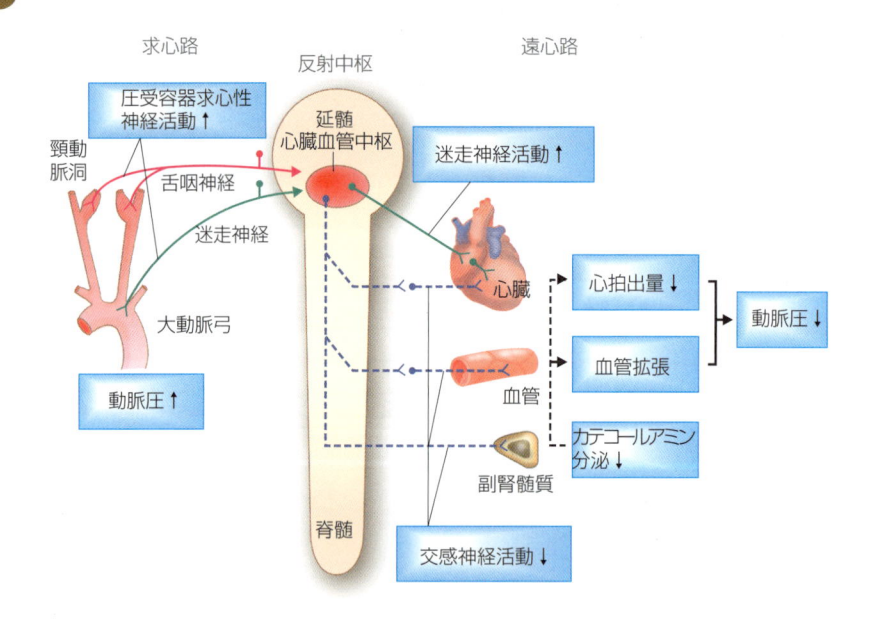

求心路　反射中枢　遠心路

圧受容器求心性神経活動↑
頸動脈洞
舌咽神経
迷走神経
大動脈弓
動脈圧↑

延髄 心臓血管中枢
迷走神経活動↑
心臓
血管
副腎髄質

心拍出量↓
血管拡張
カテコールアミン分泌↓
動脈圧↓

脊髄
交感神経活動↓

■ 中枢神経は、循環系の状態を受容器によりモニターし、調節を行っている。受容器には、[A]受容器と[B]受容器の2つがあり、[C]と[D]に存在する。

■ 血圧が上昇すると、[A]受容器が刺激され、心臓、血管を支配する[E]神経が抑制され、同時に心臓[F]神経の活動が促進される。これにより徐脈となり、[G]量も減少する。血管は[H]し、総末梢血管抵抗は減少する。

■ [C]と[D]には、[A]受容器に近接して、直径1〜2mmの[B]受容体があり、それぞれ[I]、[J]とよばれる。これらは動脈血[K]濃度が低下すると興奮し、[L]反射を起こす。これにより、呼吸数、1回換気量を増加させている。

Answer
Ⓐ 圧　Ⓑ 化学　Ⓒ 頸動脈洞　Ⓓ 大動脈弓　Ⓔ 交感　Ⓕ 迷走　Ⓖ 心拍出
Ⓗ 拡張　Ⓘ 頸動脈小体　Ⓙ 大動脈小体　Ⓚ O_2　Ⓛ 動脈化学受容器

Comprehension Question

中枢系での循環調節について説明しなさい。

循環調節機構2

Q・12

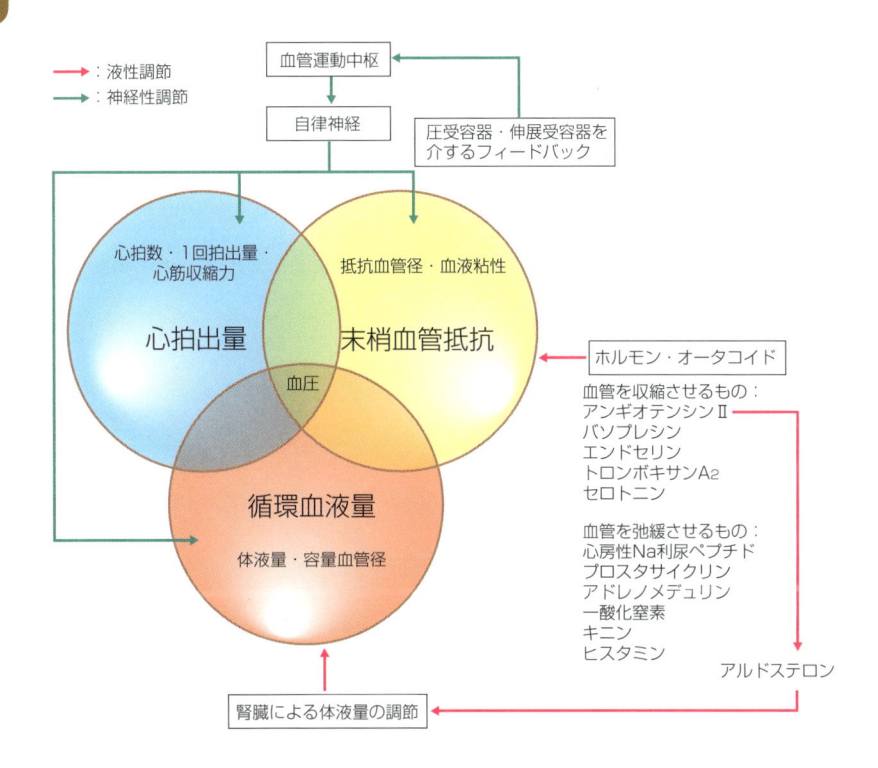

[図: 循環調節機構の概念図]
- →：液性調節
- →：神経性調節

血管運動中枢 → 自律神経
圧受容器・伸展受容器を介するフィードバック

- 心拍出量（心拍数・1回拍出量・心筋収縮力）
- 末梢血管抵抗（抵抗血管径・血液粘性）
- 循環血液量（体液量・容量血管径）
- 血圧

ホルモン・オータコイド
血管を収縮させるもの：
- アンギオテンシンⅡ
- バソプレシン
- エンドセリン
- トロンボキサンA₂
- セロトニン

血管を弛緩させるもの：
- 心房性Na利尿ペプチド
- プロスタサイクリン
- アドレノメデュリン
- 一酸化窒素
- キニン
- ヒスタミン

アルドステロン

腎臓による体液量の調節

■ホルモンをはじめとする体液循環物質の作用により、循環機能は緩徐に調節されている。主なホルモンの作用部位は、A 、B 、C である。A 、B に作用するのはアドレナリン、ノルアドレナリンなどの D 系である。C に作用するのは A から分泌される E 、また F 系がある。E は、腎遠位尿細管に働き、G 再吸収を抑制する。また、視床下部から分泌され、腎集合管に作用する H は、水の再吸収を促進し、血圧を保持する働きをもつ。このように C は、循環系に属し心拍出量の I ％が灌流しており、体液量、浸透圧などの調節に中心的な役割を果たしている。

Answer
Ⓐ 心臓　Ⓑ 血管　Ⓒ 腎臓　Ⓓ カテコールアミン　Ⓔ 心房性Na利尿ペプチド
Ⓕ レニン-アンギオテンシン-アルドステロン　Ⓖ Na　Ⓗ バソプレシン　Ⓘ 25

Comprehension Question

内分泌性循環調節について説明しなさい。

Chapter 9

循環調節機構3

Q・13

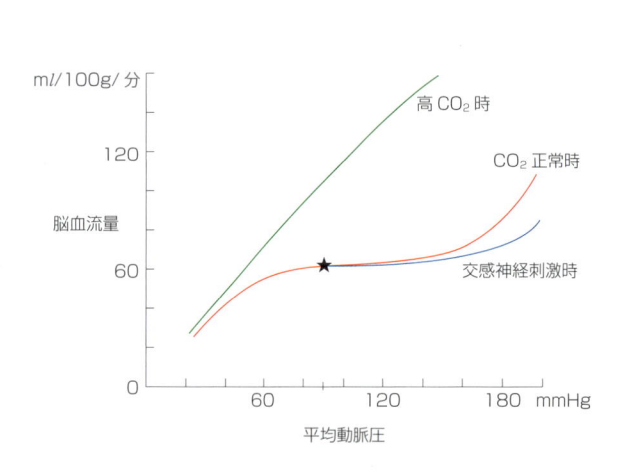

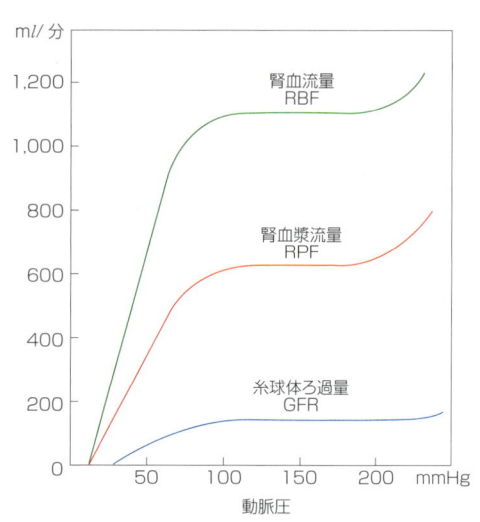

（グラフ：脳血流量 vs 平均動脈圧／高CO_2時、CO_2正常時、交感神経刺激時）

（グラフ：腎血流量 RBF、腎血漿流量 RPF、糸球体ろ過量 GFR vs 動脈圧）

■ 局所性調節機構としては、代謝性血管拡張、自己調節、傍分泌の3つが存在する。

■ 代謝性血管拡張とは、局所の必要に応じて自動的に [A] が調節されることをいう。活動に伴い局所で血管拡張物質が産生される。そのような物質として、[B] 、[C] 、アデノシン、ATPなどがある。脳血管は [B] 濃度やpHに敏感であり、筋は [C] やK^+によっても拡張する。

■ 自己調節はオートレギュレーションともよばれ、[D] 血管、[E] 血管、[F] 血管にみられ、血圧が変化しても [A] が一定に保たれる機構である。

■ 傍分泌は、[G] 細胞で産生される物質により、血管平滑筋の収縮、弛緩が起こり、局所血液を調節する機構である。[G] 細胞は、血管壁の内部へのバリアとなり、また、血管収縮・拡張を調節している。

Answer
Ⓐ 血流　Ⓑ CO_2　Ⓒ 乳酸　Ⓓ 脳
Ⓔ 冠　Ⓕ 腎　Ⓖ 血管内皮

Comprehension Question

局所性循環調節について説明しなさい。

循環器

リンパ循環

Q・14

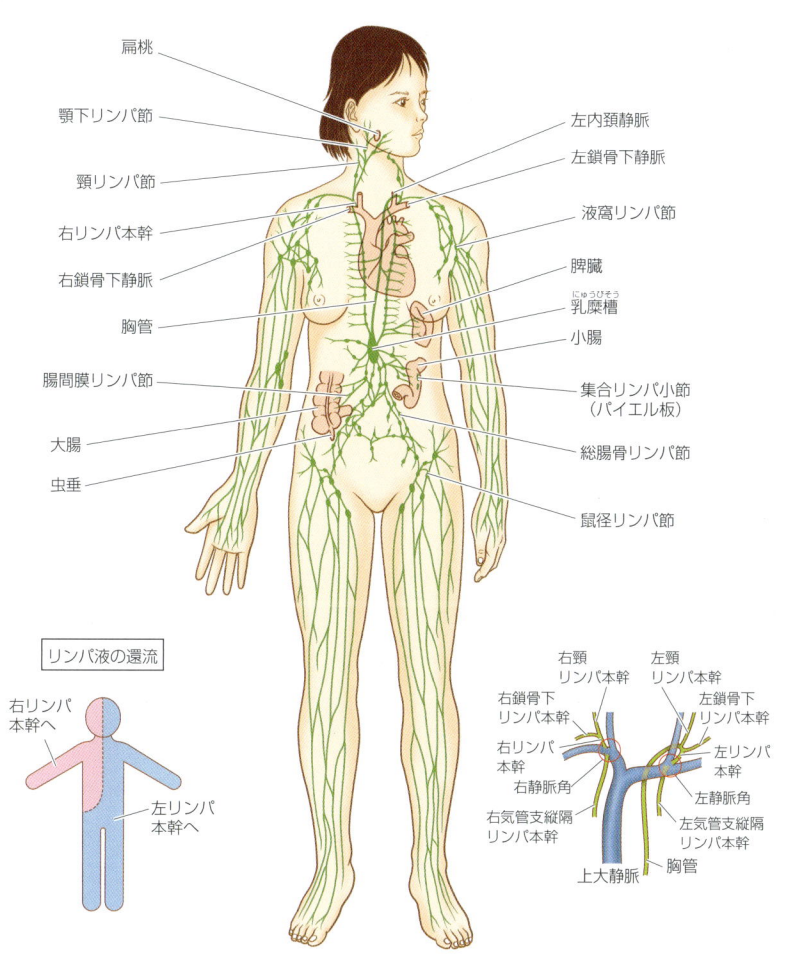

図中ラベル:
- 扁桃
- 顎下リンパ節
- 頸リンパ節
- 右リンパ本幹
- 右鎖骨下静脈
- 胸管
- 腸間膜リンパ節
- 大腸
- 虫垂
- 左内頸静脈
- 左鎖骨下静脈
- 腋窩リンパ節
- 脾臓
- 乳糜槽
- 小腸
- 集合リンパ小節（パイエル板）
- 総腸骨リンパ節
- 鼠径リンパ節

リンパ液の還流：右リンパ本幹へ／左リンパ本幹へ

右頸リンパ本幹／左頸リンパ本幹／右鎖骨下リンパ本幹／左鎖骨下リンパ本幹／右リンパ本幹／左リンパ本幹／右静脈角／左静脈角／右気管支縦隔リンパ本幹／左気管支縦隔リンパ本幹／上大静脈／胸管

■毛細血管から透過した血漿は、[A]となって細胞-細胞間のガス交換、物質交換を行っている。1日に20*l*の血漿が毛細血管の動脈側から漏出し、約18*l*が静脈側から吸収されているが、残りの約2*l*は[B]に吸収され、リンパ管系を介して静脈系に還流する。

■リンパ系の流れは、組織中での[B]から始まり、[C]、[D]を経て静脈系に注ぐ。下肢、左上肢、左頭頸部からのリンパ液は、左内頸静脈と左鎖骨下静脈の接合部（左[E]）に注ぐ。右上肢、右頭頸部からのリンパ液は、右リンパ本幹を経て[E]に入る。

■リンパ系には多数の弁があり、[E]への一方向への流れを形成する。また、[C]、[D]には部分的に[F]が存在し、生体に侵入した細菌などを血液に入れないためのフィルター作用をもつ。これは、[F]には[G]細胞が存在し、貪食作用をもつことによる。

Answer
Ⓐ 間質液（組織間液）　Ⓑ 毛細リンパ管　Ⓒ 集合リンパ管
Ⓓ 主幹リンパ管　Ⓔ 静脈角　Ⓕ リンパ節　Ⓖ 細網内皮系

Comprehension Question

リンパ循環について説明しなさい。

Chapter 9

胎児の血液循環

Q・15

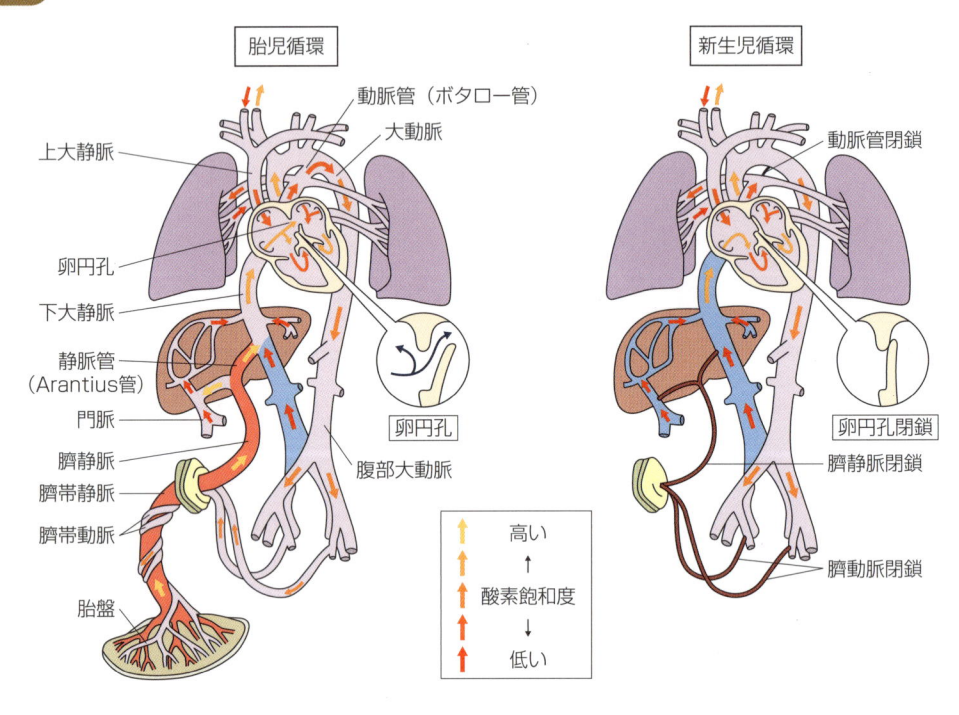

胎児循環 / 新生児循環

図中ラベル：動脈管（ボタロー管）、大動脈、上大静脈、卵円孔、下大静脈、静脈管（Arantius管）、門脈、臍静脈、臍帯静脈、臍帯動脈、胎盤、腹部大動脈、動脈管閉鎖、卵円孔閉鎖、臍静脈閉鎖、臍動脈閉鎖

酸素飽和度：高い ↑ / ↓ 低い

- 胎児の血液は <u>A</u> でガス交換を行うため、<u>B</u> には血液はほとんど流れない。そのため、出生後とは動態が大きく異なる。
- <u>A</u> から <u>C</u> を経由した血液は、門脈には入らず、<u>D</u> から直接 <u>E</u> に向かう。栄養が豊富であり、肝へ入る必要がないためである。<u>E</u> から右心房へ入った血液は、右心室へは向かわず、<u>F</u> を通り、左心系へ流れる。これは肺呼吸しないためである。肺動脈に入った血液は <u>G</u> を通り、<u>H</u> へ入る。胎児の血液を再び胎盤へ戻すのは <u>I</u> であり、2本存在する。
- <u>F</u> は卵円窩として閉鎖後も残り、<u>D</u> も静脈管索として肝の下面に残る。<u>G</u> も出生後すぐに閉鎖し、動脈管索となる。臍動脈、臍静脈も遺残物となり、それぞれ臍動脈索、<u>J</u> とよばれる。

Answer
Ⓐ 胎盤　Ⓑ 肺　Ⓒ 臍静脈　Ⓓ 静脈管（Arantius管）　Ⓔ 下大静脈　Ⓕ 卵円孔
Ⓖ 動脈管（ボタロー管）　Ⓗ 大動脈弓　Ⓘ 臍動脈　Ⓙ 肝円索

Comprehension Question

胎児の血液循環について説明しなさい。

Chapter 1●細胞
Chapter 2●神経と筋
Chapter 3●中枢神経系
Chapter 4●自律神経系
Chapter 5●感覚器
Chapter 6●血液
Chapter 7●消化器
Chapter 8●呼吸器
Chapter 9●循環器
Chapter 10●腎・泌尿器
Chapter 11●内分泌
Chapter 12●生殖

- Q・1 水・電解質 ―――― 144
- Q・2 腎臓の構造と機能 ―――― 145
- Q・3 糸球体濾過装置 ―――― 146
- Q・4 糸球体濾過量（GFR） ―――― 147
- Q・5 腎クリアランス ―――― 148
- Q・6 各部位での再吸収 ―――― 149
- Q・7 有機物の再吸収と排泄 ―――― 150
- Q・8 Na^+の輸送機構 ―――― 151
- Q・9 K^+・Ca^{2+}・リン酸の調節 ―――― 152
- Q・10 Cl^-濃度とGFRの調節 ―――― 153
- Q・11 水の移動 ―――― 154
- Q・12 レニン-アンギオテンシン-アルドステロン系 ―――― 155
- Q・13 H^+の分泌とHCO_3^-の再吸収 ―――― 156
- Q・14 酸塩基平衡（アシドーシス・アルカローシス） ―――― 157
- Q・15 アニオンギャップ ―――― 158

腎・泌尿器

Chapter 10

水・電解質

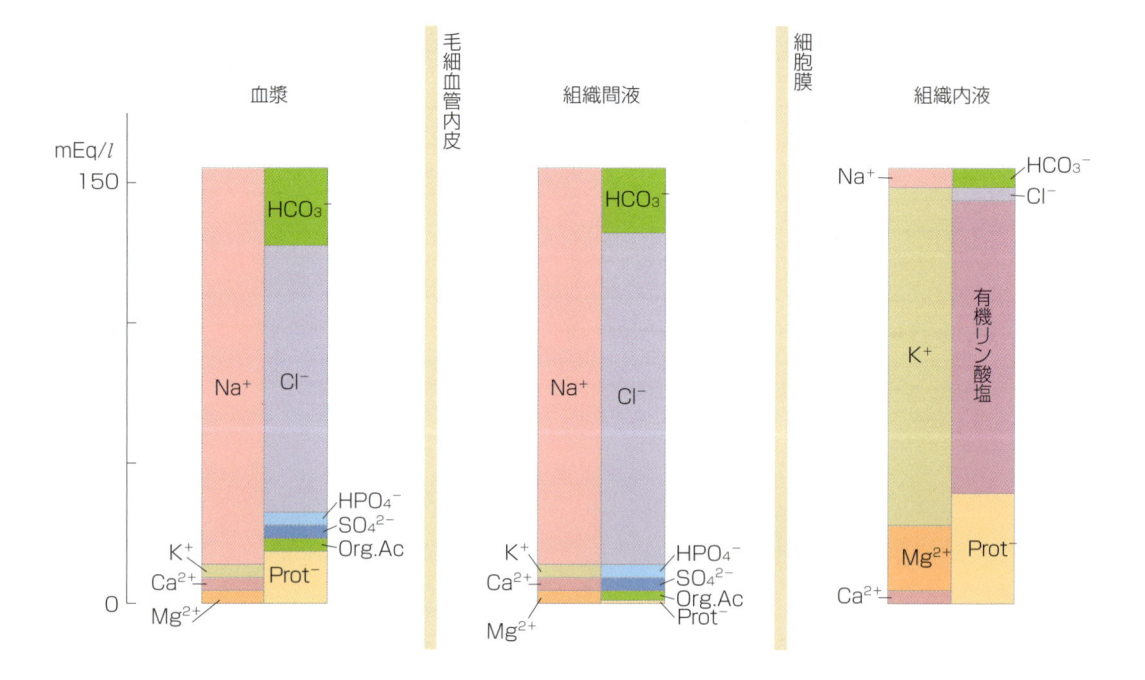

Q・1

（図：血漿、組織間液、組織内液の電解質組成。毛細血管内皮、細胞膜で区切られる。mEq/l、150。血漿：Na⁺、Cl⁻、HCO₃⁻、HPO₄⁻、SO₄²⁻、Org.Ac、Prot⁻、K⁺、Ca²⁺、Mg²⁺。組織間液：同様。組織内液：Na⁺、K⁺、有機リン酸塩、Mg²⁺、Ca²⁺、HCO₃⁻、Cl⁻、Prot⁻）

- 水は生体の主要な構成物質の一つであり、健常な成人男性の場合、全体重量の約 [A] を占める。そのうち2/3は [B] であり、1/3は [C] である。[C] の3/4は [D] であり、1/4は [E] である。

- 体内の主な電解質には、陽イオンの [F] 、[G] 、[H] および [I] 、陰イオンの [J] 、[K] およびリン酸（HPO_4^{2-} または PO_4^{3-}）などがある。細胞外液には [F] と [J] が多く、細胞内液には [G] や有機リン酸塩、蛋白質イオンが多い。

- 体液は、肺、胃腸、皮膚、腎臓において吸収あるいは排泄・蒸散される。特に [L] は体液の恒常性維持に重要な役割を担っている。

Answer
Ⓐ 60%　Ⓑ 細胞内液　Ⓒ 細胞外液　Ⓓ 組織間液　Ⓔ 血漿
Ⓕ Na^+　Ⓖ K^+　Ⓗ Ca^{2+}　Ⓘ Mg^{2+}　Ⓙ Cl^-　Ⓚ HCO_3^-　Ⓛ 腎臓

Comprehension Question

体内の水・電解質の構成について説明しなさい。

腎・泌尿器

腎臓の構造と機能

Q・2

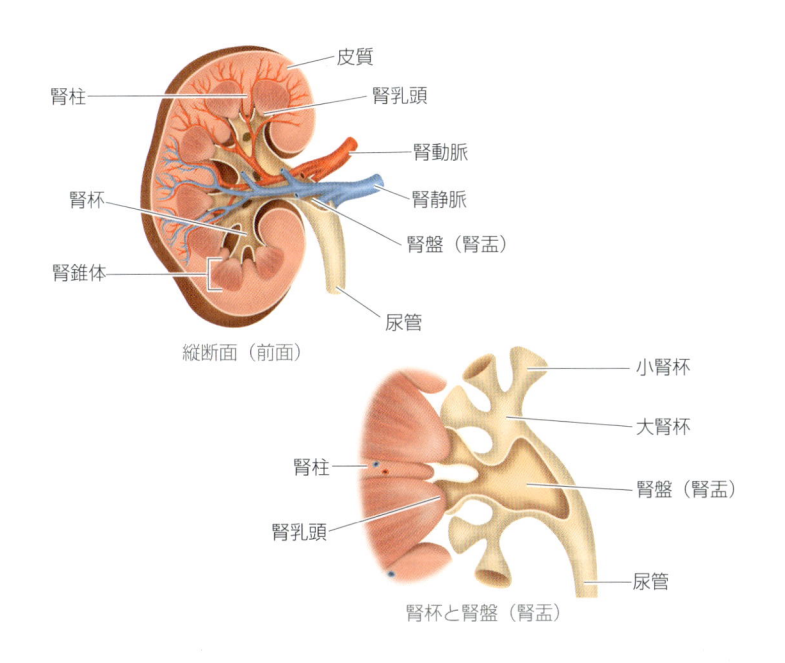

縦断面（前面）の図：皮質、腎柱、腎乳頭、腎動脈、腎静脈、腎盤（腎盂）、尿管、腎杯、腎錐体

腎杯と腎盤（腎盂）の図：小腎杯、大腎杯、腎盤（腎盂）、尿管、腎柱、腎乳頭

■腎臓は体液の恒常性維持を担う器官である。すなわち、[A]　　　の生成を行う。また、[B]　　　や[C]　　　などのホルモン産生を行う内分泌器官としての機能ももつ。

■腎臓は後腹膜下に左右1対あり、長さ[D]　　　、幅[E]　　　程度の拳大の臓器である。腎臓の構造における最小の機能単位は[F]　　　とよばれ、[G]　　　と[H]　　　から構成される。1つの腎臓には、約130万個の[F]　　　がある。

■[G]　　　は、細い動脈の糸くず状の塊からなる[I]　　　と、それを包み込む[J]　　　から構成される。[I]　　　から濾過された血漿（原尿）は[J]　　　を通り、[H]　　　へと排出され、水や[K]　　　などの再吸収を受けて[A]　　　となる。

■[H]　　　は始め[L]　　　として腎髄質側へ下行するが、[M]　　　でU字型となり、[N]　　　では再び元の[I]　　　に向かって上行し、[O]　　　と[P]　　　に接触する。この接触部の尿細管細胞は[Q]　　　とよばれる構造を取り、[B]　　　分泌に関与する。

Answer
Ⓐ 尿　Ⓑ レニン　Ⓒ エリスロポエチン　Ⓓ 10cm　Ⓔ 5cm　Ⓕ ネフロン　Ⓖ 腎小体　Ⓗ 尿細管　Ⓘ 糸球体　Ⓙ ボーマン嚢　Ⓚ Na⁺　Ⓛ 近位尿細管　Ⓜ ヘンレ係蹄　Ⓝ 遠位尿細管　Ⓞ 輸入細動脈　Ⓟ 輸出細動脈　Ⓠ 緻密斑

Comprehension Question

腎臓の構造と機能について説明しなさい。

Chapter 10

糸球体濾過装置

Q・3

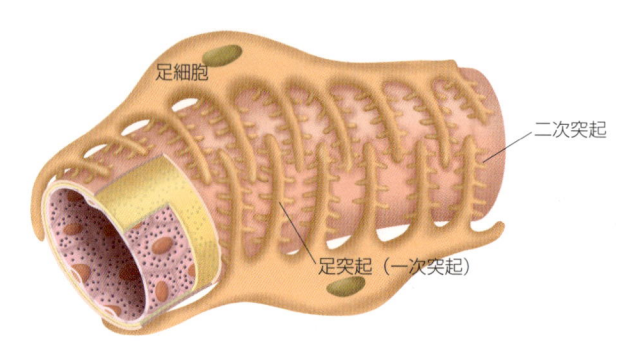

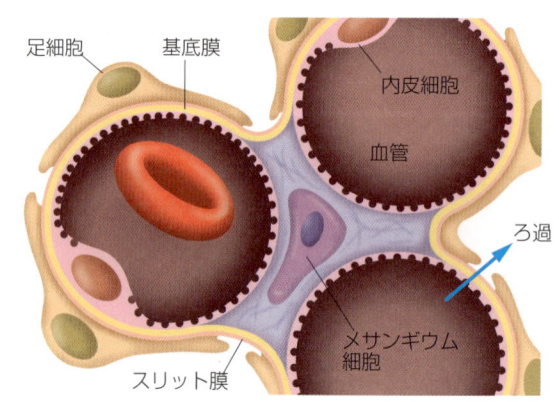

(図：足細胞、二次突起、足突起（一次突起）)

(図：足細胞、基底膜、内皮細胞、血管、ろ過、メサンギウム細胞、スリット膜)

■糸球体の細動脈壁は、内側から [A]、[B]、[C] によりなり、血漿はこれら3層が形成する濾過膜を通してボーマン嚢に注ぎ込む。

■糸球体の [A] は、通常の毛細血管と異なり隔膜のない直径50～100nmの孔を多数もち、ここから血漿を透過する。その外側の [B] は強く [D] に荷電しているため、[E] など [D] 荷電の物質の透過性は低い。

■ボーマン嚢の糸球体側上皮を形成する [C] は無数の [F] を有し、それによって [B] を覆っている。血漿は [F] 間のスリット状の小さな間隙から滲出し、ボーマン嚢内に注ぎ込む。以上の3層による濾過膜は、水や [G] など分子量の小さな物質の透過性が [H]。

■糸球体の [A] と [B] の間には [I] が存在し、糸球体の構造形成に関わる結合組織として働く。ほかに、[I] 細胞は平滑筋様の収縮性をもち、これによって血漿の有効な [J] を減少する。

Answer
Ⓐ 血管内皮細胞　Ⓑ 基底膜　Ⓒ 足細胞（上皮細胞）　Ⓓ 陰性　Ⓔ 血漿蛋白質
Ⓕ 足突起　Ⓖ Na^+　Ⓗ 高い　Ⓘ メサンギウム　Ⓙ 濾過面積

Comprehension Question

糸球体濾過装置の構造と機能について説明しなさい。

糸球体濾過量（GFR）

Q・4

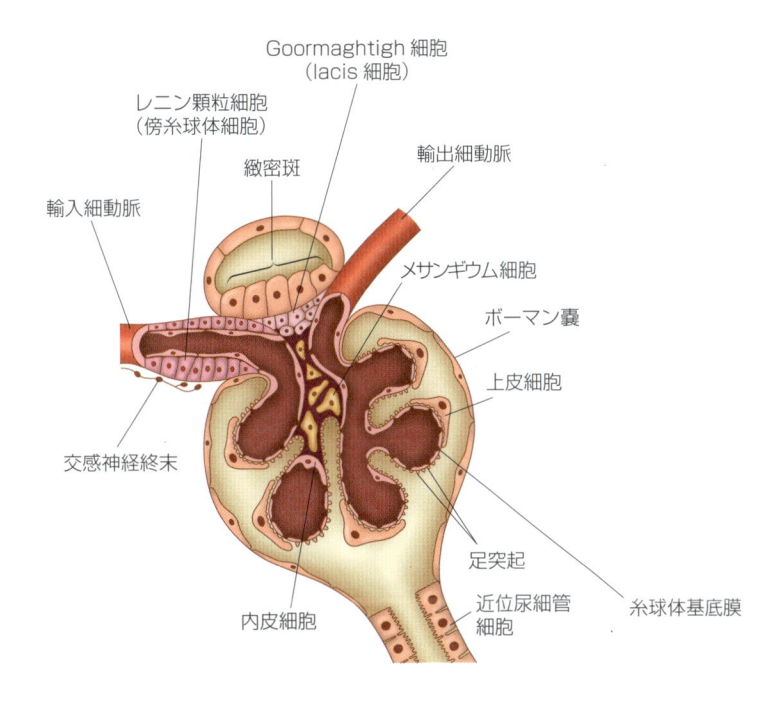

[図：糸球体の構造]
- レニン顆粒細胞（傍糸球体細胞）
- Goormaghtigh細胞（lacis細胞）
- 緻密斑
- 輸出細動脈
- 輸入細動脈
- メサンギウム細胞
- ボーマン嚢
- 上皮細胞
- 足突起
- 糸球体基底膜
- 近位尿細管細胞
- 内皮細胞
- 交感神経終末

■糸球体の血管内圧は、[A]が[B]より細くなっていることで、[C]保たれており、この圧力によって濾過が行われている。[A]と[B]の平滑筋は交感神経支配であり、糸球体毛細血管圧は[A]が収縮すると[D]、拡張すると[E]し、[B]が収縮すると[F]、拡張すると[G]する。

■糸球体濾過膜にかかる圧力には、糸球体毛細血管内圧のほか、ボーマン嚢内圧、透過されない物質によって引き起こされる毛細血管[H]およびボーマン嚢[H]があり、これらの収支によって糸球体濾過圧が決定する。

糸球体濾過圧＝（[I]－[J]）－（[K]－[L]）

■腎全体のネフロンで1分間に濾過される血漿の量を[M]という。[M]は、糸球体濾過圧と濾過膜透過性、有効濾過面積の積で求められる。[M]の基準値は、約[N]/分である。

[M]＝糸球体濾過圧×濾過膜透過性×有効濾過面積

Answer
Ⓐ 輸出細動脈　Ⓑ 輸入細動脈　Ⓒ 高く　Ⓓ 上昇　Ⓔ 低下　Ⓕ 低下　Ⓖ 上昇
Ⓗ 膠質浸透圧　Ⓘ 糸球体毛細血管内圧　Ⓙ ボーマン嚢内圧　Ⓚ 毛細血管膠質浸透圧
Ⓛ ボーマン嚢膠質浸透圧　Ⓜ 糸球体濾過量（GFR）　Ⓝ 100ml

Comprehension Question

糸球体濾過量（GFR）について説明しなさい。

Chapter 10

腎クリアランス

Q・5

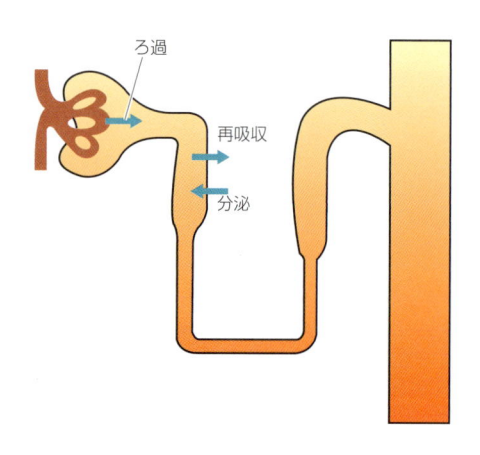

■腎におけるクリアランスとは、ある物質Xの尿中への毎分排泄量と同じ量のXを含む [A] である。ある物質Xのクリアランス（C_x）は、以下の式で求められる。

$$C_x = \frac{[B] \times [C]}{[D]}$$

■イヌリンやマンニトールなど、糸球体で水やNa$^+$と同率で濾過され、尿細管で再吸収や分泌を受けない物質のクリアランスは [E] と等しく、その推算に有用である。ほかに、 [E] を推算するために有用な内因性の物質として、 [F] が利用される。

■腎血漿流量（RPF）は、 [E] と濾過後に残る血漿の和である。RPFの推算には、糸球体濾過率が [G] 、尿細管における再吸収率が [H] て分泌率が [I] ために、腎通過後の血中濃度が [J] なる物質が有用である。そのような物質として、 [K] が用いられる。

Answer
Ⓐ 血漿量　Ⓑ 尿中のX濃度　Ⓒ 1分間の尿量　Ⓓ 血漿中のX濃度
Ⓔ 糸球体濾過量（GFR）　Ⓕ クレアチニン（Cr）　Ⓖ 高く
Ⓗ 低く　Ⓘ 高い　Ⓙ 低く　Ⓚ パラアミノ馬尿酸（PAH）

Comprehension Question

腎クリアランスについて説明しなさい。

各部位での再吸収

Q・6

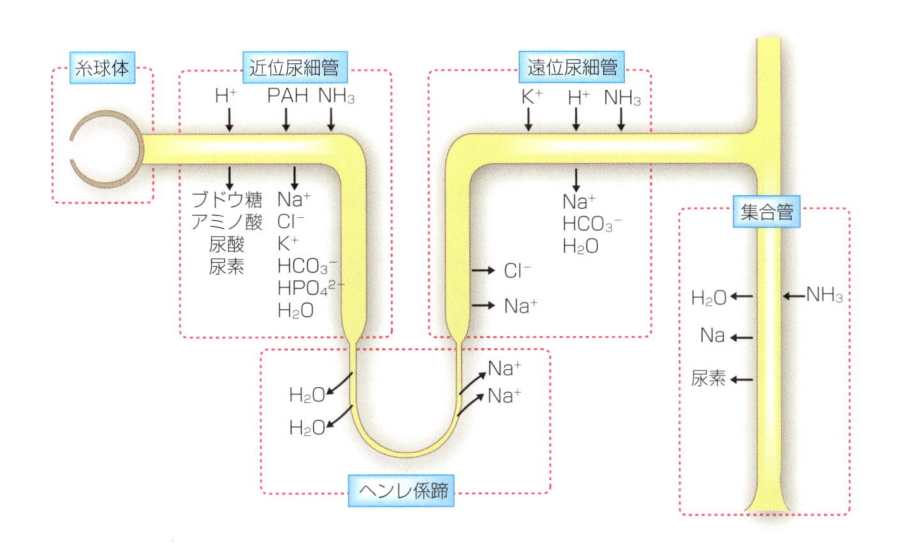

[図：腎尿細管の各部位での再吸収・分泌]
- 糸球体
- 近位尿細管：H⁺、PAH、NH₃（分泌）／ブドウ糖、アミノ酸、尿酸、尿素、Na⁺、Cl⁻、K⁺、HCO₃⁻、HPO₄²⁻、H₂O（再吸収）
- ヘンレ係蹄：H₂O、Na⁺
- 遠位尿細管：K⁺、H⁺、NH₃（分泌）／Na⁺、HCO₃⁻、H₂O、Cl⁻、Na⁺（再吸収）
- 集合管：H₂O、Na、尿素／NH₃

- 糸球体で生成されるヒトの原尿の量は1日当たり約 [A] であるが、尿として排出されるのは [B] /日であり、約 [C] ％が尿細管〜集合管で再吸収されている。
- [D] は、再吸収と分泌が最も活発に行われる部位である。[E] 、[F] 、[G] などのイオンや水の約70％、および [H] やアミノ酸のほとんどがここで再吸収される。[E] の間質側への輸送は [I] に行われるが、水は [J] に応じて受動的に拡散される。
- ヘンレ係蹄の下行脚では [K] のみが、上行脚では [E] や [G] のみが選択的に再吸収される。遠位尿細管では残りの水分と電解質が吸収される。
- 集合管では [L] の作用により水分の調節的な吸収が行われ、尿が [M] される。

Answer
Ⓐ 150*l*　Ⓑ 1〜1.5*l*　Ⓒ 99　Ⓓ 近位尿細管　Ⓔ Na⁺
Ⓕ K⁺　Ⓖ Cl⁻　Ⓗ グルコース　Ⓘ 能動的　Ⓙ 浸透圧勾配
Ⓚ 水　Ⓛ バソプレシン（ADH、抗利尿ホルモン）　Ⓜ 濃縮

Comprehension Question
腎の各部位での再吸収について説明しなさい。

Chapter 10

有機物の再吸収と排泄

Q・7

（管腔側）

グルコース
アミノ酸

Na⁺

近位尿細管
上皮細胞

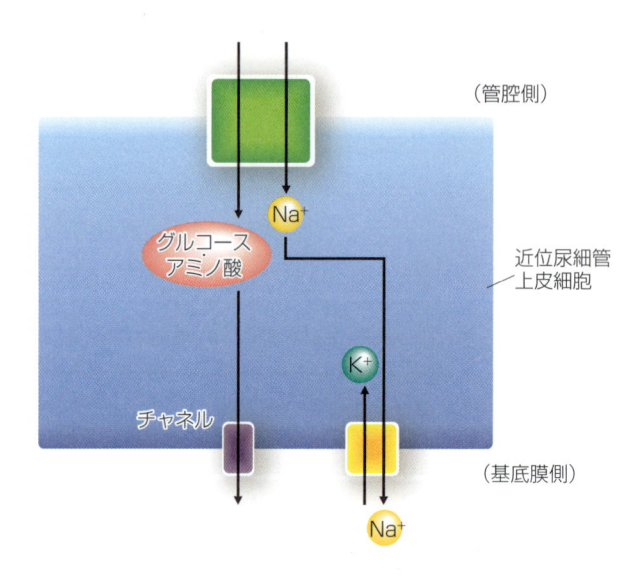

K⁺

チャネル

Na⁺

（基底膜側）

■ <u>A</u> 、アミノ酸、および糸球体から微量に濾過されるアルブミンなどの蛋白質は、<u>B</u> でほぼ100％再吸収される。

■ 尿細管中の <u>A</u> は、<u>C</u> と共通の担体を介し、<u>D</u> に応じて尿細管細胞内に共輸送される。細胞内で物質濃度が高くなると、<u>A</u> は間質との <u>D</u> によって間質側へ汲みだされ、さらに尿細管を取り巻く血管の <u>E</u> によって、水とともに血管内に引き込まれる。

■ <u>F</u> は、生体の蛋白質・アミノ酸代謝の末に生じたアンモニアから、<u>G</u> にて <u>H</u> （オルニチン回路）を経て生成され、尿中に排泄されるが、一部は再吸収を受けて血中に戻る。腎機能障害があるとき、血中 <u>F</u> 濃度は上昇する（ただし、蛋白異化亢進時や消化管出血でも上昇する）。

■ <u>I</u> は、筋肉中に存在する <u>J</u> の代謝産物であり、尿中に排泄され、再吸収および分泌が <u>K</u> ため腎機能の評価に有用である。

■ 尿酸は <u>L</u> の代謝産物であり、多くは尿中へ排泄されるが、一部は腸管などから排泄される。糸球体ではほぼ100％排泄され、尿細管で再吸収と分泌を受け、尿中へ排泄されるのは10％程度である。

Answer
Ⓐ グルコース　Ⓑ 近位尿細管　Ⓒ Na⁺　Ⓓ Na⁺の電気化学的勾配　Ⓔ 膠質浸透圧
Ⓕ 尿素　Ⓖ 肝臓　Ⓗ 尿素回路　Ⓘ クレアチニン（Cr）　Ⓙ クレアチン
Ⓚ 行われない　Ⓛ 核酸

Comprehension Question

有機物の再吸収と排泄について説明しなさい。

Na⁺の輸送

Q・8

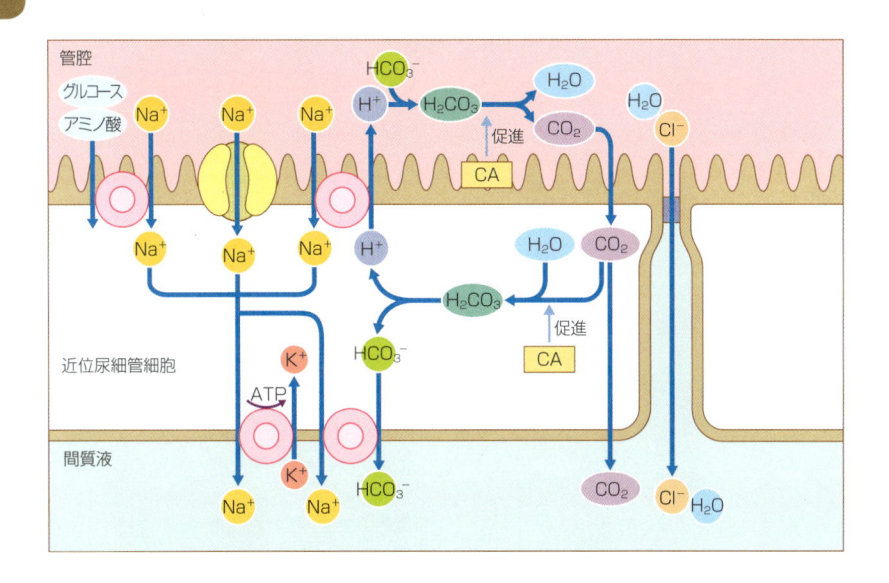

- 糸球体にて濾過されたNa⁺は、まず [A] で約 [B] %が再吸収され、残りもヘンレ係蹄の [C] 、遠位尿細管および集合管で99%再吸収される。
- 尿細管におけるNa⁺の再吸収には、細胞間隙を水とともに移動する方法と、尿細管細胞を経る方法がある。尿細管細胞を経由する場合、Na⁺は [D] や担体を介して細胞内に流入する。この担体には、[E] やアミノ酸、Cl⁻（およびK⁺）との [F] 担体やH⁺との [G] 担体があり、Na⁺の [H] に従って作動する。細胞内に流入したNa⁺は、[I] による間質への [J] や、Na⁺-HCO₃⁻共輸送系により細胞外に輸送される。
- 副腎皮質ホルモンである [K] は、遠位尿細管および集合管で [D] や [I] を活性化させ、Na⁺再吸収を促進する。また、[L] は近位尿細管におけるNa⁺再吸収を促進するほか、[K] の分泌を促し、間接的に遠位尿細管におけるNa⁺再吸収も促進する。

Answer
Ⓐ 近位尿細管　Ⓑ 70　Ⓒ 上行脚　Ⓓ Na⁺チャネル　Ⓔ グルコース
Ⓕ 共輸送　Ⓖ 交換輸送　Ⓗ 電気化学的勾配　Ⓘ Na⁺-K⁺ ATPアーゼ
Ⓙ 能動輸送　Ⓚ アルドステロン　Ⓛ アンギオテンシン

Comprehension Question
Na⁺の輸送について説明しなさい。

Chapter 10

K⁺・Ca²⁺・リン酸の調節

Q・9

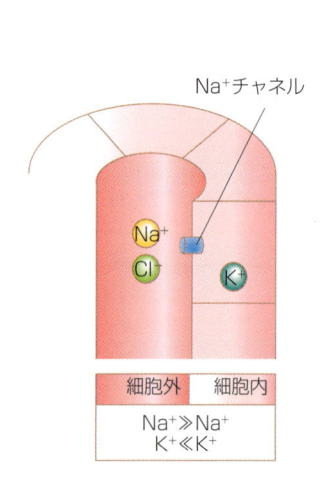

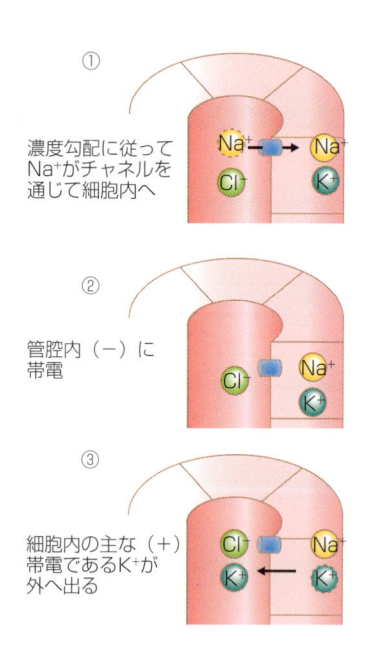

① 濃度勾配に従ってNa⁺がチャネルを通じて細胞内へ

② 管腔内（−）に帯電

③ 細胞内の主な（＋）帯電であるK⁺が外へ出る

Na⁺チャネル

細胞外	細胞内
Na⁺≫Na⁺	
K⁺≪K⁺	

■尿中に排泄されるK⁺は食事摂取されたK⁺量の約90％を占め、残りの5〜10％は汗や糞中に排泄される。汗や糞便中へのK⁺排泄量はほぼ一定であるため、体内のK⁺の恒常性維持には腎による調節が重要である。

■糸球体から濾過されたK⁺は、[A]で大部分が再吸収され、遠位尿細管および集合管で調節的に[B]または[C]される。副腎皮質ホルモンである[D]は尿細管細胞基底膜側の[E]を活性化させ、[F]の再吸収とK⁺の[G]を促進する。

■生体内のCa²⁺総量の約99％は[H]にあり、残りの約1％が細胞内、0.1％が細胞外液に存在する。糸球体から濾過されたCa²⁺は、約99％が近位尿細管から集合管にかけて再吸収される。副甲状腺ホルモンである[I]は、遠位尿細管におけるCa²⁺再吸収を[J]する。

■生体内のリン酸も多くは[H]に存在し、細胞外液には少ない。濾過されたリン酸の大部分は近位尿細管で再吸収される。[I]は、リン酸の再吸収を[K]する。

■Ca²⁺やリン酸の調節には、腎での再吸収と排泄のほか、[H]での吸収と利用および[L]での吸収が大きく関与する。また、[I]は近位尿細管における[M]の合成を刺激する。

Answer
Ⓐ 近位尿細管　Ⓑ 再吸収　Ⓒ 分泌　Ⓓ アルドステロン
Ⓔ Na⁺-K⁺ ATPアーゼ　Ⓕ Na⁺　Ⓖ 分泌　Ⓗ 骨　Ⓘ パラソルモン（PTH）
Ⓙ 促進　Ⓚ 抑制　Ⓛ 腸管　Ⓜ 活性型ビタミンD

Comprehension Question

K⁺、Ca²⁺およびリン酸の調節について説明しなさい。

腎・泌尿器

Cl⁻濃度とGFRの調節

Q・10

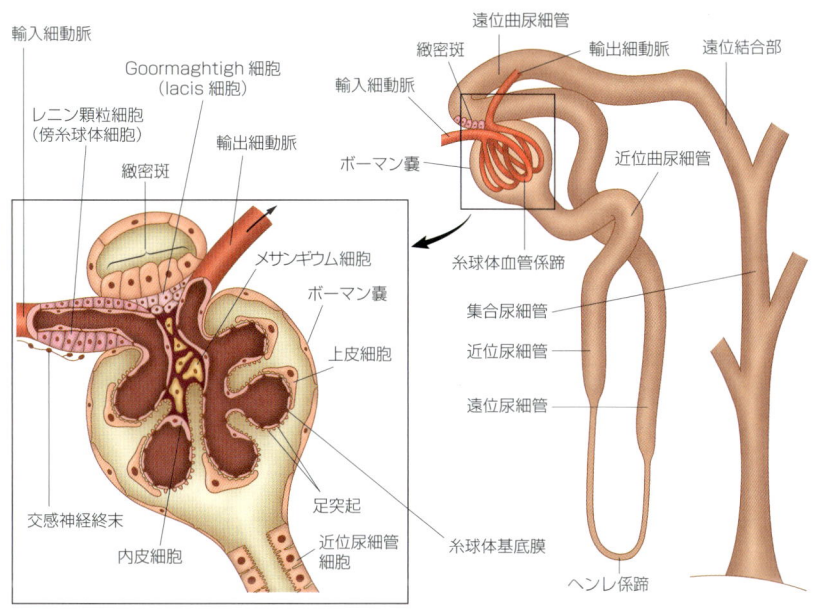

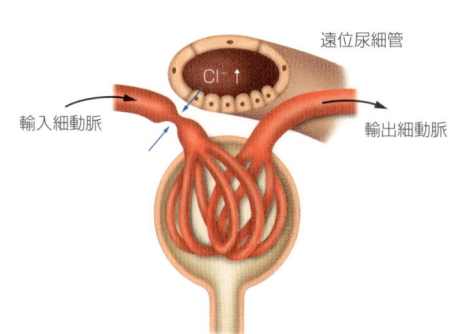

■原尿中に濾過されたCl⁻は、近位尿細管で大部分が再吸収され、[A]と共輸送で尿細管細胞中に取り込まれるほか、細胞間隙から電気化学的勾配に従って受動輸送されており、おおよそ[A]の動態と一致する。

■[B]は元の糸球体の傍を通り、その輸出入細動脈と接する部位に[C]を形成する。[C]は[B]中のCl⁻濃度を感知するセンサーである。糸球体濾過量（GFR）が増加するとCl⁻濃度は[D]し、それを感知した[C]は輸入細動脈を[E]させてGFRを低下させる。反対に、GFRの低下が起こるとCl⁻濃度は[F]し、それを感知した[C]は隣接する輸入細動脈上の傍糸球体細胞から[G]の放出を促して、糸球体毛細血管の血圧を[H]させる。

Answer
Ⓐ Na⁺ Ⓑ 遠位尿細管 Ⓒ 緻密斑 Ⓓ 上昇
Ⓔ 収縮 Ⓕ 低下 Ⓖ レニン Ⓗ 上昇

Comprehension Question

Cl⁻濃度とGFRの調節について説明しなさい。

Chapter 10

水の移動

Q・11

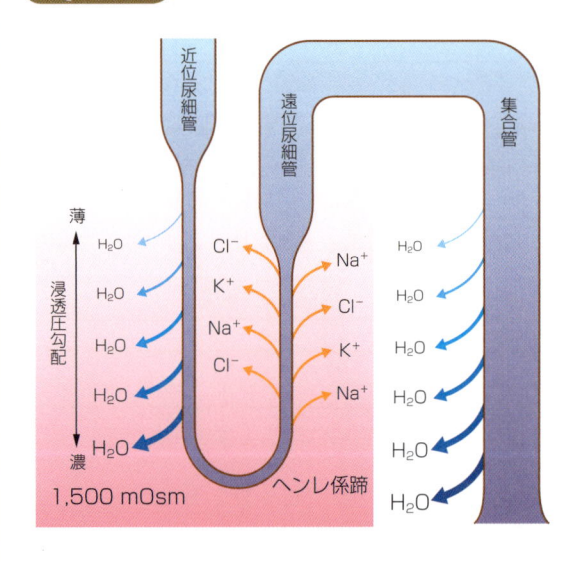

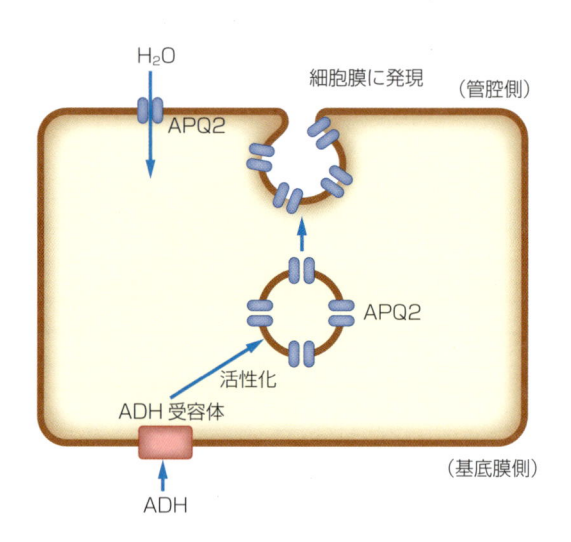

■原尿に排出された水分は、まず [A 近位尿細管] で約 [B 70] ％が再吸収され、残りもヘンレループの [C 下行脚]、遠位尿細管（遠位部）および集合管で99％再吸収される。

■水の再吸収は、溶質の再吸収によって生じた尿細管腔と間質の [D 浸透圧勾配] によって [E 受動] 的に行われる。

■細胞膜は [F 脂質二重層] で構成されるため、水の透過性が [G 低く]、多量の水を透過するには [H 水チャネル] が必要である。[A 近位尿細管] およびヘンレループ [C 下行脚] における [H 水チャネル] は [I アクアポリン1（AQP1）] である。ヘンレ係蹄 [J 上行脚] および遠位尿細管近位部には [H 水チャネル] が分布せず、したがって水の再吸収は起こらない。

■集合管の細胞膜には [H 水チャネル] の一つである [K アクアポリン2（AQP2）] が発現して水の再吸収を担うが、この発現は下垂体後葉ホルモンの [L バソプレシン] で促進される。すなわち、[L バソプレシン] は集合管における水の再吸収を [M 促進] し、尿の [N 濃縮] を調節する。

Answer
Ⓐ 近位尿細管　Ⓑ 70　Ⓒ 下行脚　Ⓓ 浸透圧勾配　Ⓔ 受動　Ⓕ 脂質二重層　Ⓖ 低く
Ⓗ 水チャネル（アクアポリン）　Ⓘ アクアポリン1（AQP1）　Ⓙ 上行脚　Ⓚ アクアポリン2（AQP2）
Ⓛ バソプレシン（ADH、抗利尿ホルモン）　Ⓜ 促進　Ⓝ 濃縮

Comprehension Question

水の再吸収について説明しなさい。

腎・泌尿器

レニン-アンギオテンシン-アルドステロン系

Q・12

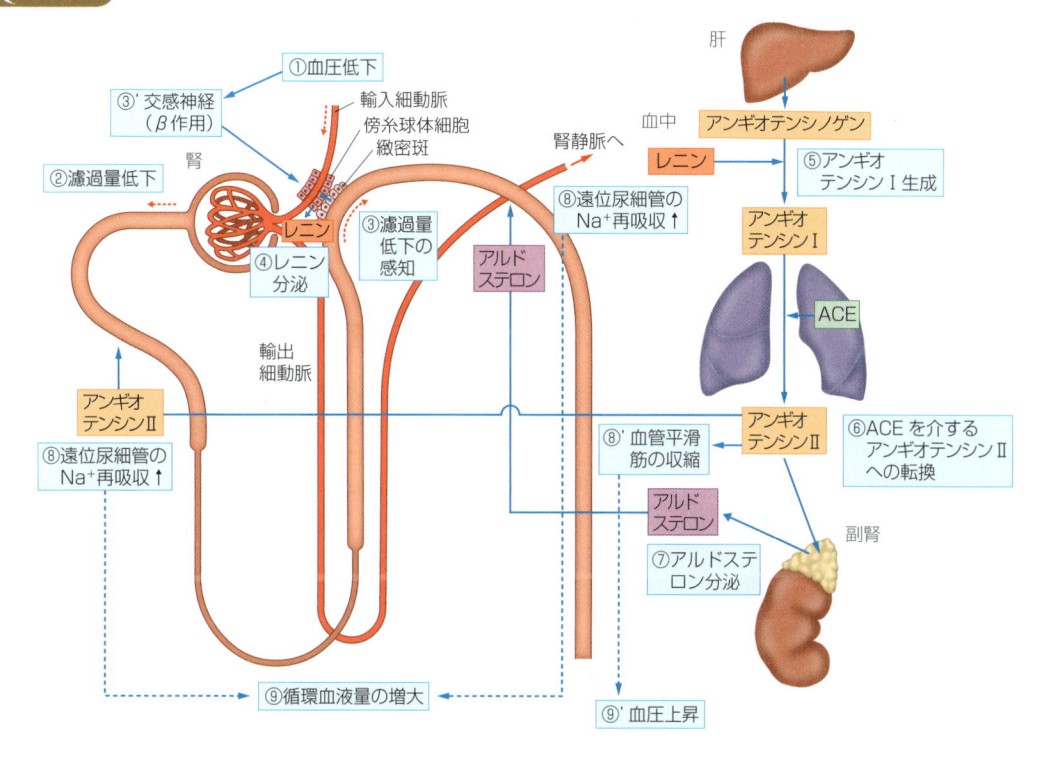

図：レニン-アンギオテンシン-アルドステロン系の模式図
- ①血圧低下
- ②濾過量低下
- ③'交感神経（β作用）
- ④レニン分泌
- ③'濾過量低下の感知
- ⑤アンギオテンシンⅠ生成
- ⑥ACEを介するアンギオテンシンⅡへの転換
- ⑦アルドステロン分泌
- ⑧遠位尿細管のNa⁺再吸収↑
- ⑧'血管平滑筋の収縮
- ⑨循環血液量の増大
- ⑨'血圧上昇

■ レニン-アンギオテンシン-アルドステロン系（RAA系）は、主に [A] や体液量の調節機構で中心的役割を担う。

■ レニンは緻密斑に接する [B] から分泌される。レニン分泌は、[C] 、食塩摂取量の低下などによる原尿中の [D] の低下、および交感神経刺激（β作用）によって促進される。レニンは [E] であり、主に肝臓で生成される [F] を分解して [G] を生成する。

■ [G] は、[H] により、主に [I] で [J] に変換される。

■ [J] は [K] を収縮させて血圧を [L] させ、また近位尿細管で [M] を促進する。また、[N] に働きかけて [O] 放出を促す。

■ [O] は遠位尿細管で尿細管腔側の [P] やNa-H交換輸送体、および基底膜側の [Q] を活性化させ、[R] とH⁺分泌、[S] を促進する。

Answer
- Ⓐ 血圧 Ⓑ 傍糸球体細胞 Ⓒ 血圧低下 Ⓓ Cl⁻濃度 Ⓔ 蛋白質分解酵素 Ⓕ アンギオテンシノゲン
- Ⓖ アンギオテンシンⅠ Ⓗ アンギオテンシン変換酵素（ACE） Ⓘ 肺 Ⓙ アンギオテンシンⅡ
- Ⓚ 血管平滑筋 Ⓛ 上昇 Ⓜ Na⁺再吸収 Ⓝ 副腎皮質 Ⓞ アルドステロン Ⓟ Na⁺チャネル
- Ⓠ Na⁺-K⁺ ATPアーゼ Ⓡ Na⁺再吸収 Ⓢ K⁺分泌

Comprehension Question

レニン-アンギオテンシン-アルドステロン系について説明しなさい。

Chapter 10

H⁺の分泌とHCO₃⁻の再吸収

Q・13

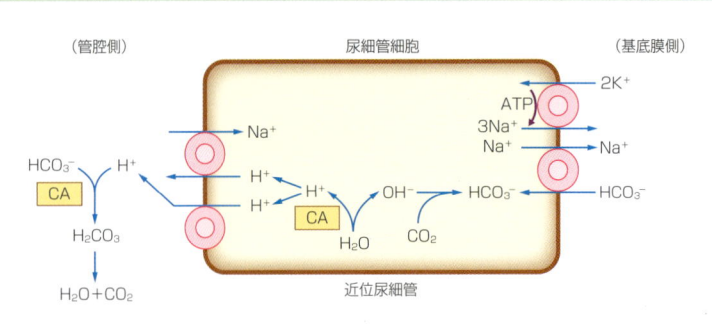

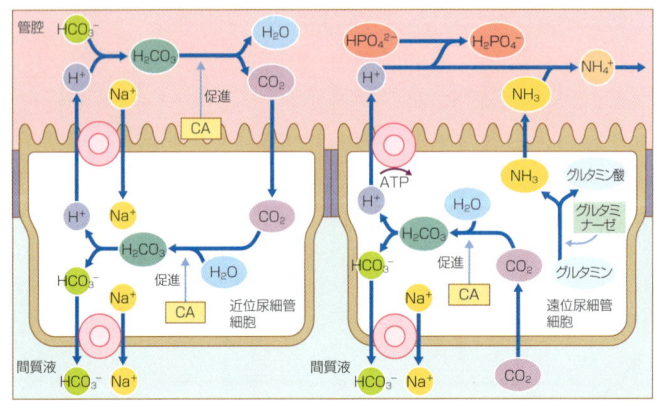

■ 血液の酸塩基平衡はpH [A] に保たれている。体内の酸塩基平衡の恒常性には炭酸-重炭酸イオン（HCO₃⁻）緩衝系が重要であり、特に腎臓は [B] を産生し、[C] を排泄する重要な器官である。

■ 炭酸-重炭酸イオン緩衝系は以下のように働く。

[D] $+ H_2O \Leftrightarrow H_2CO_3 \Leftrightarrow$ [C] $+$ [B]

■ 糸球体で濾過されたHCO₃⁻は、[E] で大部分が再吸収され、次いで遠位尿細管や集合管でほとんどが再吸収される。[E] の細胞内では [F] の働きにより、[D] とH₂Oから [C] と [B] が産生され、生じた [C] は尿細管腔側のNa⁺-H⁺交換輸送体を介して排泄される。排泄された [C] は、原尿中のHCO₃⁻と反応し、尿細管刷子縁上の [F] を介して [D] とH₂Oを産生し、これらは拡散によって細胞内へ取り込まれる。また、管腔に排泄された [C] は、近位尿細管細胞から排出されるNH₃と反応し、[G] として尿中に排泄される。

■ 細胞内の [F] により産生された [B] は、基底膜側の [H] により、血管側へ輸送される。

■ 遠位尿細管では、[C] は能動的に管腔へ排泄され、[I] や [J] と反応して尿中へ排泄される。

Answer
Ⓐ 7.4　Ⓑ HCO₃⁻　Ⓒ H⁺　Ⓓ CO₂　Ⓔ 近位尿細管　Ⓕ 炭酸脱水酵素　Ⓖ NH₄⁺　Ⓗ Na-HCO₃共輸送体　Ⓘ HPO₄²⁻　Ⓙ NH₃

Comprehension Question

H⁺の分泌とHCO₃⁻の再吸収について説明しなさい。

腎・泌尿器

酸塩基平衡（アシドーシス・アルカローシス）

Q・14

図中のラベル：

- 呼吸性アルカローシス / 肺
  - 排出過剰 ← 過換気 ↓血中量
  - 揮発性酸
  - 排出低下 ← 換気障害
- 代謝性アルカローシス
  - 消化管 / 腎 / 腎
  - 嘔吐、利尿薬
  - 不揮発性酸
  - 排出低下：腎不全、下痢、尿細管における再吸収障害
- 呼吸性アシドーシス / 代謝性アシドーシス

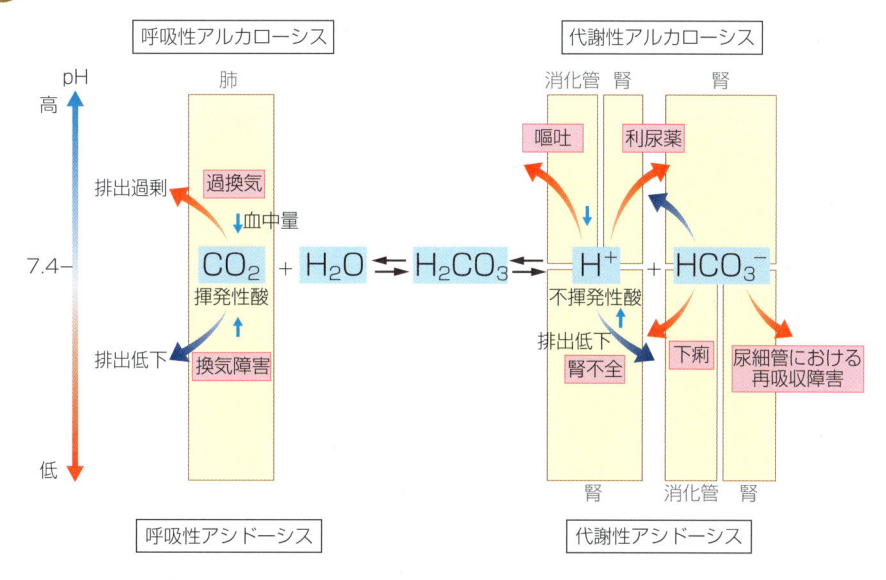

$$CO_2 + H_2O \rightleftharpoons H_2CO_3 \rightleftharpoons H^+ + HCO_3^-$$

$$pH = 6.1 + \log \frac{[HCO_3^-]}{0.03 \times P_{CO_2}}$$

■ 血液の酸塩基平衡はpH [A] に保たれており、これを酸性側に傾けようとする病態を [B] 、塩基性側に傾けようとする病態を [C] という。

■ 食事や細胞代謝によって生じる酸（[D]）を [E] といい、細胞呼吸によって生じる酸（[F]）を [G] という。[E] は [H] から、[G] は [I] から排泄される。

■ [I] の機能障害により血中 [F] 分圧が高くなると [B] 、低くなると [C] が生じ、それぞれ [J] 、および [K] とよぶ。

■ 代謝異常や [H] の機能障害により血中 [D] が増加すると [B] を生じ、これを [L] という。嘔吐や [H] の機能亢進により血中 [D] が減少すると [C] を生じ、これを [M] という。

■ [J] や [K] が生じたとき、酸塩基平衡の恒常性維持のために [L] や [M] が生じる。これを [N] という。

> **Answer**
> Ⓐ 7.4 　Ⓑ アシドーシス 　Ⓒ アルカローシス 　Ⓓ H^+ 　Ⓔ 不揮発性酸 　Ⓕ CO_2 　Ⓖ 揮発性酸 　Ⓗ 腎臓 　Ⓘ 肺 　Ⓙ 呼吸性アシドーシス 　Ⓚ 呼吸性アルカローシス 　Ⓛ 代謝性アシドーシス 　Ⓜ 代謝性アルカローシス 　Ⓝ 代償反応

Comprehension Question

酸塩基平衡について説明しなさい。

Chapter 10

アニオンギャップ

Q・15

血漿中の電解質

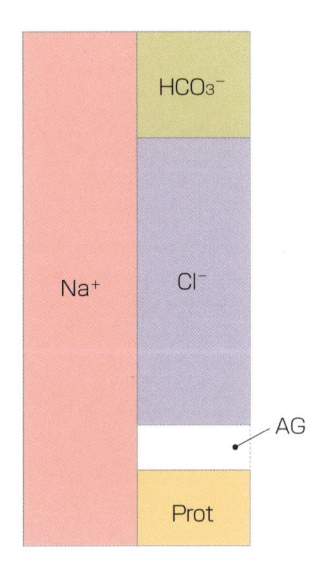

Na+	HCO₃⁻
	Cl⁻
	AG
	Prot

■ 人体は電気的に [A] であり、体液中の陽イオンと陰イオンの総価数は [B] 。血漿の主な陽イオンは [C] であり、陰イオンは [D] と [E] である。アニオンギャップ（AG）は、これらの血中陽イオン濃度と陰イオン濃度の [F] から求められる。

AG＝ [C] －（ [D] ＋ [E] ）

■ AGの基準値は12±2mEq/lで、これは血漿中の他の陰イオン（ [G] 、硫酸、 [H] 、 [I] など）の総量に等しい。これらの陰イオンは、細胞の破壊や [J] で増大する。

■ [K] や飢餓によるケトアシドーシス、激しい運動やアルコール摂取による [L] 、腎不全などの代謝性アシドーシスでは、AG値は [M] する。一方、消化管からの [E] の損失や尿細管でのH⁺の排泄障害による代謝性アシドーシスでは、AG値は正常である。

Answer
Ⓐ 中性　Ⓑ 等しい　Ⓒ Na⁺　Ⓓ Cl⁻　Ⓔ HCO₃⁻　Ⓕ 差　Ⓖ リン酸
Ⓗ 乳酸　Ⓘ ケト酸　Ⓙ 嫌気呼吸　Ⓚ 糖尿病　Ⓛ 乳酸アシドーシス　Ⓜ 増加

Comprehension Question

アニオンギャップについて説明しなさい。

Chapter 1 ● 細胞

Chapter 2 ● 神経と筋

Chapter 3 ● 中枢神経系

Chapter 4 ● 自律神経系

Chapter 5 ● 感覚器

Chapter 6 ● 血液

Chapter 7 ● 消化器

Chapter 8 ● 呼吸器

Chapter 9 ● 循環器

Chapter 10 ● 腎・泌尿器

Chapter 11 ● 内分泌

Chapter 12 ● 生殖

- Q・1 ホルモンの種類————160
- Q・2 ホルモン血中濃度の調節——161
- Q・3 ホルモン感受性の調節——162
- Q・4 ホルモン伝達の概観———163
- Q・5 視床下部ホルモン・下垂体ホルモン 164
- Q・6 末梢ホルモン1————165
- Q・7 末梢ホルモン2————166
- Q・8 末梢ホルモン3————167
- Q・9 末梢ホルモン4————168
- Q・10 末梢ホルモン5————169
- Q・11 消化管ホルモン————170

内分泌

Chapter 11

ホルモンの種類

Q・1

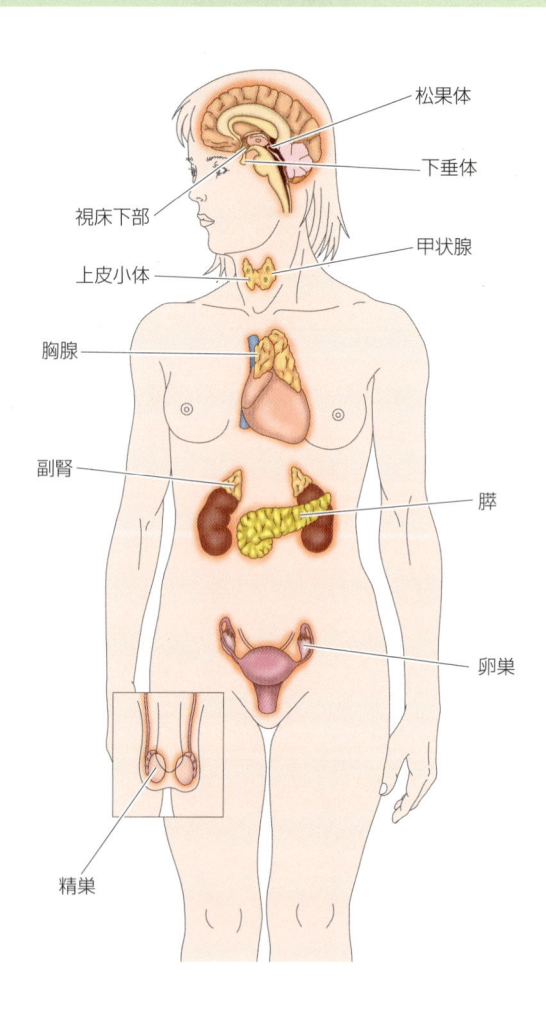

図中ラベル：松果体／下垂体／視床下部／甲状腺／上皮小体／胸腺／副腎／膵／卵巣／精巣

- ホルモンを分泌する器官は内分泌腺とよばれ、主に [A]、[B]、[C]、[D]、膵臓、副腎、精巣、卵巣が挙げられる。
- ホルモンは、化学構造によって、[E]、[F]、[G] の3つに大きく分けられる。
- ホルモンの作用機序は、受容体のある場所により、[H] を介するものと [I] を介するものに分けられる。[E] ホルモンと [G] ホルモンは、主に [H] に結合し、細胞内シグナル伝達系に作用する。[F] ホルモンは [I] に結合し、DNAに作用して特定の蛋白質の合成を促進する。

Answer
Ⓐ 視床下部　Ⓑ 下垂体　Ⓒ 甲状腺　Ⓓ 副甲状腺　Ⓔ アミノ酸誘導体
Ⓕ ステロイド　Ⓖ ペプチド　Ⓗ 膜受容体　Ⓘ 核内受容体

Comprehension Question

ホルモンの種類と作用機序について説明しなさい。

内分泌

ホルモン血中濃度の調節

Q・2

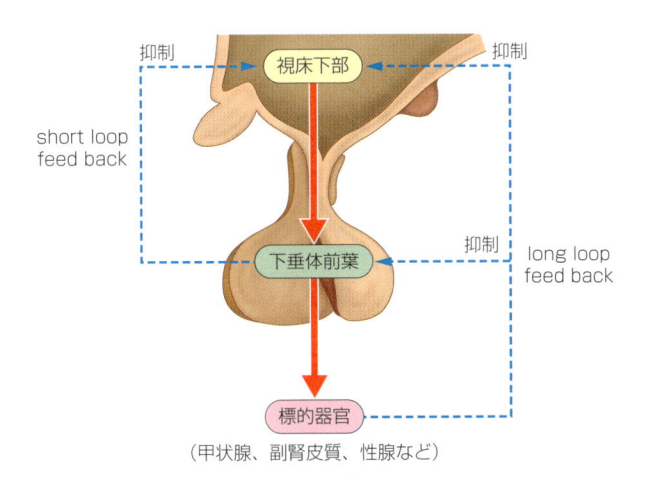

抑制 → 視床下部 ← 抑制
short loop feed back
↓
下垂体前葉 ← 抑制
long loop feed back
↓
標的器官
（甲状腺、副腎皮質、性腺など）

- 生体リズムに則り、ホルモン濃度が時間周期的な変動を示すものがある。
- ホルモンの分泌には階層支配があり、下位ホルモンの血中濃度が上位ホルモンの合成分泌を抑制するしくみがある。これを [A] 調節とよぶ。
- [B] のフィードバック調節とは、分泌を促された下位ホルモンが分泌を促した上位ホルモンの分泌を抑制し、自身の分泌も抑制されるというものである。
- [C] のフィードバック調節とは、分泌を促された下位ホルモンが、分泌を促した上位ホルモンの分泌を促進し、自身の分泌も促進するというものである。

Answer
Ⓐ フィードバック　Ⓑ 負　Ⓒ 正

Comprehension Question

ホルモンの血中濃度調節について説明しなさい。

Chapter 11

ホルモン感受性の調節

Q・3

受容体数の調節による
ダウンレギュレーション

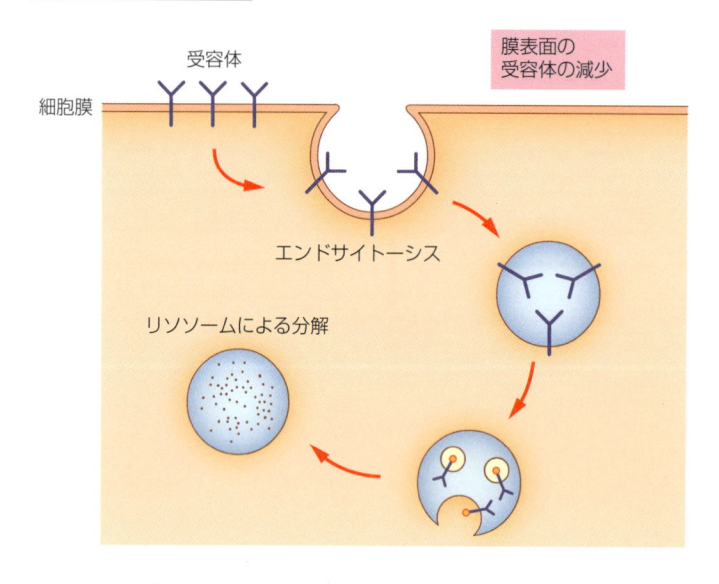

膜表面の
受容体の減少

受容体
細胞膜
エンドサイトーシス
リソームによる分解

■ホルモン感受性の調節は、大きく受容体の [A] の調節と [B] の調節に分けられる。
■ホルモンが持続的に作用すると、受容体数が減少し、感受性が低下することがある。これを受容体の [C] という。このメカニズムは、受容体が [D] により細胞内に取り込まれ、[E] により分解されることによる。逆に受容体数が増加し感受性が高まることを [F] という。
■G蛋白質共役型受容体は、細胞内面に露出しているペプチド鎖がリン酸化されるとG蛋白質活性化能力を失い、これを [G] という。

Answer
Ⓐ 数　Ⓑ 活性　Ⓒ ダウンレギュレーション　Ⓓ エンドサイトーシス
Ⓔ リソソーム　Ⓕ アップレギュレーション　Ⓖ 脱感作

Comprehension Question

ホルモン感受性の調節について説明しなさい。

内分泌

ホルモン伝達の概観

Q・4

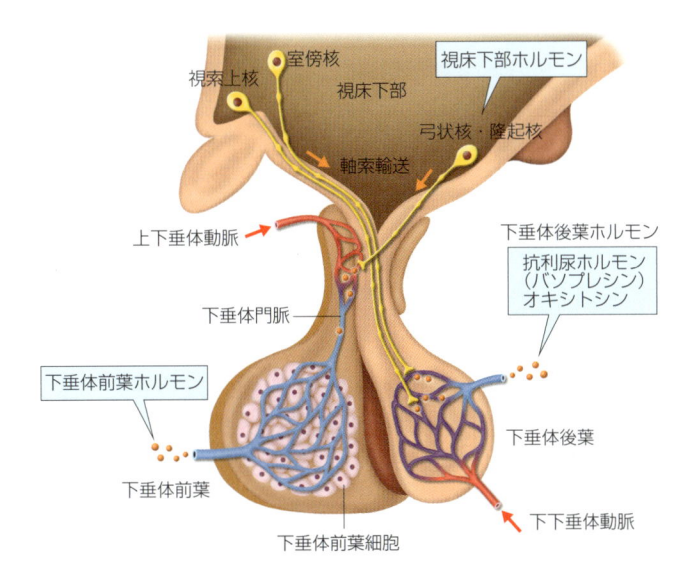

図中のラベル:
- 視索上核
- 室傍核
- 視床下部
- 視床下部ホルモン
- 弓状核・隆起核
- 軸索輸送
- 上下垂体動脈
- 下垂体門脈
- 下垂体後葉ホルモン
- 抗利尿ホルモン（バソプレシン）オキシトシン
- 下垂体前葉ホルモン
- 下垂体後葉
- 下垂体前葉
- 下垂体前葉細胞
- 下下垂体動脈

■視床下部の弓状核・隆起核で産生されたホルモンは、[A] により下垂体 [B] 葉に運ばれ、下垂体 [B] 葉ホルモンの分泌を調節している。

■下垂体 [B] 葉から分泌された刺激ホルモンは、血流に乗って末梢の [C] に達し、そのホルモン産生を高める。

■分泌された末梢ホルモンは血流に乗り、特定の [D] に作用し、持続的な効果を現す。

Answer
Ⓐ 下垂体門脈　Ⓑ 前　Ⓒ 内分泌腺　Ⓓ 標的器官

Comprehension Question

ホルモンの伝達について説明しなさい。

Chapter 11

視床下部ホルモン・下垂体ホルモン

Q・5

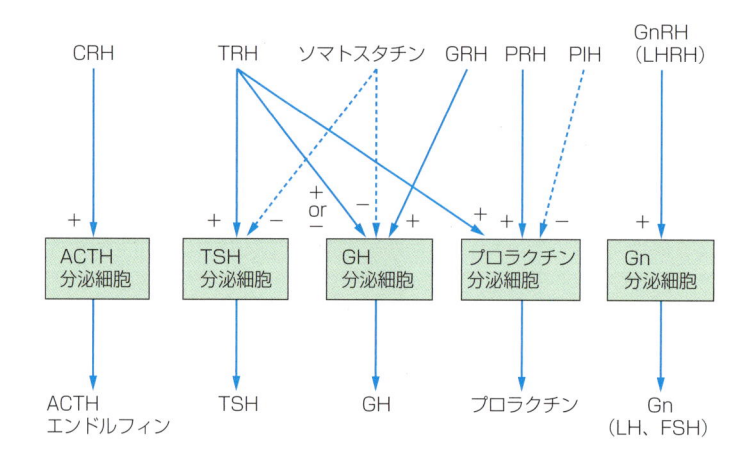

```
CRH      TRH   ソマトスタチン  GRH  PRH  PIH    GnRH
                                              (LHRH)
                          + or  −
  +       + −              +   −    +
┌──────┐ ┌──────┐  ┌──────┐ ┌──────┐ ┌──────┐
│ ACTH │ │ TSH  │  │  GH  │ │プロラクチン│ │  Gn  │
│分泌細胞│ │分泌細胞│  │分泌細胞│ │ 分泌細胞 │ │分泌細胞│
└──────┘ └──────┘  └──────┘ └──────┘ └──────┘
    ↓       ↓         ↓         ↓         ↓
  ACTH     TSH       GH     プロラクチン    Gn
エンドルフィン                              (LH、FSH)
```

■ 下垂体前葉ホルモンの合成分泌を調節するホルモンを視床下部ホルモンという。

■ 視床下部ホルモンは、下垂体ホルモンの分泌を促進する放出ホルモンと分泌を抑制する抑制ホルモンに分けられ、副腎皮質刺激ホルモン〈ACTH〉放出ホルモン（CRH）、ゴナドトロピン放出ホルモン（GnRH）、甲状腺刺激ホルモン〈TSH〉放出ホルモン（TRH）、成長ホルモン放出ホルモン（GRH）、成長ホルモン〈GH〉抑制ホルモン（SIH、ソマトスタチン）、プロラクチン抑制ホルモン/放出ホルモン（PIH/PRH、ドパミンはPIHに含まれる）の6種類がある。これらのホルモンは、ドーパミンを除き、全てペプチドホルモンである。

■ 下垂体ホルモンは成長ホルモン、甲状腺刺激ホルモン（TSH）、副腎皮質刺激ホルモン（ACTH）、プロラクチン（PRL）、黄体形成ホルモン（LH）、卵胞刺激ホルモン（FSH）がある。

■ 成長ホルモンは、肝臓で [A] の産生を促し、骨、筋、全身の組織に作用し成長を促進させる。[B] 合成を促進し、分解を抑制する。また、[C] と [D] を上昇させる作用をもつ。

Answer
Ⓐ インスリン様成長因子（IGF-Ⅰ、ソマトメジンC）
Ⓑ 蛋白　Ⓒ 血糖　Ⓓ 血中遊離脂肪酸

Comprehension Question

視床下部ホルモン・下垂体ホルモンについて説明しなさい。

末梢ホルモン 1

Q・6

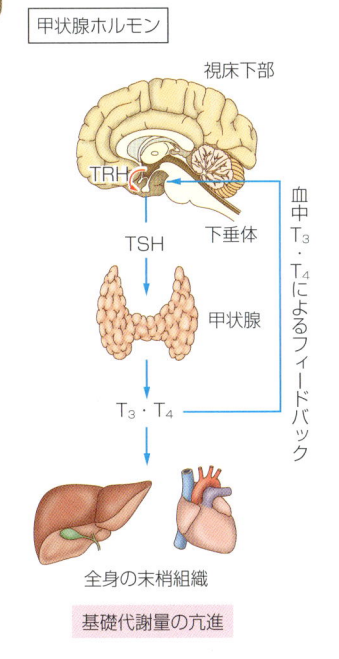

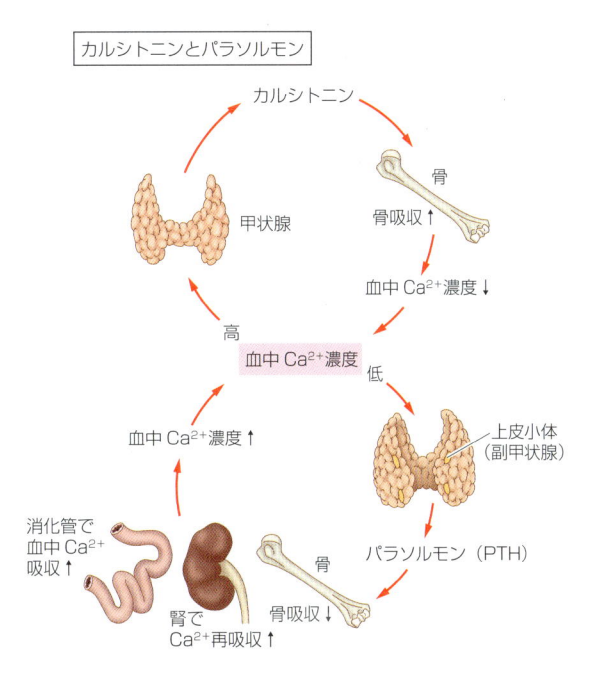

【甲状腺ホルモン】
【カルシトニンとパラソルモン】

- 視床下部で分泌された [A] が下垂体門脈を介して、下垂体前葉において [B] の分泌を促し、このホルモンが甲状腺ホルモンの合成分泌を調節している。
- 甲状腺ホルモンには、[C] と [D] があり、生理活性は [E] の方が強い。
- 甲状腺ホルモンの生合成は [F] のチロシン残基が [G] によりヨウ素化され、ヨードチロシンとなり、これが結合することで合成される。この時甲状腺ホルモンは、サイログロブリンに結合したままであり、この状態で蓄えられている。
- 甲状腺ホルモンは全身器官に作用し、主に基礎代謝を上げ [H] がある。ほかにも、糖・脂質・蛋白質などの [I] を亢進させる作用や、成長ホルモンの効果を [J] により高める作用、心臓のアドレナリンβ受容体を増加させ、心拍数と心拍出量を増加させる作用、中枢神経細胞の分化・成熟を促す作用がある。
- 副甲状腺ホルモン（PTH、上皮小体ホルモン）は、副甲状腺（上皮小体）の主細胞から分泌され、[K] を促進し、血漿 [L] 濃度を高め、[M] 濃度を低下させる。また、血漿 [N] 濃度低下により、PTHの分泌は促進される。
- カルシトニンは、甲状腺の濾胞周辺にある [O] から分泌され、血漿 [L] および [M] を低下させる。

Answer
Ⓐ 甲状腺刺激ホルモン放出ホルモン（TRH）　Ⓑ 甲状腺刺激ホルモン（TSH）　Ⓒ T_3　Ⓓ T_4　Ⓔ T_3　Ⓕ サイログロブリン　Ⓖ 甲状腺ペルオキシダーゼ（TPO）　Ⓗ 熱産生作用　Ⓘ 代謝　Ⓙ 許容作用　Ⓚ 骨吸収　Ⓛ Ca^{2+}　Ⓜ リン　Ⓝ Ca^{2+}　Ⓞ 濾胞傍細胞（C細胞）

Comprehension Question
甲状腺ホルモン、上皮小体ホルモンの作用について説明しなさい。

Chapter 11

末梢ホルモン2

Q・7

被膜
副腎皮質
副腎髄質

被膜
球状帯（ミネラルコルチコイド 主としてアルドステロン）
束状帯（グルココルチコイド 主としてコルチゾール）
網状帯（アンドロゲン）
副腎髄質（アドレナリン・ノルアドレナリン）

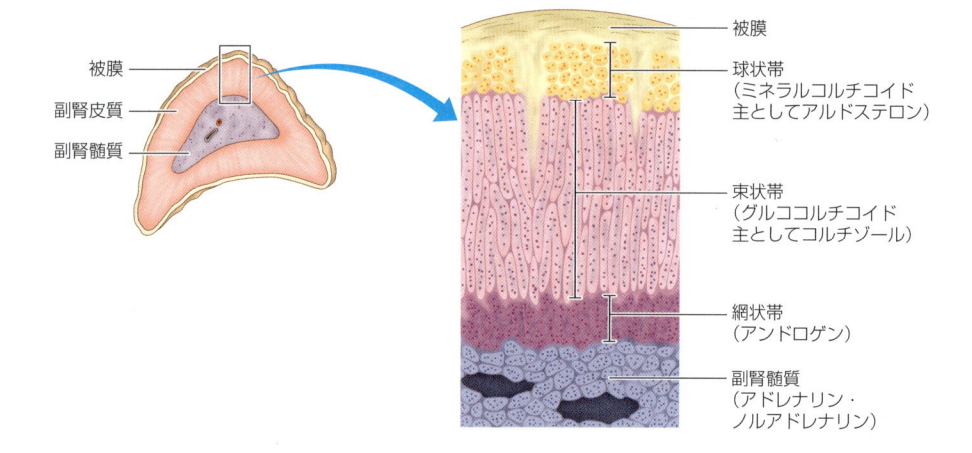

■副腎皮質ホルモンは球状帯で合成される [A]　、束状帯で合成される [B]　、網状帯で合成される [C]　の3種がある。

■糖質コルチコイドは、肝臓での [D]　を促進し、血糖を上昇させる。ほかには [E]　作用、血糖を上昇させるので [F]　作用をもつ。また、ほかのホルモンの効果発現に必要とされていて、[G]　をもつ。

■視床下部から分泌された副腎皮質刺激ホルモン放出ホルモン（CRH）は下垂体前葉において、ACTH分泌を促進する。CRH分泌は [H]　により増加し、[I]　により抑制される。ACTHは副腎皮質に作用し、主に [J]　の産生・分泌を促進させる。

■電解質コルチコイドの中で [K]　は強い活性をもち、腎集合管での [L]　と [M]　の再吸収を促進し、循環血液量と血圧の維持に役立っている。[K]　の分泌は、レニン-アンギオテンシン-[K]　系により調節されている。

■副腎髄質は、交感神経節後線維に相当する [N]　により構成され、節前線維の興奮により [O]　や [P]　を血中に分泌する。アドレナリンは、副腎髄質と脳にのみ存在する [Q]　により、ノルアドレナリンから変換される。アドレナリンは、拍出量増加・代謝亢進・血糖上昇・熱産生増加といった作用をもつ。

Answer

Ⓐ 電解質コルチコイド　Ⓑ 糖質コルチコイド　Ⓒ 副腎アンドロゲン　Ⓓ 糖新生　Ⓔ 抗炎症　Ⓕ 抗ストレス　Ⓖ 許容作用　Ⓗ ストレス　Ⓘ 糖質コルチコイド　Ⓙ 糖質コルチコイド　Ⓚ アルドステロン　Ⓛ Na^+　Ⓜ 水　Ⓝ クロム親和性細胞　Ⓞ アドレナリン　Ⓟ ノルアドレナリン　Ⓠ N-メチル転移酵素

Comprehension Question

副腎におけるホルモンについて説明しなさい。

末梢ホルモン3

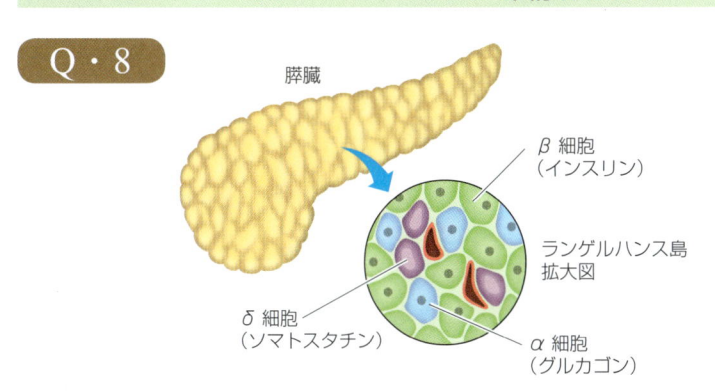

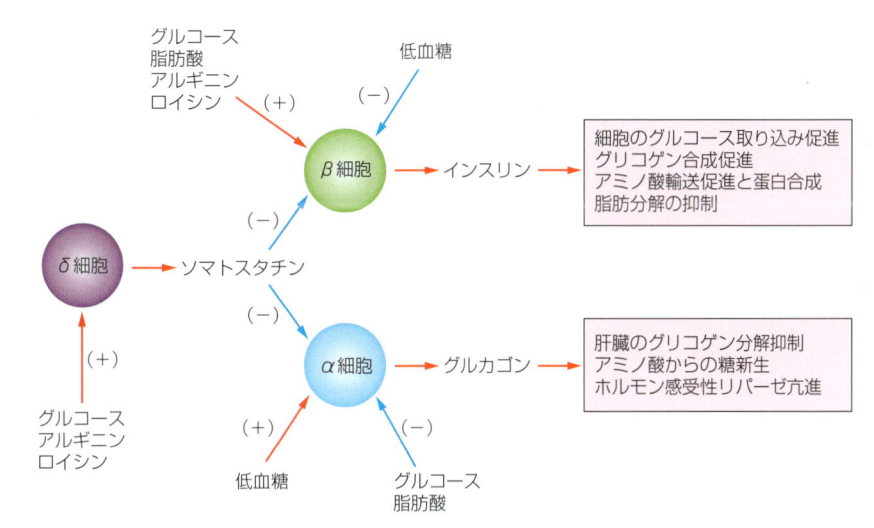

Q・8

■膵臓のランゲルハンス島のα細胞から血糖を上昇させるホルモン [A: グルカゴン] が分泌され、β細胞からは血糖を低下させるホルモン [B: インスリン] が分泌される。また、δ細胞は上記2つのホルモンを抑制する [C: ソマトスタチン] を分泌している。

■インスリンは、A鎖、B鎖、C鎖をもつ [D: プロインスリン] がゴルジ装置によって [E: C鎖（Cペプチド）] を切り離されることで合成される。

■インスリンの分泌は、β細胞に流入した [F: グルコース] が脱分極を引き起こし、細胞内 [G: Ca^{2+}] 濃度を上昇させ、[H: インスリン細胞] が開口分泌されることによる。

■筋細胞や脂肪細胞では、インスリンが受容体に結合すると、糖輸送体 [I: GLUT4] が細胞膜へ移動し、グルコースの取り込みを行う。

Answer
- Ⓐ グルカゴン　Ⓑ インスリン　Ⓒ ソマトスタチン
- Ⓓ プロインスリン　Ⓔ C鎖（Cペプチド）　Ⓕ グルコース
- Ⓖ Ca^{2+}　Ⓗ インスリン細胞　Ⓘ GLUT4

Comprehension Question

膵島におけるホルモンについて説明しなさい。

Chapter 11

末梢ホルモン4

Q・9

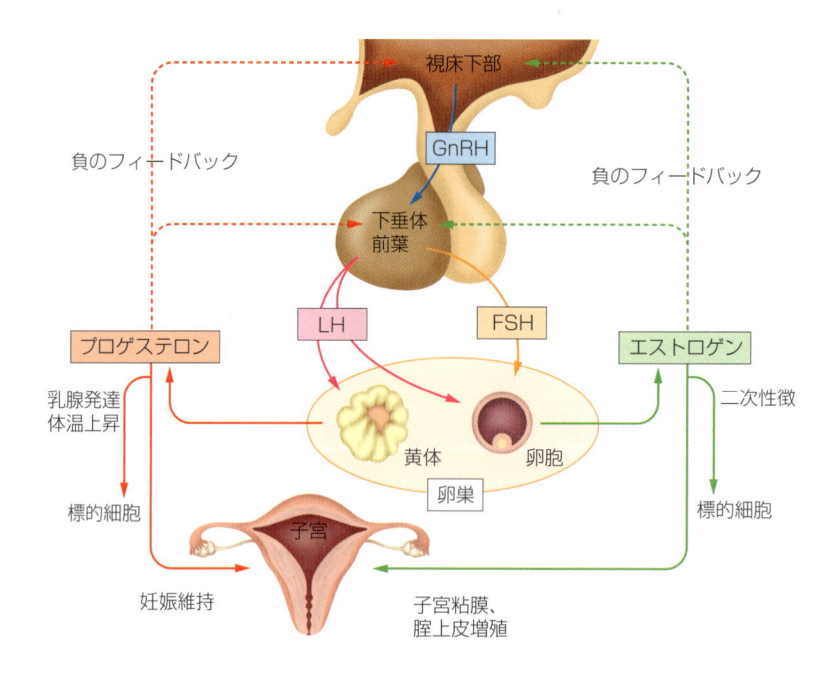

■視床下部から分泌された [A] が下垂体前葉から [B] と [C] の分泌を促進する。[C] は卵胞の発育を促し、[B] と [C] の作用により、顆粒膜細胞から [D] が分泌される。このホルモンは、卵胞の発育促進、子宮内膜の [E] 、乳腺の発達などを引き起こす。

■GnRHは、エストロゲンとプロゲステロンによる負のフィードバックにより制御されているが、高濃度のエストロゲンが長時間作用すると正のフィードバックに切り替わり、GnRHサージを生じ、[F] を引き起こす。これにより卵胞は破裂し、[G] が起こる。破裂した卵胞から、[H] が形成され、[I] の作用により、[J] が産生される。[J] により、子宮内膜は [K] となり、肥厚が維持され、受精卵が着床するための準備が整えられる。

Answer
Ⓐ GnRH Ⓑ LH Ⓒ FSH Ⓓ エストロゲン Ⓔ 増殖
Ⓕ LHサージ Ⓖ 排卵 Ⓗ 黄体 Ⓘ LH Ⓙ プロゲステロン
Ⓚ 分泌期

Comprehension Question

女性の生殖ホルモンについて説明しなさい。

末梢ホルモン5

Q・10

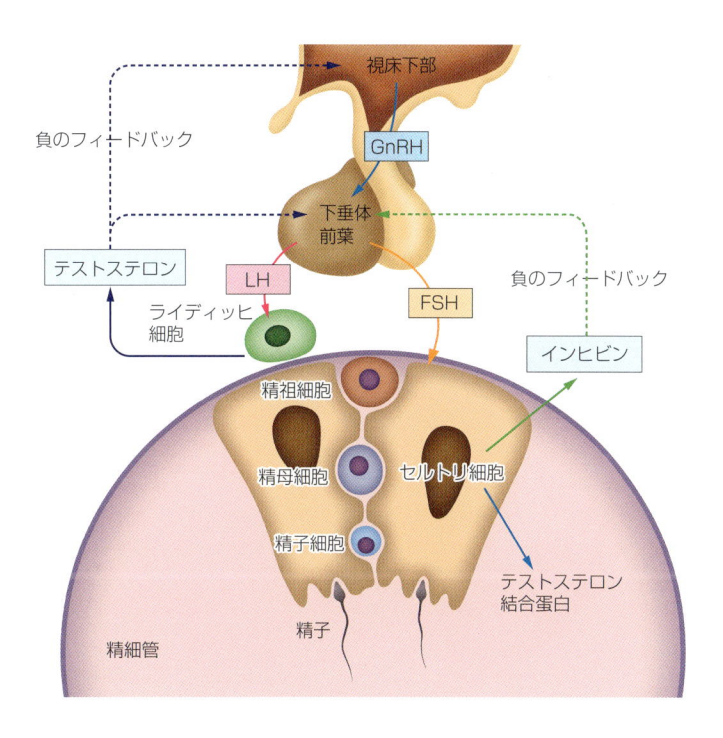

■男性では、女性同様に、視床下部から分泌された A が下垂体前葉から B と C の分泌を促進する。B は精巣間質の D の E の分泌をもたらし、C は、精細管壁の F を発達させ、精子形成を促す作用がある。

■また、テストステロンは下垂体にフィードバックし、LH分泌を抑制し、セルトリ細胞から分泌される G は、下垂体に作用し、C の分泌を抑制する。

■精巣から分泌されるアンドロゲン（男性ホルモン）の90％は H であり、最も活性が高い。アンドロゲンの作用は、男性の二次性徴を発現させること、骨髄の赤血球生産を高めること、精巣セルトリ細胞の精子形成を維持することである。

Answer
Ⓐ GnRH　Ⓑ LH　Ⓒ FSH　Ⓓ ライディッヒ細胞
Ⓔ テストステロン　Ⓕ セルトリ細胞　Ⓖ インヒビン
Ⓗ テストステロン

Comprehension Question
男性の生殖ホルモンについて説明しなさい。

Chapter 11

消化管ホルモン

Q・11

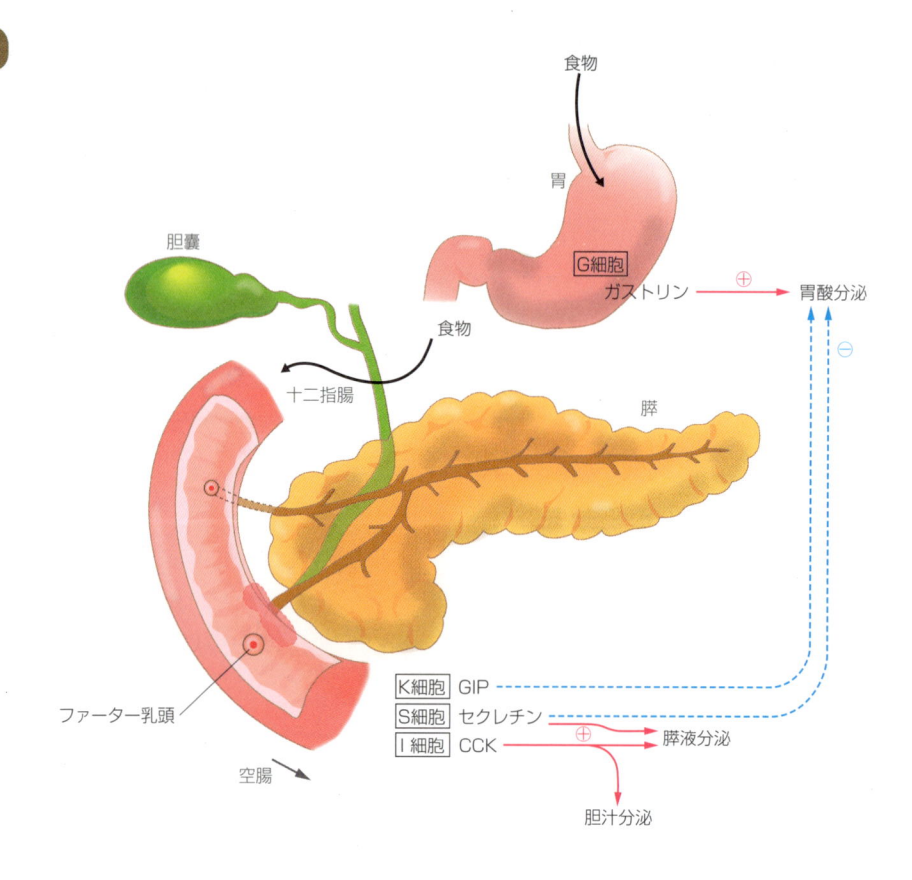

■食物の通過に伴い局所ホルモンが放出され、消化液の分泌を促している。

- [A] は、幽門洞や十二指腸球部のG細胞から分泌され、胃酸分泌を [B] する。蛋白質の消化産物により、分泌が亢進し、酸では低下する。
- [C] は十二指腸のK細胞で産生され、胃酸分泌と胃運動を [D] し、膵臓の [E] 分泌を高める。ブドウ糖の脂肪の通過に伴って分泌される。
- [F] は十二指腸のS細胞で産生され、胃酸分泌を [D] する一方で、ペプシノゲン分泌は高める。また、[G] の分泌を促す。蛋白質の消化産物や胃酸によって分泌される。
- [H] は小腸のI細胞で産生され、胆嚢を収縮させ、胆汁分泌を促す。また、[I] の分泌を促す。脂肪酸の刺激によって分泌される。
- [J] は、膵臓のランゲルハンス島や胃腸粘膜に存在するδ細胞で産生され、ガストリン、セクレチン、インスリン、グルカゴンの分泌を抑制する。

Answer
Ⓐ ガストリン　Ⓑ 促進　Ⓒ GIP　Ⓓ 抑制　Ⓔ インスリン　Ⓕ セクレチン
Ⓖ 膵液　Ⓗ コレシストキニン　Ⓘ 膵酵素　Ⓙ ソマトスタチン

Comprehension Question

消化管ホルモンについて説明しなさい。

Chapter 1 ● 細胞

Chapter 2 ● 神経と筋

Chapter 3 ● 中枢神経系

Chapter 4 ● 自律神経系

Chapter 5 ● 感覚器

Chapter 6 ● 血液

Chapter 7 ● 消化器

Chapter 8 ● 呼吸器

Chapter 9 ● 循環器

Chapter 10 ● 腎・泌尿器

Chapter 11 ● 内分泌

Chapter 12 ● 生殖

- Q･1 性の決定 ─────── 172
- Q･2 減数分裂 ─────── 173
- Q･3 遺伝 ─────────── 174
- Q･4 性分化 ─────────── 175
- Q･5 男性の生殖機能 ─── 176
- Q･6 女性の生殖機能 ─── 177
- Q･7 妊娠1 ───────── 178
- Q･8 妊娠2 ───────── 179
- Q･9 妊娠3 ───────── 180

生殖

Chapter 12

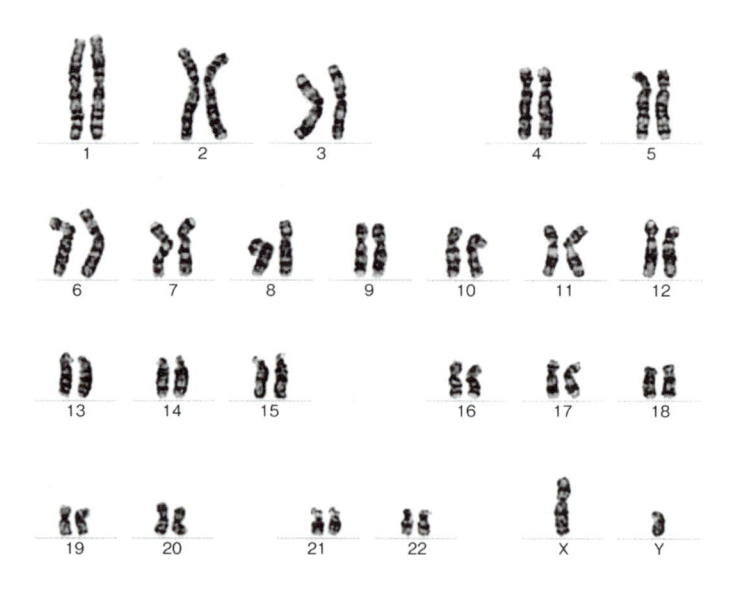

性の決定

Q・1

■ヒトの染色体数は [A] 本で、そのうち常染色体は [B] 本、性染色体は [C] 本である。

■性染色体にはX染色体とY染色体があり、女性はX染色体を [D] 本、Y染色体を [E] 本、男性はX染色体を [F] 本、Y染色体を [G] 本もつ。

Answer
Ⓐ 46 Ⓑ 44 Ⓒ 2 Ⓓ 2 Ⓔ 0 Ⓕ 1 Ⓖ 1

Comprehension Question

ヒトの性の決定について説明しなさい。

減数分裂

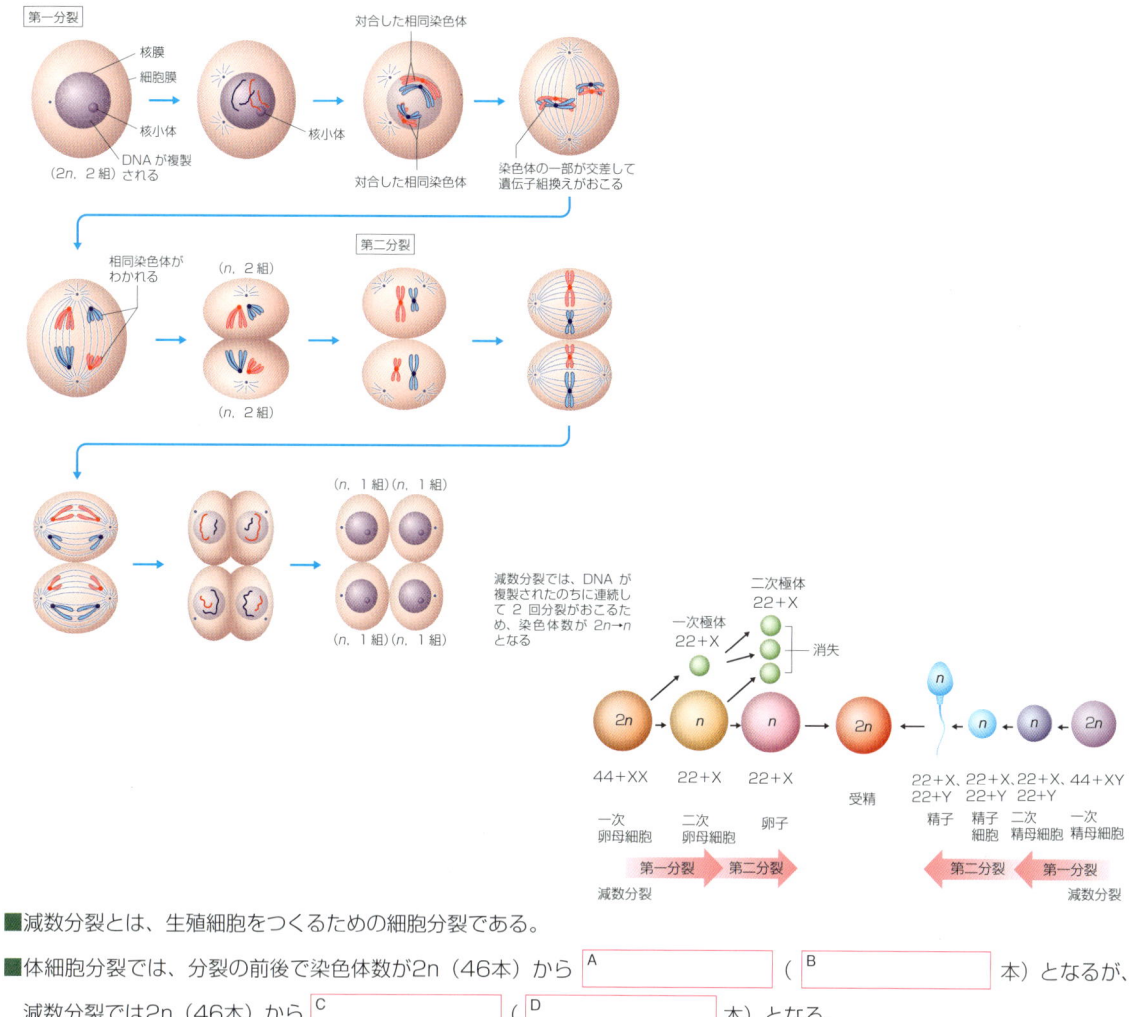

Q・2

■減数分裂とは、生殖細胞をつくるための細胞分裂である。

■体細胞分裂では、分裂の前後で染色体数が2n（46本）から A （ B 本）となるが、減数分裂では2n（46本）から C （ D 本）となる。

■減数分裂は第一減数分裂と第二減数分裂からなり、第 E 減数分裂によってDNA量が半減する。

■1回の減数分裂によって、1個の細胞から F 個の細胞が生じる。

■精子の形成：思春期以降、常に減数分裂は進行し精子が形成される。

■卵子の形成：卵母細胞は第一減数分裂 G 期で停止しているが、分裂は H 直前に再開される。その結果、 I と J が一つずつ生じる。第二減数分裂は、 K 期で停止し、 L によって再開する。それによって、 M 1個と N 3個が生じる。極体は全て変性、消失する。

Answer
Ⓐ 2n　Ⓑ 46　Ⓒ n　Ⓓ 23　Ⓔ 二　Ⓕ 4　Ⓖ 前　Ⓗ 排卵
Ⓘ 二次卵母細胞　Ⓙ 一次極体　Ⓚ 中　Ⓛ 受精　Ⓜ 卵子　Ⓝ 二次極体

Comprehension Question

減数分裂について説明しなさい。

Chapter 12

遺 伝

Q・3

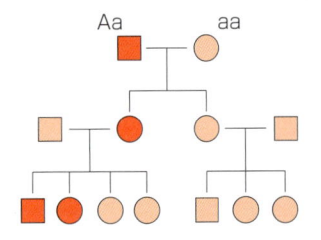

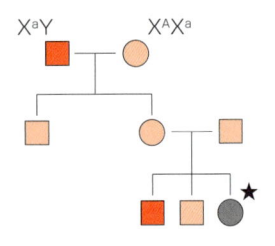

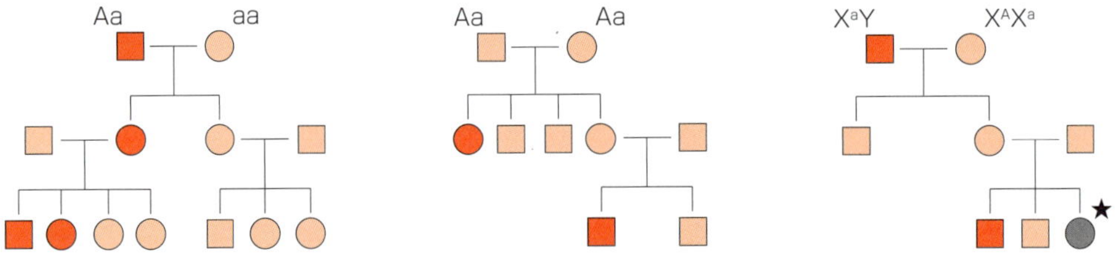

○：XX（女性）
□：XY（男性）
A：優性の対立遺伝子
a：劣性の対立遺伝子

正常発現遺伝子：A
異常発現遺伝子：a

$X^A X^A$：正常
$X^A X^a$：保因者
$X^a X^a$：発現
$X^A Y$：正常
$X^a Y$：発現

■上図はそれぞれ遺伝性疾患の家族内発症を示す家系図である。

■左側の図は遺伝形式が [A] であり、[B] 上の対立遺伝子A、aのうち [C] に異常があるために、AA、Aa、aaの遺伝子型のうち [D] において発症する。

■中央の図は遺伝形式が [E] であり、[B] 上の対立遺伝子A、aのうち [F] に異常があるために、AA、Aa、aaの遺伝子型のうち [G] において発症する。

■右側の図は遺伝形式が [H] であり、[I] 染色体上に異常がある。母親が保因者の場合、[J] の50％で発症する。図中の★の女性が保因者である確率は [K] ％である。

■他の遺伝形式として、[L] DNAによる [M] 遺伝、複数の遺伝子が疾患の原因に関与する [N] 遺伝がある。

Answer
Ⓐ 常染色体優性遺伝　Ⓑ 常染色体　Ⓒ A　Ⓓ AA、Aa　Ⓔ 常染色体劣性遺伝　Ⓕ a　Ⓖ aa
Ⓗ 伴性劣性遺伝　Ⓘ X　Ⓙ 男児　Ⓚ 50　Ⓛ ミトコンドリア　Ⓜ 母系　Ⓝ 多因子

Comprehension Question

遺伝形式の種類と遺伝型の発現について説明しなさい。

生殖

性分化

Q・4

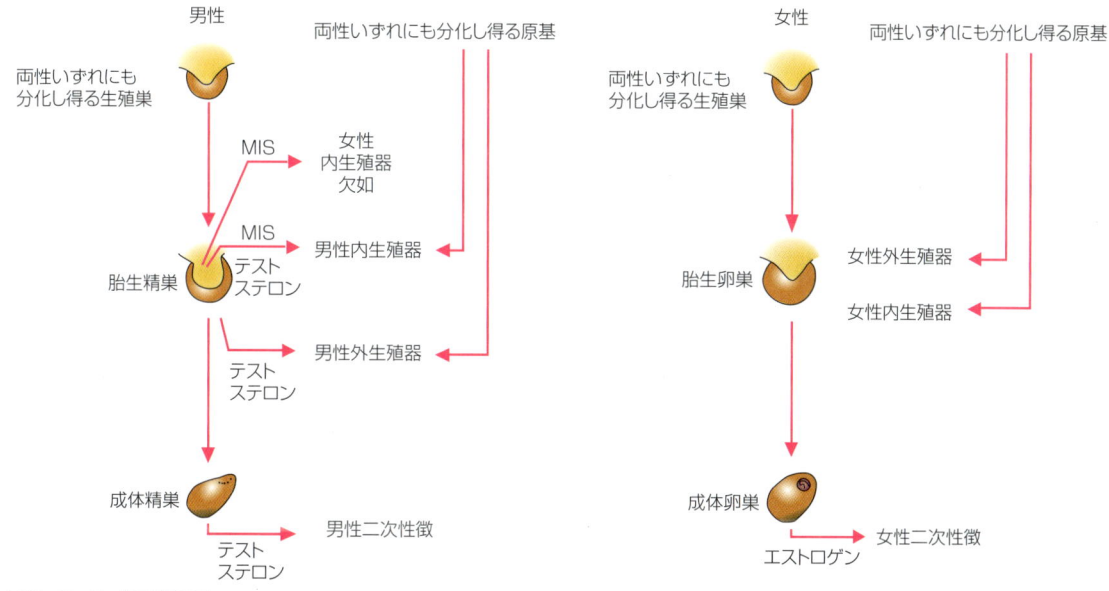

男性
- 両性いずれにも分化し得る生殖巣 → 胎生精巣
- 両性いずれにも分化し得る原基
- 胎生精巣 →(MIS)→ 女性内生殖器欠如
- 胎生精巣 →(MIS, テストステロン)→ 男性内生殖器
- テストステロン → 男性外生殖器
- 胎生精巣 → 成体精巣
- 成体精巣 →(テストステロン)→ 男性二次性徴

MIS：ミュラー管抑制因子

女性
- 両性いずれにも分化し得る生殖巣 → 胎生卵巣
- 両性いずれにも分化し得る原基 → 女性外生殖器、女性内生殖器
- 胎生卵巣 → 成体卵巣
- 成体卵巣 →(エストロゲン)→ 女性二次性徴

生殖腺・生殖器

- ■ [A] 染色体上の [B] という遺伝子の作用によって、性腺原基は [C] へ、[D] は男性生殖路へ分化する。[E] は退化する。
- ■ [F] 染色体をもたない女性の場合、[G] は退化し、[H] が [I]、[J]、[K] へ分化する。

脳

- ■ ラットなどでは、脳の基本型は [L] 型であり、[C] から分泌される [M] の作用によって脳の雄性化が起こる。
- ■ ヒトの脳の性分化の機序は不明であるが、ラットと同じような機構が存在すると考えられている。

Answer
Ⓐ Y　Ⓑ SRY　Ⓒ 精巣　Ⓓ ウォルフ管　Ⓔ ミュラー管　Ⓕ Y　Ⓖ ウォルフ管　Ⓗ ミュラー管　Ⓘ 卵管　Ⓙ 子宮　Ⓚ 腟の上部　Ⓛ 雌　Ⓜ アンドロゲン

Comprehension Question

性分化について説明しなさい。

Chapter 12

男性の生殖機能

Q・5

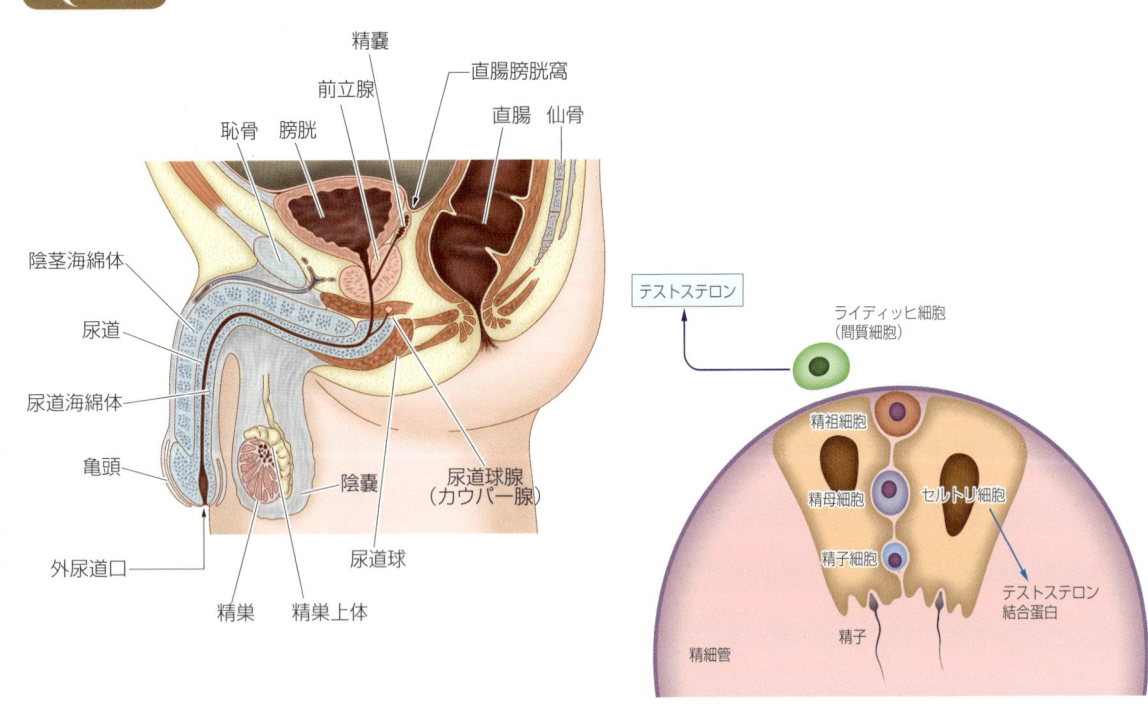

精子形成

- ■精子は、精巣の ^A_____ でつくられる。
- ■精細管には、^B_____ と ^C_____ が存在する。
- ■支持細胞（セルトリ細胞）は、^D_____ や ^E_____ を行う。

テストステロンの分泌

- ■テストステロンのほとんどは、精巣の ^F_____ から分泌される。
- ■テストステロンは男性ホルモンの一つであり、^G_____、^H_____、^I_____ などの作用をもつ。

男性生殖器のホルモン調節

- ■下垂体前葉から分泌されるLHは ^J_____ に作用し、テストステロンを分泌させる。
- ■FSHは ^K_____ に作用し、^L_____ とともに ^M_____ を促進する。

Answer
Ⓐ 精細管　Ⓑ 精細胞　Ⓒ 支持細胞（セルトリ細胞）　Ⓓ 精細胞の支持　Ⓔ 栄養供給
Ⓕ 間質細胞（ライディッヒ細胞）　Ⓖ 第二次性徴期の発現　Ⓗ 男性生殖器の発達
Ⓘ 精子細胞の成熟促進　Ⓙ 間質細胞（ライディッヒ細胞）　Ⓚ 精細管　Ⓛ テストステロン　Ⓜ 精子形成

Comprehension Question

男性の生殖機能について説明しなさい。

女性の生殖機能

Q・6

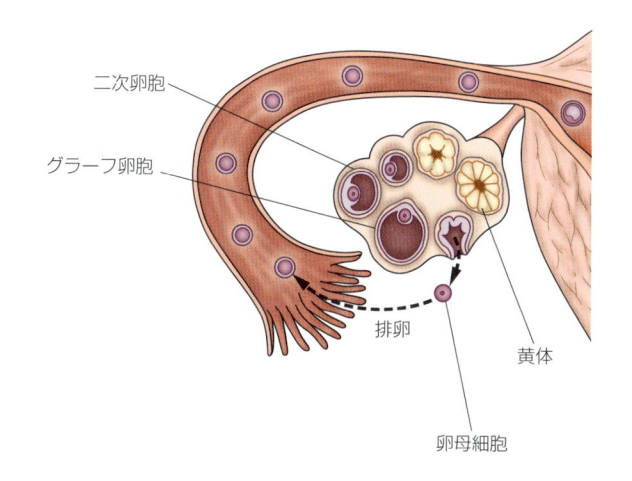

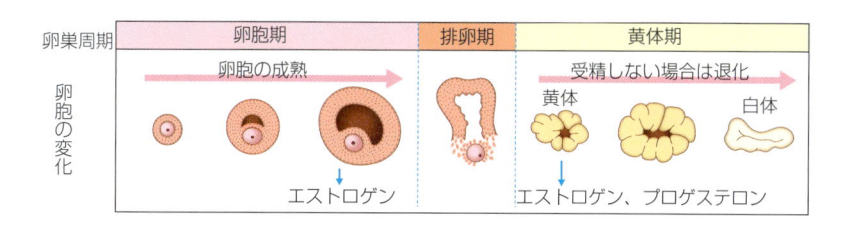

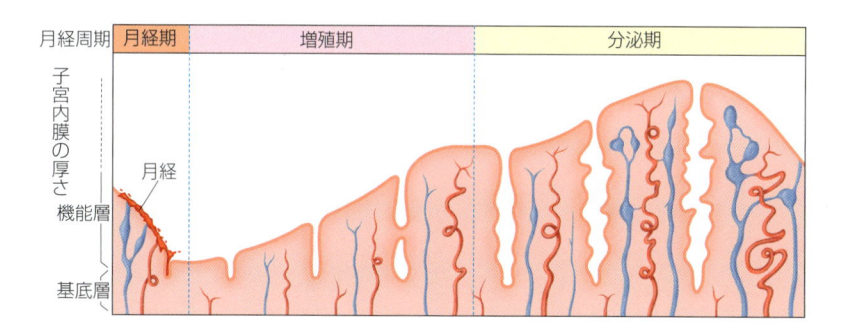

（図：卵巣と卵胞の発育、月経周期における子宮内膜の変化）

- 卵巣周期は A ＿＿＿、B ＿＿＿、C ＿＿＿ の3つに分けられる。
- 月経周期は D ＿＿＿、E ＿＿＿、F ＿＿＿ の3つに分けられる。

Answer
Ⓐ 卵胞期　Ⓑ 排卵期　Ⓒ 黄体期　Ⓓ 月経期　Ⓔ 増殖期　Ⓕ 分泌期

Comprehension Question

女性の生殖機能について説明しなさい。

Chapter 12

妊娠1

Q・7

受精卵の分割と子宮腔への移送（胚の形成）
8細胞期胚
桑実期胚
胚の子宮内膜への着床
4細胞期胚
2細胞期胚
融合前の雌雄の核
前核期胚
卵管采による卵の取り込み
排卵
黄体形成
分泌期内膜の形成
卵管内での精子が卵の細胞質に進入し受精が始まる

- ■排卵後、卵は卵管内を下行し、射精後、精子は子宮・卵管内を上行して両者は A で出会う。
- ■精子の B から放出された酵素によって卵周囲の C が分解され、精子が卵に進入し、D が起こる。
- ■受精後 E 日で、受精卵は F になり、子宮内膜に G する。

Answer
Ⓐ 卵管膨大部　Ⓑ 先体（尖体）　Ⓒ 透明帯
Ⓓ 受精　Ⓔ 4〜5　Ⓕ 胞胚　Ⓖ 着床

Comprehension Question

受精から着床までの流れを説明しなさい。

妊娠2

Q・8

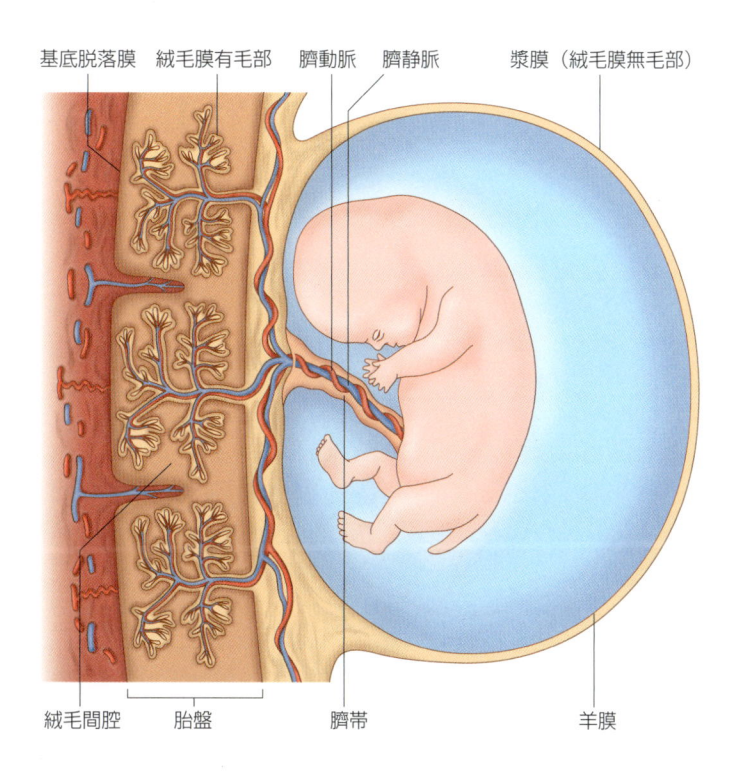

基底脱落膜　絨毛膜有毛部　臍動脈　臍静脈　漿膜（絨毛膜無毛部）

絨毛間腔　胎盤　臍帯　羊膜

■胎盤は、^A　　　　　と^B　　　　　　　からなっている。両者の間には^C　　　　　とよばれる空洞が存在し、^D　　　　　で満たされている。

■胎盤を介して母児間で物質交換が行われ、母親から胎児へは^E　　　　　、^F　　　　、^G　　　　、^H　　　　が、胎児から母親へは^I　　　　、^J　　　　が運搬される。

■胎盤は^K　　　　、^L　　　　、^M　　　　、^N　　　　といったホルモンを分泌する。

Answer

Ⓐ 基底脱落膜　Ⓑ 絨毛膜有毛部　Ⓒ 絨毛間腔　Ⓓ 母体の血液
Ⓔ グルコース　Ⓕ アミノ酸　Ⓖ 脂質　Ⓗ O_2　Ⓘ 老廃物
Ⓙ CO_2　Ⓚ hCG　Ⓛ hCS　Ⓜ エストロゲン　Ⓝ プロゲステロン

Comprehension Question

胎盤の構造と機能について説明しなさい。

Chapter 12

妊娠3

Q・9

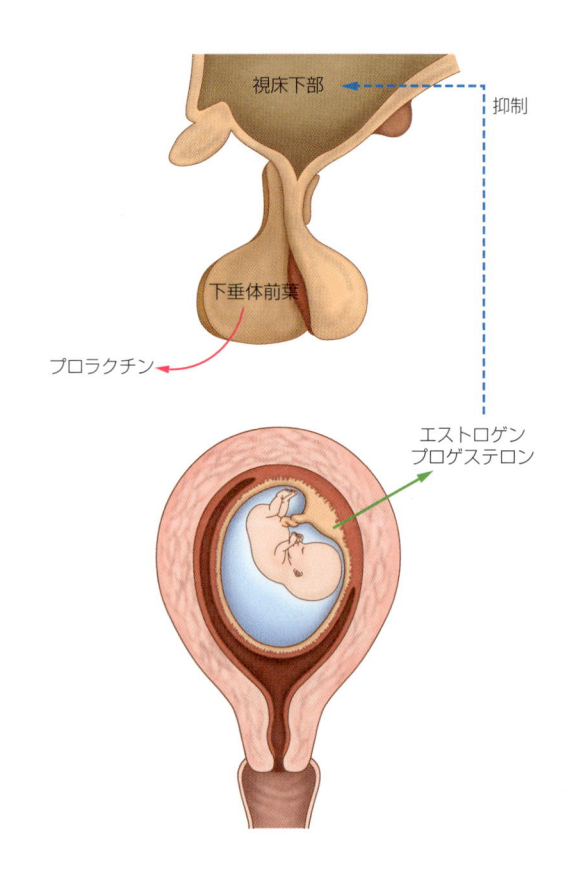

図中ラベル：
- 視床下部
- 抑制
- 下垂体前葉
- プロラクチン
- エストロゲン
- プロゲステロン

全身
■体重増加の正常範囲は [A] kgである。

循環器
■循環血漿量が著しく増加するため、[B]、[C]、[D] は低下する。[E] は増加する。

内分泌
■妊娠中、[F] は腫大する。[G] の分泌は増加するが、胎盤から分泌された [H] と [I] による負のフィードバックを受けて [J] は減少する。

子宮
■子宮平滑筋は肥大し、結合組織は肥大、増殖する。血流量は毎分500mlまで増加する。

乳房
■妊娠末期、分娩直後に [K] が出る。

Answer
Ⓐ 8〜10　Ⓑ 赤血球数　Ⓒ ヘモグロビン（Hb）濃度　Ⓓ Ht値　Ⓔ 心拍出量　Ⓕ 下垂体　Ⓖ プロラクチン　Ⓗ エストロゲン　Ⓘ プロゲステロン　Ⓙ 性腺刺激ホルモン　Ⓚ 初乳

Comprehension Question
胎盤の構造と機能について説明しなさい。

索 引

英・数

1秒率 ……………………………… 118
1秒量 ……………………………… 118
Ⅱ（視神経）…………………… 32, 72
Ⅲ（動眼神経）……………………… 50
Ⅳ（滑車神経）………………… 32, 35
Ⅴ（三叉神経）……………… 32, 35, 63
Ⅵ（外転神経）………………… 32, 35
Ⅶ（顔面神経）………… 32, 35, 50, 73
Ⅷ（内耳神経）………………… 32, 35
Ⅹ（迷走神経）……… 32, 35, 73, 97, 125, 138
Ⅺ（副神経）…………………… 32, 35
α運動ニューロン ……………………… 39
α受容体 …………………………… 52
β受容体 …………………………… 52
γアミノ酪酸（GABA）……………… 23
γグロブリン ……………………… 37
A δ線維 ……………………… 61, 63, 65
ACTH（副腎皮質刺激ホルモン）… 164
AG（アニオンギャップ）………… 158
AQP1（アクアポリン1）………… 154
AQP2（アクアポリン2）………… 154
Arantius管（静脈管）…………… 142
ATP ……………………… 9, 12, 140
AVP（抗利尿ホルモン）…………… 76
Aキナーゼ（PKA）………………… 14
Broca野 …………………………… 45
B細胞 ……………………………… 84
Ca^{2+} ………… 2, 14, 28, 110, 144, 152, 165, 167
Ca^{2+}チャネル ……………… 22, 23, 27
Ca^{2+}濃度 ……………………… 135
CCK（コレシストキニン）
………………………… 105, 106, 170
Cl^- ………………… 2, 23, 144, 153, 158
Cl^-の分泌機序 …………………… 100
CO ………………………………… 120
CO_2 ……… 81, 120, 122, 123, 124, 157
Cr（クレアチニン）………… 148, 150
CRH（副腎皮質刺激ホルモン〈ACTH〉放出ホルモン）………………… 164
Cキナーゼ（PKC）………………… 14
C線維 ………………………… 61, 63, 65
D_{LCO} ……………………………… 120
D_{LCO2} ……………………………… 120
D_{LO2} ……………………………… 120

DNA（デオキシリボ核酸）
………………………………… 4, 173, 174
D細胞 ……………………………… 100
ECL細胞（腸管クロム親和性様細胞）
………………………………………… 100
EPP（終板電位）…………………… 27
EPSP（興奮性シナプス後電位）…… 23
FSH（卵胞刺激ホルモン）
………………………… 164, 168, 169
GABA ……………………………… 22
GABA（γアミノ酪酸）…… 23, 37, 42
GFR（糸球体濾過量）… 147, 148, 153
GIP ………………………………… 170
GLUT4 …………………………… 167
GnRH（ゴナドトロピン放出ホルモン）
………………………… 164, 168, 169
GRH（成長ホルモン放出ホルモン）
………………………………………… 164
GTP蛋白結合 ……………………… 14
G細胞 ……………………… 99, 100, 170
G蛋白共役型受容体 ……… 14, 15, 73, 74, 162
H^+ ………………… 73, 81, 123, 156, 157
H^+の分泌機序 …………………… 100
Hb（ヘモグロビン）… 80, 81, 121, 124
hCG ……………………………… 179
HCl ………………………………… 99
HCO_3^- ……… 2, 106, 122, 144, 156, 158
hCS ……………………………… 179
His束 …………………………… 130
HL（黄体形成ホルモン）………… 164
HPO_4^{2-} ……………………… 2, 156
Ht（ヘマトクリット）………… 80, 180
IgA ……………………………… 113
IgE受容体 ………………………… 87
IgG ……………………………… 113
IPSP（抑制性シナプス後電位）…… 23
I細胞 …………………………… 170
K^+ ………… 2, 8, 65, 67, 69, 144, 152
K^+チャネル ………………… 20, 21, 131
Kohn孔（肺胞孔）………………… 114
K細胞 …………………………… 170
LH ………………………… 168, 169
Mg^{2+} ……………………… 2, 144
MHCクラスⅠ …………………… 89
MHCクラスⅡ …………………… 89
mRNA ……………………………… 3, 4

Na^+ ………… 2, 8, 19, 23, 73, 107, 110, 144, 145, 146, 149, 151, 158
Na^+-HCO_3^-共輸送系 …………… 151
Na^+-K^+ ATPアーゼ …… 151, 152, 155
Na^+-K^+ポンプ …………… 19, 20
Na^+-グルコース輸送蛋白1（SGLT1）
………………………………………… 107
Na^+チャネル … 19, 20, 71, 131, 155
Na^+の再吸収 …………… 151, 166
NGF（神経成長因子）……………… 15
NK細胞 …………………………… 89
O_2 ……………… 81, 120, 121, 122, 124
O_2濃度 …………………………… 138
P_{aO2} ………………………………… 125
Parkinson病 ……………………… 43
P_{CO2} ………………… 121, 122, 123, 125
PDGF（血小板由来成長因子）…… 15
PIH（プロラクチン抑制ホルモン）
………………………………………… 164
PKA（Aキナーゼ）………………… 14
P_{O2} ………………………………… 124
PRH（プロラクチン放出ホルモン）
………………………………………… 164
PRL（プロラクチン）………… 164, 180
PTH（パラソルモン）…………… 152
P波 ……………………………… 132
QRS波 …………………………… 132
Rh式 ……………………………… 93
RNAポリメラーゼ …………………… 4
SIH（成長ホルモン〈GH〉抑制ホルモン）
………………………………………… 164
SO_4^{2-} ……………………………… 2
SRY ……………………………… 175
Sylvius溝（外側溝）…………… 47, 64
S細胞 …………………………… 99, 170
TRH（甲状腺刺激ホルモン〈TSH〉放出ホルモン）……………… 164, 165
tRNA ………………………………… 4
TSH（甲状腺刺激ホルモン）… 164, 165
T管（横行小管）………………… 28
T細胞 …………………… 84, 88, 89
T波 ……………………………… 132
V_A ……………………………… 120
Valsalva洞 ……………………… 136
von Willebrand因子（vWF）…… 91
VPL（後外腹側核）………………… 63
VPM（後背腹側核）………………… 63

Wernicke野 …………………… 47

あ

アクアポリン（水チャネル）‥ 110, 154
アクアポリン1（AQP1）………… 154
アクアポリン2（AQP2）………… 154
アクチン ……………………… 28
アクチンフィラメント ……… 3, 26, 27
アシドーシス ……………… 123, 157
アズール顆粒 ………………… 85
アストロサイト（星状膠細胞）‥ 18, 33
アセチルコリン ……… 22, 23, 27, 51,
　　　　　　　　　　　　100, 135
アセチルコリン受容体 ……… 52
アップレギュレーション ……… 162
アテトーゼ …………………… 43
アデニル酸シクラーゼ ……… 14
アデニン ……………………… 4
アドヘレンスジャンクション
　（接着結合）………………… 11
アドレナリン ……… 51, 52, 135, 139, 166
アニオンギャップ（AG）……… 158
アブミ骨 ……………………… 66
アミノ酸 …………………… 108
アミノ酸誘導体 …………… 160
アミラーゼ ………………… 106
アルカローシス …………… 123
アルドステロン ……… 151, 152, 166
アルブミン ……… 78, 82, 104, 150
アレルギー反応 ……………… 87
アンギオテンシン ………… 151
アンギオテンシンⅠ ……… 155
アンギオテンシンⅡ ……… 155
アンドロゲン ……… 166, 169, 175
味細胞 ……………………… 73
暗所視 ……………………… 71

い

イオンチャネル …………… 13, 73
インスリン ……… 15, 167, 170
インターフェロン ………… 15, 89
インターロイキン ………… 15
インテグリン ……………… 11
インヒビン ………………… 169
位置感覚 …………………… 62
胃液 ………………………… 99
胃酸 ………………………… 99
異化 ………………………… 12
異物除去 …………………… 113
遺伝形式 …………………… 174
閾値 ………………………… 20

一次運動野 ………………… 45
一次極体 …………………… 173
一次止血（血小板凝集）…… 91, 92
一次体性感覚野 …………… 46, 64
一次聴覚野 ………………… 47
咽頭 ……………………… 112, 115
咽頭期 ……………………… 115
咽頭食道相 ………………… 97

う

ウェーバー・フェヒナーの法則 …… 60
ウェーバーの法則 …………… 60
ウォルフ管 ………………… 175
右脚 ………………………… 130
右心室 ……………………… 129
右心房 ……………………… 129
運動ニューロン …………… 125
運動異常 …………………… 43
運動感覚 …………………… 62
運動性言語中枢 …………… 47
運動前野 …………………… 45
運動中枢 …………………… 39

え

エキソサイトーシス ……… 10, 23
エストロゲン ……… 168, 177, 179, 180
エリスロポエチン ……… 15, 82, 145
エンドサイトーシス ……… 10, 162
エンドソーム ……………… 10
液性免疫 ……… 88, 89, 113
延髄 …………………… 35, 54
遠位尿細管 ……… 153, 154, 156
遠心路 ……………………… 20, 18
嚥下 ………………………… 97
嚥下中枢 …………………… 54
嚥下反射 …………………… 35, 115

お

オッディ括約筋 …………… 105
オプソニン化 ……………… 86
オリゴデンドロサイト（希突起細胞）
　　　　　　　　　　　　18, 33
オルガネラ（細胞内小器官）…… 2, 3
横隔膜 ……………………… 116, 117
横行小管（T管）…………… 28
横紋筋 ……………………… 25
黄体 ………………………… 168
黄体期 ……………………… 177
黄体形成ホルモン（HL）…… 164
黄斑 ………………………… 71
音圧増強効果 ……………… 66

か

カイロミクロン …………… 109
ガストリン ……… 99, 100, 170
カテコールアミン系 ……… 131
カテコールアミン受容体 …… 139
カドヘリン ………………… 11
カルシトニン ……………… 165
下垂体 ……… 160, 163, 168, 169, 180
下垂体ホルモン …………… 164
化学受容器 ………………… 73
家系図 ……………………… 174
過分極 ……………………… 71, 72
蝸牛 ………………………… 67
蝸牛神経 …………………… 67
顆粒球 ……………………… 84, 114
顆粒細胞 …………………… 37
介在ニューロン …………… 39
介在部 ……………………… 41, 42
外耳 ………………………… 66
外側溝（Sylvius溝）……… 47, 64
外転神経（Ⅵ）……………… 32, 35
回旋枝 ……………………… 136
灰白質 ……………………… 24
解糖系 ……………………… 12
蓋膜 ………………………… 67
角膜 ………………………… 70
拡散 ……………………… 120, 122
拡張期 ……………………… 133, 136
拡張期血圧 ………………… 137
核 ……………………………… 3
顎下腺 ……………………… 98
活動電位 …………………… 19, 131
滑車神経（Ⅳ）……………… 32, 35
肝円索 ……………………… 142
肝臓 ……… 78, 79, 82, 104, 164
杆状核好中球 ……………… 85
杆体細胞 …………………… 71
冠状動脈 …………………… 136
間質細胞（ライディッヒ細胞）
　　　　　　　　　　　　169, 176
間接路 ……………………… 42
間脳 ………………………… 32
感音器 ……………………… 66
感覚受容器 ………………… 60
感覚性言語中枢 …………… 47
関連痛 ……………………… 55
緩衝作用 …………………… 123
顔面神経（Ⅶ）……… 32, 35, 50, 73

き

キヌタ骨 …………………………… 66
キネシン …………………………… 34
ギャップ結合 ……………………… 11
キャリア輸送（トランスポーター）… 9
気管支 ………………………… 112, 119
気道 ………………………………… 112
気道クリアランス ………………… 113
気道壁 ……………………………… 113
希突起膠細胞（オリゴデンドロサイト）
　…………………………………… 18, 33
基底膜 …………………………… 67, 146
吸気ニューロン …………………… 125
吸気筋 ……………………………… 116
求心路 …………………………… 29, 48
球形嚢 ……………………………… 68
嗅覚 ………………………………… 74
嗅球 ………………………………… 74
嗅細胞 ……………………………… 74
巨核球 ……………………………… 90
協調運動 …………………………… 36
胸郭 ………………………………… 117
橋 …………………………………… 35
凝固（二次止血）…………………… 92
凝固因子 …………………………… 92
凝集 …………………………… 91, 93
局所性調節 ………………………… 140
極体 ………………………………… 173
近位尿細管 ………………………… 149
筋原線維 …………………………… 26
筋収縮 ……………………………… 26
筋線維 ……………………………… 26
筋線維束 …………………………… 26
筋線維膜 …………………………… 27
筋紡錘 ……………………………… 62

く

グアニン …………………………… 4
クプラ ……………………………… 68
グリア（神経膠細胞）………… 18, 33
グリコーゲン ……………………… 104
グリセロール ……………………… 109
グルカゴン ………………………… 167
グルタミン酸 ………… 41, 42, 65, 73
クレアチニン（Cr）…………… 148, 150
クレアチン ………………………… 150
グロブリン ……………… 78, 89, 113
クロム親和性細胞 ………………… 166
駆出期 ……………………………… 133
空間認知 …………………………… 46
空腸 ………………………………… 102

屈曲反射 …………………………… 30

け

ケトアシドーシス ………………… 158
解毒 ………………………………… 104
形質細胞 …………………………… 89
頸神経 ……………………………… 35
月経期 ……………………………… 177
月経周期 …………………………… 177
血圧 ……………………………… 137, 138
血液 ………………………………… 76
血液の緩衝作用 …………………… 81
血液凝固 ………………………… 78, 90
血液型 ……………………………… 93
血管系 ……………………………… 128
血管内溶血 ………………………… 93
血球 …………………………… 76, 93
血小板 …………………………… 77, 90
血小板凝集（一次止血）……… 91, 92
血小板血栓（一次血栓）………… 91
血小板由来成長因子（PDGF）… 15
血漿 ………………… 2, 76, 77, 92, 121,
　　　　　　　　　　　 122, 144, 146
血漿浸透圧 ………………………… 76
血漿蛋白質 ………………………… 78
血清 …………………………… 77, 93
血糖調節 …………………………… 54
血餅 ………………………………… 77
血流 ………………………………… 140
血流量 ……………………………… 137
原尿 ………………………………… 149
減数分裂 …………………………… 173
腱紡錘（ゴルジ腱器官）………… 62

こ

コドン ……………………………… 4
ゴナドトロピン放出ホルモン（GnRH）
　…………………………………… 164
コラーゲン（膠質線維）………… 91
コリン ……………………………… 51
ゴルジ腱器官（腱紡錘）………… 62
ゴルジ装置 ………………………… 109
ゴルジ体 …………………………… 3
コレシストキニン（CCK）
　………………………… 105, 106, 170
コレステロール …………………… 105
固有感覚 …………………………… 62
呼気ニューロン …………………… 125
呼吸細気管支 ……………………… 119
呼吸性アシドーシス ……………… 157
呼吸性アルカローシス …………… 157

呼吸中枢 ……………………… 54, 125
鼓室階 ……………………………… 67
鼓膜 ………………………………… 66
口腔咽頭相 ………………………… 97
甲状腺 ……………………………… 160
甲状腺ホルモン …………………… 165
甲状腺刺激ホルモン（TSH）… 164, 165
甲状腺刺激ホルモン〈TSH〉放出ホル
　モン（TRH）……………… 164, 165
交感神経 ………… 49, 50, 51, 135, 138
交差適合試験 ……………………… 93
好塩基球 ……………………… 84, 85
好酸球 …………………………… 84, 85, 87
好中球 …………………………… 84, 85, 86
恒常性維持 ………………………… 145
抗原提示 …………………………… 87
抗体 ……………………………… 86, 89
抗利尿ホルモン（AVP）………… 76
後外腹側核（VPL）……………… 63
後角 ………………………………… 63
後根 ………………………………… 64
後頭葉 ……………………………… 47
後背腹側核（VPM）……………… 63
虹彩 ………………………………… 70
恒常性 ……………………………… 54
高次運動野 ………………………… 45
高次神経機能 ……………………… 44
高張液 ……………………………… 7
喉頭 ………………………………… 112
喉頭蓋 ……………………………… 115
硬口蓋 ……………………………… 115
興奮収縮連関 ……………………… 28
興奮性シナプス …………………… 23
興奮性シナプス後電位（EPSP）… 23
膠質線維（コラーゲン）………… 91
黒質 ………………………………… 41
黒質網様部 ………………………… 42
骨格筋 ……………………………… 25
骨髄 ……………………………… 85, 88
骨髄芽球 …………………………… 85
混和 ……………………………… 101, 102

さ

サーファクタント（表面活性物質）
　…………………………………… 114
サイトカイン …………… 15, 79, 85, 59
サブユニット ……………………… 14
左脚 ………………………………… 130
左心房 ……………………………… 119
再吸収 …………………………… 149, 150
再吸収率 …………………………… 148

再分極 …………………… 20, 132	視索 ………………………… 35	心収縮力 …………………… 27
細気管支 …………………… 113	視床下核 …………………… 41	心周期 ……………………… 133
細胞 ………………………… 11	視床下部 ………… 160, 163, 168	心臓 …………… 128, 129, 130, 131,
細胞質 ……………………… 2	視床下部ホルモン ………… 164	134, 136, 139
細胞小器官 ………………… 34	視神経（Ⅱ）…………… 32, 72	心電図 ……………………… 132
細胞性免疫 ……………… 88, 89	視神経乳頭 ……………… 71, 72	心拍出量 …… 133, 135, 138, 165, 180
細胞内小器官（オルガネラ）… 2, 3	紫外線 ……………………… 70	心拍数 ………………… 27, 133, 165
細胞膜 …………… 2, 5, 8, 10, 19	色覚 ………………………… 71	心房 ………………………… 135
細胞膜の裏打ち構造 ……… 3, 5	軸索（神経線維）… 18, 21, 25, 33,	心房収縮期 ………………… 133
臍静脈 ……………………… 142	34, 37, 39	伸張反射 …………………… 30
臍動脈 ……………………… 142	軸索輸送 …………………… 34	腎クリアランス …………… 148
殺菌 ………………………… 86	膝蓋腱反射 ………………… 30	腎小体 ……………………… 145
三叉神経（Ⅴ）………… 32, 35, 63	主試験 ……………………… 93	腎臓 ………………… 82, 139, 145
三尖弁 ……………………… 129	受精 …………………… 173, 178	侵害受容器 ………………… 65
酸素解離曲線 ……………… 121	受動輸送 …………………… 9	神経細胞（ニューロン）… 18, 22, 23,
酸素分圧 …………………… 121	受容器 …………… 60, 65, 70, 73	33, 39
酸素飽和度 ………………… 121	樹状突起 …………………… 33	神経成長因子（NGF）……… 15
	十二指腸 ………… 102, 105, 106	神経節 …………………… 50, 52, 63
┃し┃	収縮期 ……………………… 133	神経線維（軸索）…… 18, 21, 25, 33,
シグナル蛋白 ……………… 13	収縮期血圧 ………………… 137	34, 37, 39
シグナル伝達 ……………… 13	収束 ………………………… 18	神経伝達物質 ……… 18, 22, 23, 27
シトシン …………………… 4	充満期（流入期）………… 133	神経膠細胞（グリア）…… 18, 33
シナプス …………… 18, 22, 23, 37	終板電位（EPP）…………… 27	深部感覚 ………… 60, 61, 62, 64
シナプス・アン・パサン …… 25	終末細気管支 ……………… 112	親水性部分 ………………… 109
シナプス間隙 ……………… 22	縦走筋 ……………………… 101	親水性物質 ………………… 5
シナプス小胞 …………… 22, 23	循環プール ………………… 85	
シュワン細胞 …………… 18, 33	循環系 ……………………… 128	**┃す┃**
支持細胞（セルトリ細胞）… 169, 176	循環中枢 …………………… 54	スターリングの法則 ……… 134
止血 ………………………… 90	順応 ………………………… 74	ステロイド ………………… 160
死腔 ………………………… 112	瞬目反射 …………………… 35	スパイログラム …………… 118
糸球体 …………… 145, 147, 149, 152	小腸 …………………… 102, 110	スパイロメーター ………… 118
糸球体濾過装置 …………… 146	小脳 ………………… 32, 36, 38	水晶体 ……………………… 70
糸球体濾過量（GFR）… 147, 148, 153	小脳前葉 …………………… 36	随意運動 …………………… 40
耳下腺 ……………………… 98	小脳虫部 …………………… 36	随意筋 ……………………… 25
耳介 ………………………… 66	小脳半球 …………………… 36	膵液 …………………… 102, 106
耳石 ………………………… 69	小胞体 ……………………… 3	膵臓 ………………… 106, 167, 170
耳石器 ……………………… 69	小膠細胞（ミクログリア）… 18, 33	錐体外路 …………………… 40
自律機能 ………………… 54, 55	上皮成長因子（EGF）……… 15	錐体細胞 …………………… 71
自律神経 ………………… 24, 32, 50	消化液の分泌 ……………… 170	錐体路（皮質脊髄路）…… 40, 45
自律神経遠心性線維 ……… 55	消化器 ……………………… 96	髄鞘（ミエリン鞘）…… 18, 21, 33
自律神経系 ……………… 48, 54	消化酵素 …………………… 96	滑り説 ……………………… 28
自律神経中枢 ……………… 49	常染色体優性遺伝 ………… 174	
刺激伝導系 ………………… 130	硝子体 ……………………… 70	**┃せ┃**
茸状乳頭 …………………… 73	静脈 ………………………… 128	セカンドメッセンジャー …… 14
脂質の消化と吸収 ………… 109	静脈管（Arantius管）……… 142	セクレチン …… 99, 100, 105, 106, 170
脂質代謝 …………………… 104	食細胞 …………………… 86, 87	セルトリ細胞（支持細胞）… 169, 176
脂質二重層 ……………… 5, 8	食作用 ……………………… 86	セロトニン ………………… 22
脂肪酸 ……………………… 109	食道期 ……………………… 115	成長ホルモン ……………… 164
視覚 ………………………… 70	食道相 ……………………… 97	成長ホルモン〈GH〉抑制ホルモン（SIH）
視交叉 ……………………… 72	心筋 ………………………… 129	……………………………… 164
視細胞 ……………………… 71	心筋の興奮 ………………… 132	

成長ホルモン放出ホルモン（GRH）
……………………………… 164
性腺原基 …………………………… 175
性腺刺激ホルモン ………………… 180
星状膠細胞（アストロサイト）‥ 18, 33
精細管 ……………………………… 176
精子 ………………………………… 178
精子形成 …………………………… 176
精巣 ………………………………… 176
静止膜電位 ………………………… 8, 19
赤芽球 ……………………………… 82
赤外線 ……………………………… 70
赤血球 …………………………… 77, 80
赤脾髄 ……………………………… 83
脊髄 ………………………… 24, 32, 39
脊髄神経 …………………… 24, 32, 39
脊髄反射 ………………………… 29, 30
舌咽神経（IX）…… 32, 35, 50, 73, 97
舌下神経（XII）………………… 32, 35
舌下腺 ……………………………… 98
接着結合（アドヘレンスジャンクション）………………………………… 11
絶対不応期 ………………………… 131
節後ニューロン …………………… 51
節前ニューロン …………………… 50
染色体数 …………………………… 172
前室間枝 …………………………… 136
前庭階 ……………………………… 67
前庭器官 …………………………… 69
前庭窓（卵円窓）………………… 66
前頭葉 ……………………………… 45
前頭連合野 ………………………… 45
線維芽細胞成長因子（FGF）…… 15
線条体 ……………………………… 2
線毛 ………………………………… 113
線溶 ………………………………… 92
選択的透過性 ……………………… 5
蠕動運動 …………………………… 101

| そ |

ソマトスタチン ……100, 164, 167, 170
組織呼吸 …………………………… 124
疎水性部分 ………………………… 109
疎水性分子 ………………………… 5
造血器官 ………………………… 79, 83
僧帽弁 ……………………………… 129
総末梢血管抵抗 …………………… 138
増殖期 ……………………………… 177
足突起 ……………………………… 146
側頭葉 ……………………………… 47
側頭連合野 ………………………… 47

| た |

タイトジャンクション（密着結合）
……………………………………… 11
ダイニン …………………………… 34
ダウンレギュレーション ………… 162
多能性造血幹細胞 ………………… 79
唾液αアミラーゼ ………………… 98
唾液腺 ……………………………… 98
大腸 …………………………… 103, 110
大動脈 ……………………………… 136
大動脈弓 …………………………… 138
大動脈弁 …………………………… 129
大脳 ………………………………… 32
大脳の機能局在 …………………… 44
大脳基底核 ……………………41, 42, 43
大脳新皮質 ………………………… 44
大脳皮質 …………………………… 45
大脳辺縁皮質 ……………………… 44
代謝性アシドーシス ………… 157, 158
代謝性アルカローシス …………… 157
代償反応 …………………………… 157
体温調節 …………………………… 54
体細胞分裂 ………………………… 173
体循環 ……………………………… 128
体性-内臓反射 …………………… 55
体性感覚 ………………………… 60, 61
体性感覚野 ………………………… 46
体性神経 ………………………… 24, 32
苔状線維 …………………………… 37
胎盤 …………………………… 142, 179
第二次性徴 ………………………… 176
脱感作 ……………………………… 162
脱分極 ……… 20, 23, 27, 69, 71, 72, 74, 131, 132, 167
単芽球 ……………………………… 85
単球 ………………………………… 84
炭酸-重炭酸イオン緩衝系 ……… 156
炭酸脱水酵素 ……………………… 156
胆汁 …………………………102, 104, 105
胆嚢 ………………………………… 105
蛋白質 …………………………… 3, 4
蛋白質の消化と吸収 ……………… 108
蛋白質合成 ………………………… 12
蛋白質代謝 ………………………… 104
淡蒼球 ……………………………… 41
淡蒼球外節 ………………………… 42
淡蒼球内節 ……………………… 41, 42

| ち |

チミン ……………………………… 4
チャネル ………………………… 9, 69
チャネル蛋白 ……………………… 3
チロシンキナーゼ型 ……………… 15
緻密斑 ……………………………… 153
着床 ………………………………… 178
中央階 ……………………………… 67
中耳 ………………………………… 66
中性脂肪（トリグリセリド）…… 109
中枢神経 …………………………… 32
中枢神経系 ………………………… 24
中脳 ………………………………… 35
腸管クロム親和性様（ECL）細胞 … 100
腸肝循環 …………………………… 105
跳躍伝導 ………………………… 21, 33
聴覚 ………………………………… 67
聴覚受容器 ………………………… 66
聴診法 ……………………………… 137
直接路 ……………………………… 42

| つ |

ツチ骨 ……………………………… 66

| て |

テストステロン ……………… 169, 176
デスモソーム ……………………… 11
てこ比 ……………………………… 66
低酸素 ……………………………… 124
低張液 ……………………………… 7
鉄 …………………………… 82, 104, 110
伝音器 ……………………………… 66
電位 ………………… 8, 19, 23, 27, 131
電解質 …………………………… 77, 144
電解質コルチコイド ……………… 166
電気泳動 …………………………… 78

| と |

トーヌス …………………………… 49
ドパミン ………………… 22, 42, 43, 164
トランスフェリン ………………… 82
トランスポーター（キャリア輸送）… 9
トリグリセリド（中性脂肪）…… 109
トロポニン ……………………26, 27, 28
トロポミオシン …………………… 26
トロンボポエチン ………………… 90
努力吸気筋 ………………………… 116
努力肺活量 ………………………… 118
登上線維 …………………………… 37
同化 ………………………………… 12
洞房結節 ………………… 130, 131, 136
動眼神経（III）…………………… 50
動脈 ………………………………… 128
動脈管（ボタロー管）…………… 142

は
動脈管索 …… 142
動脈血 …… 138
等張液 …… 7
等容性収縮期 …… 133
等容性弛緩期 …… 133
糖質コルチコイド …… 166
糖質の消化と吸収 …… 107
糖新生 …… 12, 104
糖代謝 …… 104
頭頂葉 …… 46
頭頂連合野 …… 46, 47
瞳孔 …… 70
瞳孔反射 …… 35
特殊心筋線維 …… 130
貪食 …… 18

な
- 内呼吸 …… 124
- 内耳 …… 66, 67, 68
- 内耳神経（Ⅷ）…… 32, 35
- 内臓-体性（運動）反射 …… 55
- 内臓-内臓反射 …… 55
- 内臓感覚 …… 60
- 内臓求心性線維 …… 55
- 内臓反射 …… 30

に
- ニコチン …… 52
- ニューロン（神経細胞）…… 18, 22, 23, 33, 39
- 二次極体 …… 173
- 二次止血（凝固）…… 92
- 二次体性感覚野 …… 46, 64
- 二次卵母細胞 …… 173
- 乳化 …… 105
- 尿細管 …… 145
- 尿素 …… 150
- 妊娠 …… 180

ね
- ネフロン …… 145

の
- ノルアドレナリン …… 22, 27, 51, 52, 135, 139, 166
- 能動輸送 …… 9, 151
- 脳 …… 24, 32, 124
- 脳幹 …… 32, 34, 35
- 脳幹反射 …… 29
- 脳神経 …… 24, 32
- 濃度勾配 …… 8, 9

は
- パーセント肺活量 …… 118
- バソプレシン …… 139, 149, 154
- パチニ小体 …… 61, 62
- パラソルモン（PTH）…… 152
- バリズム …… 43
- 肺 …… 117, 120, 142
- 肺活量 …… 118
- 肺循環 …… 119, 128
- 肺静脈 …… 119
- 肺動脈 …… 119
- 肺動脈弁 …… 129
- 肺胞 …… 114
- 肺胞孔（Kohn孔）…… 114
- 肺胞壁 …… 114
- 排尿中枢 …… 54
- 排卵 …… 168, 173, 177, 178
- 排卵期 …… 177
- 白血球 …… 77, 84
- 白質 …… 24
- 白脾髄 …… 83
- 拍動 …… 133
- 発散 …… 18
- 半規管 …… 68
- 半透膜 …… 5, 6
- 反射弓 …… 29
- 反射中枢 …… 29, 39
- 伴性劣性遺伝 …… 174

ひ
- ヒスタミン …… 87, 100
- ビタミンB_{12} …… 82, 110
- ピノサイトーシス …… 130
- ビリルビン …… 105
- 皮質脊髄路（錐体路）…… 40, 45
- 皮膚感覚（表面感覚）…… 60, 61
- 尾状核 …… 41
- 被殻 …… 41
- 脾臓 …… 79, 82, 83, 88, 90
- 光屈折 …… 70
- 光受容細胞 …… 71
- 表面活性物質（サーファクタント）…… 114
- 表面感覚（皮膚感覚）…… 60, 61
- 標的器官 …… 163

ふ
- ファーター乳頭 …… 105, 106
- ファゴサイトーシス …… 10
- フィードバック …… 161, 168
- フィブリノゲン …… 78, 91, 92
- フィブリン …… 92
- フェリチン …… 82, 104, 110
- プラスミン …… 92
- プラトー相 …… 131
- プルキンエ細胞 …… 36, 37
- プルキンエ線維 …… 130
- ブロードマンの脳地図 …… 64
- プロゲステロン …… 168, 177, 179, 180
- プロトンポンプ …… 100
- プロラクチン（PRL）…… 164, 180
- プロラクチン放出ホルモン（PRH）…… 164
- プロラクチン抑制ホルモン（PIH）…… 164
- 不応期 …… 19
- 不活化酵素 …… 22
- 不随意筋 …… 25
- 副交感神経 …… 49, 50, 51, 135
- 副甲状腺 …… 160
- 副甲状腺ホルモン …… 165
- 副試験 …… 93
- 副神経（Ⅺ）…… 32, 35
- 副腎髄質 …… 50, 51, 166
- 副腎皮質ホルモン …… 166
- 副腎皮質刺激ホルモン（ACTH）…… 164
- 副腎皮質刺激ホルモン〈ACTH〉放出ホルモン（CRH）…… 164
- 振子運動 …… 101
- 分節運動 …… 101
- 分泌期 …… 168, 177
- 分葉核好中球 …… 85

へ
- ペプシノゲン …… 99
- ペプシン …… 99
- ペプチド …… 160
- ペプチドホルモン …… 164
- ペプチド鎖 …… 4
- ヘマトクリット（Ht）…… 80, 180
- ヘミデスモソーム …… 11
- ヘモグロビン（Hb）…… 80, 81, 121, 124
- ヘンダーソン・ハッセルバルヒの式 …… 123
- ヘンレ係蹄 …… 149
- 平滑筋 …… 48
- 平衡感覚（前庭感覚）…… 36, 67, 68
- 平衡線維 …… 37
- 壁細胞 …… 99
- 辺縁プール …… 85

| ほ |

ポアズイユ 137
ボーマン嚢 145, 146, 147
ホスホリパーゼC 14
ボタロー管（動脈管）........ 142
ホメオスタシス 2
ホルモン 4, 15, 53, 135, 139,
            160, 161, 163
ポンプ 9
歩行 36
補足運動野 45
補体 86
房室結節 130
放出ホルモン 130
傍分泌 140

| ま |

マイスネル小体 61
マクロファージ 85, 87, 89
マリオット盲点 71
末梢自律神経 48
末梢神経 32
末梢神経系 24

| み |

ミエリン鞘（髄鞘）...... 18, 21, 33
ミオシン 28
ミオシンフィラメント 26, 27
ミクログリア（小膠細胞）.... 33
ミセル 105, 109
ミトコンドリア ... 3, 90, 124, 174
ミュラー管 175
味覚 27
味蕾 73
水・電解質・ビタミンの吸収 .. 110
水チャネル（アクアポリン）.. 110, 154
水の再吸収 154, 166
密着結合（タイトジャンクション）
.... 11

| む |

ムスカリン 52
無髄神経 21
無動 43

| め |

メサンギウム 146
メルケル触盤 61
迷走神経（X）...... 32, 35, 73, 97,
                   125, 138
免疫 53, 78, 88

免疫応答 83

| も |

モーター蛋白 34
モノグリセリド 109
毛様体 70
盲点（マリオット盲点）...... 71
網膜 70, 71, 72
網様体 54

| ゆ |

輸出細動脈 147
輸入細動脈 147, 153
有郭乳頭 73
有髄神経 21
有毛細胞 68
遊走 86

| よ |

葉状乳頭 73
溶血 7, 82, 83
抑制ホルモン 164
抑制性シナプス 23
抑制性シナプス後電位（IPSP）...... 23

| ら |

ライスネル膜 67
ライディッヒ細胞（間質細胞）
.... 169, 176
ランヴィエ絞輪 18, 21
ランゲルハンス島 167, 170
卵円孔 142
卵円窓（前庭窓）............ 66
卵形嚢 68
卵子 173
卵巣周期 177
卵胞 168
卵胞期 177
卵胞刺激ホルモン（FSH）
.... 164, 168, 169

| り |

リソソーム 3, 10, 90, 162
リパーゼ 106, 109
リボソーム 3, 4
リンパ管 109
リンパ球 84, 88, 114
リンパ系 141
リンパ節 78, 88
リンパ組織 83
リン酸 105, 152

リン脂質 5
流入期（充満期）.......... 133
輪走筋 101

| る |

ルフィニ終末 61, 62

| れ |

レニン 145, 155
レニン-アンギオテンシン-アルドステ
ロン系 139, 155
レンズ核 41

生理学トレーニングノート

2013年6月24日　第1版第1刷発行
2023年2月7日　第1版第7刷発行

定価はカバーに
表示してあります。

監　修　者　　竹内修二（たけうち しゅうじ）
編　著　者　　生理学TN編集委員会
発　行　者　　有松敏樹
印刷・製本所　アート印刷株式会社

発行所

株式会社　医学教育出版社
東京都港区芝3-3-15　芝MONTビル
電話 03(3454)1874(代)　〒105-0014
URL http://www.igakukyoiku.com

落丁・乱丁本はお取り替えいたします。

〈検印省略〉　　　　　© 2013 Shuji Takeuchi, Printed in Japan
ISBN 978-4-87163-463-2